# ほんとうの「食の安全」を考える

## ゼロリスクという幻想

畝山智香子

DOJIN文庫

# まえがき

食品の安全性問題は、遠い昔から世界中で多くの人の関心事でした。十分な食べ物がない時代にはなにが食べられるのかが問題だったでしょうし、栄養不良や食中毒は現代においても大きな公衆衛生問題であり続けています。その一方で、生きていくのに十分な食糧が供給され選択肢が豊富にあるがゆえに、食べすぎによる肥満や摂食障害などのような問題も出てきています。時代や国により「食品の安全性問題」の中身は変遷してきているのです。

現代の日本において食の安全を考えるときには、グローバル化と情報化社会のふたつが鍵となるでしょう。世界中から食品や農作物はもちろん、食糧生産のために必要な肥料やエネルギーなどを輸入することで成り立っている日本の食生活は、世界との関わりを無視しては語れません。世界でなにが問題とされどのような判断がなされているかを知らずに、日本でしか通用しない論理を主張しても問題は解決しません。そして情報化社会は世の中に玉石混淆の情報の氾濫をもたらしました。世の中に有害な物が多く出回っているのであれば、危険（ハザード）があるということを知ると有利になるかもしれません。しかしながら、先人の努力により一般生活における安全性が高くなった時代においては、実質的にはなんの有害影響もない「危険性」を警告する情報は、量が多ければ多いほど不安の原因となり、効果のない「対策」に費用や時間を浪費させるという意味で、逆にそれをもっている人の不利になるという情況になり得るようになってきました。

残念ながら食品の安全性の分野においては、大手新聞やテレビ局を筆頭にメディアの発信する情報は間違ったもの、背景説明が不十分なために誤解を招くもののほうが多いというのが現状です。インターネットや書籍などはさらに惨憺たる状況で、情報を積極的に集めようとする志の高い人ほど間違った情報に翻弄されやすくなっています。世界の中の日本、という現状を考えれば、英語で発信されている情報も含めてきちんと収集できれば、ある程度常識的な根拠のある情報にたどり着くのはそう困難ではないかもしれないのですが、英語の専門的文書が多くの日本人にとって敷居が高いのもまた事実です。

そのような背景から、私は世界の公的機関の発信する情報を日本の人たちに伝えることを仕事とし、その一環としてインターネットでの情報発信も行ってきました。ただ食品のリスク評価という分野は比較的新しい分野で、食品化学を扱っている大学でもリスク評価を体系的に学ぶようなカリキュラムはないというのが現状であるため、各方面からこの分野での参考書が少ない、という指摘がありました。

本書は食品中の化学物質のリスク評価について、比較的最近話題になった事柄を題材にして解説を試みたものです。章ごとに扱っているテーマが異なりますので、章の順番を無視して興味のあるテーマの章だけを読んでいただいても構いません。

食品の安全性問題に関心のある方、食品の製造・流通など食品関連産業に携わる方、保健所などの行政機関で食品安全に関わる仕事をしている方、学校の先生などの教育に携わる方がたに参考にしてもらえると本望です。

なお食品の安全性において、リスクの大きさという意味でもっとも重要な微生物による食中毒や感染症についてはついては扱っておりませんので、その点についてはご注意ください。

畝山智香子

二〇〇九年

# ほんとうの「食の安全」を考える　目次

まえがき　3

## 第1章　「基準値」はいかに決まるか　13

一　残留農薬はすべて〝危険〟なのか？　14
毒性影響を確認する実験　一日許容摂取量　最大残留基準値
基準値違反は安全性に問題があるのか　回収・廃棄は正しい対応なのか
農薬のばく露量評価　日本の対応に改善を望む

二　天然は常に〝安心〟なのか？　29
食品添加物の基準値違反　天然添加物　天然だから安心なのか
安全側にどれだけ余裕をもたせるか
**●コラム1　安全性試験における優良試験所規範とガイドライン**　37

三　安全基準は厳しければよいのか？　39
タマネギがもし食品添加物だったら
ジャガイモに含まれる配糖体がもし残留農薬だったら
遺伝子組換え食品の安全性
**●コラム2　レギュラトリーサイエンスとはなにか**　47

四　参考にする値はなにを用いたらよいのか？　48

中国製冷凍餃子事件　メタミドホスの影響が出る量
残留農薬の基準は中毒症状の値に当てはまらない　日本での毒物混入事件

第2章　発がん物質のリスクの大きさをどう考えるか　59

一　発がん性とはなにか　61
「発がん性がある」という言葉の意味　注意すべきは遺伝毒性発がん物質
発がん物質のリスクを比較する　カビ毒と臭素酸カリウムのどちらが危険？
●コラム3　動物実験での「発がん性」の定義　71

二　発がん性のリスク評価　73
遺伝毒性発がん物質の評価方法　MOEの計算方法
遺伝毒性のリスクをどう評価するか　微量でも発がん物質は危険か
マラカイトグリーンの危険な摂取量
マラカイトグリーンに発がんリスクはあるのか
●コラム4　化学発がんの歴史　86

三　健康的な食生活にもっとも大切なことはなにか？　91
障害調整生存年の損失原因　日本での推定
一般の人は発がんリスクをどう受け止めているか
がん予防のためにできること

●コラム5　Alar　101

第3章　食品のリスクアナリシスはどのようになされているか　103

一　魚中メチル水銀のリスクアナリシス　105

●コラム6　リスクコミュニケーションの一方法としてのパブリックコメント募集　116

●コラム7　安全性が高いと小さいリスクが問題視される　125

二　トランス脂肪酸のリスクアナリシス　127

三　緊急時のリスクアナリシス　137

中国のメラミン汚染ミルク事件　米国ペットフードのメラミン汚染事件

メラミン汚染事件のその後

四　リスクとどう付き合うか　146

リスクアナリシスの課題　多様な選択肢でリスクを分散させる

リスクアナリシスは日常生活にも役立つ

第4章　食品の有効性をどう評価するか　151

一　抗肥満薬はやせ薬なのか？　152

競争の激しい抗肥満薬開発　食欲抑制作用
動物実験だけではわからない副作用　脂肪吸収抑制薬

二　ビタミン剤でがんの予防ができるのだろうか？　162
ビタミンの健康影響　ビタミン剤にがんの予防効果は期待できない

三　健康強調表示の〝科学的根拠〟とはなにか　168
健康強調表示はどのようになされているか
魅力的な健康強調表示は期待できない――FDAによる評価
厳密な根拠を要求するEFSA
特殊な認可基準――日本の特定保健用食品の評価　必要となる評価基準の統一
●コラム8　高濃度にジアシルグリセロールを含む食品の安全性について　185

四　健康的な食生活とは　191
●コラム9　食品は効果も毒性も不明な多数の化学物質の塊　194

## 終章　健康的な食生活を送るために――科学リテラシーを育む　201

一　食の安全の本質はなにか？　202
オーガニックは優れているか？　情報の本質を見抜く

二　ジャガイモから考える食の安全　206

あとがき　212
文庫版あとがき　215
参考文献およびサイト　223
略語一覧　230

＊付表は化学同人のホームページに掲載しています。
https://www.kagakudojin.co.jp/book/b594251.html

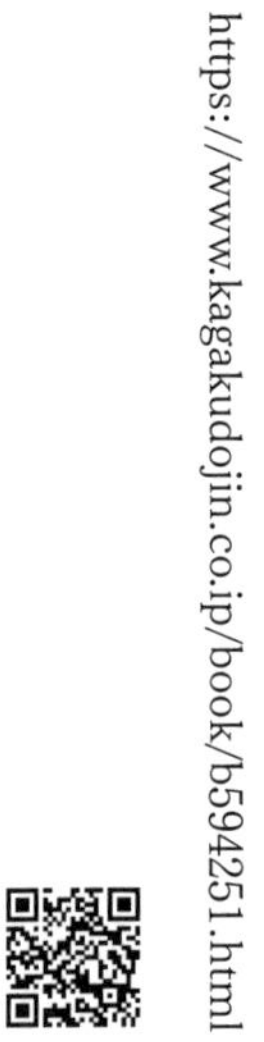

# 第1章

# 「基準値」はいかに決まるか

❖本章のポイント
†食品添加物や残留農薬のADI設定のしかた
†残留農薬や食品添加物や汚染物質など食品中化学物質の「規制値」の背景

近年、食品の安全性が脅かされている、という報道をしばしば目にします。そして消費者の多くが食品の安全性を不安に思い、日本の食品の安全性は過去にくらべて低下していると感じているそうです。その不安には根拠があるのでしょうか。

そこでまずは、食品関連報道でもっともよく見られる「基準値や規制値を超過した」というタイプの情報について検討してみましょう。

## 一　残留農薬はすべて〝危険〟なのか？

二〇〇七年七月に、横浜市で小学校の学校給食の「塩焼きそば」に使用する予定だった中国産キクラゲから、基準値を上回る残留農薬を検出したため調理への使用を中止し廃棄したとの報道がありました。検出されたのはフェンプロパトリンで、濃度は〇・〇二ｐｐｍ、基準値は〇・〇一ｐｐｍ以下なので「基準値の二倍」と報道されました。
この報道の背景を説明してみます。

## 毒性影響を確認する実験

農薬とは農薬取締法の定義では、「農作物を害する菌、線虫、だに、昆虫、ねずみその他の動植物又はウイルス（以下「病害虫」と総称する。）の防除に用いられる殺菌剤、殺虫剤その他の薬剤（その薬剤を原料又は材料として使用した資材で当該防除に用いられるもののうち政令で定めるものを含む。）及び農作物等の生理機能の増進又は抑制に用いられる植物成長調整剤、発芽抑制剤その他の薬剤」となっています。おもに野菜や果物を育てるときに使うもので、人間が食べるときにはすでに役割を終えているものです。役割を終えてなくなってしまっているものもありますが、なかには残っているものもあるため、人間が食べたときにも安全なように農薬の使用方法を決めています。農薬としての有効性を発揮するための使用方法とは別に、残留農薬の安全性確保のための基準が定められているわけです。

農薬の安全性を確認するためにさまざまな試験を行います。もちろん人間への安全性が知りたいわけですが、人体実験はそう簡単にはできませんのでほとんどの場合試験管内での試験（*in vitro* 試験）や動物実験（*in vivo* 試験）で調べます。上述のフェンプロパトリンについては、以下のようなことが報告されています（ＦＡＯ／ＷＨＯ合同残留農薬専門家会議〔ＪＭＰＲ〕）。

まず物理・化学的性状（構造や融点、色、臭いなど）や薬物としての機能が基本情報として必要になります。フェンプロパトリンは合成ピレスロイドと呼ばれる種類の殺虫剤・ダニ駆除剤です。薬物動態（吸収・分布・代謝・排泄〔ＡＤＭＥ〕）については、動物が食べた場合効率よく吸収されて尿や糞便中に排泄されます。試験管内および動物を使った変異原性試験（遺伝子や染色体に異常を誘発するかどうかを調べる試験）では、遺伝毒性はありませんでした。短期間および長期間の経口投与毒性試験では、急性毒性はあまり強くなく、催奇形性はありませんでした。高用量を投与したときの毒性影響は体重増加抑制や嘔吐、運動失調といったもので、発がん性はありません。

長期の経口投与毒性試験の結果を表１－１にまとめました。長期毒性試験で観察されている毒性影響のおもなものは体重の増加抑制です。体重の増加抑制とは体重が減ったという意味ではなく、増加の程度が少ないということです。通常、実験中のネズミは餌と水はいつでも好きなときに摂ることができるようになっていますから、成長期を過ぎても順調に体重が増加し続けます。その結果野生動物ではあり得ないような肥満体型になります。そして試験対照となる物質にイヤな味や臭いがあるような場合に餌を食べる量が減って、体重の増え方が少なくなる（増加抑制）ことがしばしば観察されます。

表1-1　フェンプロパトリンの毒性試験データ

変異原性試験：陰性
染色体異常誘発試験：陰性
催奇形性試験：陰性

慢性毒性試験

| 動物種 | NOAEL (mg/kg 体重/日) | LOAEL (mg/kg 体重/日) | 影響 |
|---|---|---|---|
| マウス | 56（がん原性試験） | 最高用量のためなし | |
| ラット | 7（がん原性試験） | 21 | |
| | 3（生殖毒性試験） | 9 | |
| | 3（催奇形性試験） | 6 | 母獣の体重増加抑制 |
| ウサギ | 4 | 12 | |
| イヌ | 3 | 7.5 | 体重増加抑制、嘔吐 |

これらのデータの最小値 3 mg/kg を選び、さらに安全係数 100 を用いて ADI は 0.03 mg/kg。NOAEL：無毒性量、LOAEL：最小毒性量。

## 一日許容摂取量

　実験用ネズミでは、餌を制限すると体重が軽くなり長生きすることが知られていて、体重の増加抑制が本当に〝有害影響〟かどうかは疑問の残るところではありますが、そのほかに異常がなかったためこれが毒性影響の指標とされています。毒性影響としてはきわめて軽微な部類の指標であることは理解できるでしょう。マウス（ハツカネズミ、小型のネズミ）、ラット（ドブネズミ、比較的大きいネズミ）、ウサギ、イヌでそれぞれいくつかの値が得られていますが、そのうちもっとも低い数値（すなわち三mg／kg体重）を選んで、それをデフォルト（通常使う値）の安全係数一〇〇（種差について一〇、個人差について一〇）で割った値が「一日許容摂取量（ＡＤＩ）」の〇・〇三㎎／kg体重です（日本の値は〇・〇二七ですが、計算を簡単にするため以下〇・〇三を使います）。

すなわちヒトが毎日一生涯にわたって〇・〇三㎎／kg体重を摂取し続けても、健康への悪影響がないと推定されているわけです。ラットの試験でもっとも低い数値が報告されているのは妊娠中の母親動物への影響であることに注目してください。つまりふつうの状態より影響が大きいであろうことが予想される条件での結果で、妊娠していない場合にはより大きな数字になっています。ここでいろいろな数値の中から一番小さい数字を選ぶことで、より安全側に余裕をもたせています。

## 最大残留基準値

次にこのＡＤＩを参考に、農作物への残留許容値を設定していきます。当然のことながら、実際にフェンプロパトリンを使って育てる必要のある農作物について、実際に使用して残留する量を測定し、それが国民栄養調査の結果から得られた日本人の農産物摂取量で、ヒトが食べた場合にＡＤＩのおおむね八〇パーセントを超えないことを確認します。フェンプロパトリンは、柑橘類やリンゴ、イチゴ、ベリー類については五ｐｐｍ（㎎／kg、野菜や果物一キログラムあたりの農薬の量で一ｐｐｍは一〇〇万分の一に相当。残留農薬の基準値としてよく使われる）の「最大残留基準値（ＭＲＬ）」が設定されています。キュウリやナスやトマトで二ppm、メロンやスイカで〇・五ppm、大豆で〇・一ppmとなっています（二〇二一年九月時点）。つまりイチゴだったら最大五㎎／kgまでのフェンプロパトリンが残留しても合法なのです。

ではどうしてキクラゲについてはフェンプロパトリンのMRLが〇・〇一ppmなのでしょうか。それは平成一五年に改正された食品衛生法により、平成一八年五月二九日から施行された「ポジティブリスト制度」の導入によるものです。

日本は世界中からいろいろな食品を輸入していますが、世界中で使用されている農薬の種類は多く、次つぎと新しいものが開発されています。その状況の中で、すべての農薬について日本で基準値が設定できていたわけではなく、食品衛生法で残留基準が設定されていない農薬などを含む食品については規制が困難でした。また農薬以外の環境汚染物質についても、すべてについて基準値を設定できるはずもなく、汚染事故があっても規制対象になっていない場合には取り締まりが困難でした。ポジティブリスト制では使用できる農薬のほうを規定することにより、残留基準が定まっていない場合には一定量以上の農薬などを含む食品の販売禁止などの措置がとれるようになったのです。この〝一定量以上〟という値が、ほとんどの物質でヒトの健康を損なう恐れのない量（一律基準）として〇・〇一ppmと定められたのです。

キクラゲのフェンプロパトリンについては、日本で残留許容値が設定されていなかったため、この〇・〇一ppmというきわめて小さい値が基準値として採用され、〇・〇二ppmという検出濃度はそれを超過しているため、基準値違反と判断されたのです。MRLは常に見直しが行われますので、新たに必要なデータが提出されて基準値が変わることもあります。

ただしキクラゲなどのような生産量が少ない特殊な作物（マイナー作物と分類されます）では、農薬の使用基準を定めるための試験を行う資金的余裕がない場合が多く、MRLが設定されていないという理由で一律基準をあてはめられて違反となる場合がしばしばみられます。〇・〇一ppmという数字ですと、ときには隣接するほかの作物に使用した農薬が飛散してついてしまった場合などでも検出されることがあります。もちろん飛散防止対策は行われるわけですが、耕地が狭い場合など完全に防止するのは難しいこともあるでしょう。

### 基準値違反は安全性に問題があるのか

ここで述べたように、キクラゲのフェンプロパトリン〇・〇二ppmという値は、ヒトが毎日一生涯にわたって摂取し続けても健康への悪影響がないと推定されているADI値〇・〇三㎎／㎏体重とくらべるときわめて小さい値です。学校給食の焼きそばに使う量を一人前一〇グラムと多めに見積もっても、〇・〇二㎎／㎏×〇・〇一〇㎏＝〇・

○○○二㎎です。体重二○キログラムの小さめの子どものＡＤＩに相当する量は○・○三㎎／㎏体重×二○㎏＝○・六㎎ですから、給食を食べた場合のフェンプロパトリンの摂取量は、ＡＤＩのわずか○・○三パーセントにすぎません。

一方、五ｐｐｍの基準値が設定されているイチゴを一○○グラム食べるとしたら、五㎎／㎏×○・一㎏＝○・五㎎で、ＡＤＩの八三パーセントになります。つまりフェンプロパトリンの基準値に違反して廃棄されたキクラゲより、基準値に適合したイチゴのほうが安全性という意味では余裕が遥かに少ないわけです。

もちろんイチゴをこれ以上食べてこの日はＡＤＩを超過したとしても、毎日、生涯にわたって同じものを食べ続けるわけではありませんので心配する必要はありません。ＡＤＩの設定には安全係数一○○が用いられていますし、さらに設定基準になった毒性影響も軽微なものです。そのうえ野菜や果物にＭＲＬぴったりの残留があることはほとんどありません。

これは生産者の立場になって少し考えてみればわかると思うのですが、微量の物質を測定する場合、測定による誤差がつきものです。もし基準値ぴったりの作物を出荷した場合、かなりの確率で基準値違反で返品される可能性があります。それでは経営が成り立ちませんので、通常確実に基準値をクリアできる値で管理されます。そして作物の残留農薬については、国や自治体や企業などによりたびたび検査が行われていますが、検出される頻度も濃度も心配する必要がないという結果がほとんどです。たまに違反があると、そのことだけがニュースとして報道されるので消費者が不安になるのでしょう。

ここではＡＤＩを基準に計算しましたが、平成二六年以降、ＡＲｆＤ（後述）も設定するようになりました。一時的に残留農薬基準を超過した農作物を食べる場合の安全性の判断には、ＡＤＩではなくＡＲｆＤを使うのが適切です。フェンプロパトリンについては二〇二〇年に食品安全委員会が、ＡＤＩは〇・〇二七㎎／㎏体重／日、ＡＲｆＤは〇・〇三㎎／㎏体重と設定しています。ＡＤＩの設定の根拠はイヌの一年間慢性毒性試験です。六・九七～七・六五㎎／㎏体重／日で振戦が認められたためＬＯＡＥＬ、二・七九㎎／㎏体重／日がＮＯＡＥＬと判断されています。

## 回収・廃棄は正しい対応なのか

日本ではこのような基準値違反がみつかると、ただちに回収・廃棄などの対応をとることが当然のように思われていますが、じつはそれは必ずしも世界の常識ではありません。

英国などでは野菜や果物の残留農薬についてはＭＲＬの超過の有無とは独立して、個々の作物と検出された濃度について健康影響評価を行ってから、回収や通知などの対応を決めます。英国では食品中の残留農薬モニタリング結果については、定期的に残留農薬委員会（PRC）（現在は、食品中残留農薬に関する専門委員会〔PR:iF〕）が報告書を発表しています。たとえば二〇〇七年第二四半期報告書によれば、一〇五三検体を検査し、三一検体からMRLを超過する残留農薬が検出されています。このうち、回収や通知などの措置が必要と判断され、EUの緊急情報網である食品と飼料に関する迅速警報システム（RASFF）に通知されたものはわずか二件で、さらにそのうち一件についてはMRL超過事例ではありませんでした。

この報告書に記載されたMRL超過事例を表1－2に示します。参考までに、検出された濃度がMRLの何倍に相当するかの数値も計算してみました。この数値を見て、たとえば基準値の二倍が検出されたものより基準値の九〇倍検出されたもののほうが危険に違いない、と思うのが一般的な感覚なのではないでしょうか。ところが、実際に回収対象となったのは基準値の二倍のカルベンダジム〇・四ppmが検出されたナシでした。

ナシのほかに回収対象となったのはトマトで、オキサミル〇・〇三ppmが検出されました（回収対象となった時点でトマトのオキサミルは超過ではないものの、二〇〇七年一二月三〇日以降は、新しいMRLが発効し〇・〇二ppmで超過となります）。つまりこれらの事例がリスク評価の結果、安全上に懸念のある可能性がある、と判断されたのです。MRLの何倍か、などという数値は安全性とはまったく関係ないことが理解

表1-2 PRC 報告書

| 作物 | 検出された農薬 | 濃度、mg/kg | MRL、mg/kg | 倍 | ARfD、mg/kg/日 | ADI、mg/kg/日 |
|---|---|---|---|---|---|---|
| ブドウ | キャプタン | 0.09-0.5 | 0.02 | 4.5-25 | 0.1<br>0.3 | 0.1 |
| ブドウ | クロルピリホス | 1.1 | 0.5 | 2.2 | 0.1 | 0.01 |
| キウイ | ジコホール | 0.07 | 0.02 | 3.5 | | 0.002 |
| レタス | クロロタロニル | 0.9 | 0.01 | 90 | 0.6 | 0.015<br>0.018<br>0.03 |
| ナシ | フェニトロチオン | 0.02 | 0.01 | 2 | 0.013<br>0.04 | 0.005<br>0.006 |
| ナシ | カルベンダジム | 0.4 | 0.2 | 2 | 0.02<br>0.1<br>0.5 | 0.02<br>0.03 |
| 柑橘類 | ジメトエート | 0.05 | 0.02 | 2.5 | 0.01 | 0.001 |
| 柑橘類 | ジフェニルアミン | 0.1 | 0.05 | 2 | 必要なし | 0.07 |
| ドラゴンフルーツ | イプロジオン | 0.05 | 0.02 | 2.5 | 必要なし | 0.06 |
| パッションフルーツ | ジチオカルバメート | 0.06-0.1 | 0.05 | 1.2-2 | 0.08 | 0.03 |
| パッションフルーツ | シペルメトリン | 0.06 | 0.05 | 1.2 | 0.2<br>0.04 | 0.02<br>0.05 |
| パッションフルーツ | ジメトエート | 0.03 | 0.02 | 1.5 | 0.01 | 0.001 |
| トマト | クロルメコート | 0.7 | 0.05 | 14 | 0.05<br>0.09 | 0.04<br>0.05 |

基準値の数値は報告書発表時のもの。ARfD：急性参照用量。

できたでしょうか。

### 農薬のばく露量評価

リスク評価にあたっては、検出された農薬をどれだけ摂るかの推定が必要です（リスク評価の詳細は第3章で述べます）。

農薬のばく露量評価は複雑なものですが、英国ではつぎの手順で進みます。まず食品の摂取量や食習慣が異なる消費者集団を、成人、乳児、幼児、四〜六歳、七〜一〇歳、一一〜一四歳、一五〜一八歳、ベジタリアン、老人ホームの高齢者、自宅の高齢者の一〇グループに分けます。グループにはそれぞれ食品摂取量調査データがあります。たとえば急性毒性の場合、もっとも多く食べる人の一日の食事量と、検出された農薬の最大濃度から「急性参照用量（ＡＲｆＤ）」を超過していないかを判断するのです。

ＡＤＩは、「ヒトが一生涯にわたって毎日摂取し続けても、健康に影響をおよぼさないと判断される量」として動物での慢性毒性試験（一年以上〜一生涯）における「無毒性量（ＮＯＡＥＬ）」に安全係数を用いて導いたものです。一方ＡＲｆＤは急性毒性の指標であり、動物での急性毒性試験（短期試験、単回投与からおおむね二四時間以内）のＮＯＡＥＬに安全係数を用いて導き出します。通常このふたつの数値は異なるものの、同じ数値になる場合もあります。残留農薬の基準値超過という事態は、突発的・一時的に起ることですから、毎日一生続くということはありません。したがって問題になる影響は一時的にたくさん摂ったときの毒性影響、つまり急性毒性になります。状況から考えて慢性毒性のほうがふさわしい場合には、長期の平均的摂取量と平均的残留農薬量を使ってＡＤＩを超過するかどうかを判断します。

このとき、ＡＲｆＤを超えると確認されてからようやく回収措置などの対象となるのです。

それではＭＲＬ超過にはどのような意味があるのでしょうか。ＭＲＬを超過した事例はリスク評価の対象となり、生産者などに対してはその事実を文書で伝えることになります。生産者は基準違反の原因を調査し、対応や報告を行って問題があれば是正措置をとります。ＭＲＬは頻繁に変更されるため基準値の変更が周知徹底されていなかった、近傍農場からのドリフトなど、超過の原因はさまざまあります。ＰＲＣの報告書には、このような生産者からの回答が掲載されています。

なお表中のＡＲｆＤやＡＤＩの値が複数あるものがありますが、これは英国の場合、英国で独自に設定している値とＥＵで設定した値と国際機関であるＦＡＯ／ＷＨＯ合同残留農薬専門家会議（ＪＭＰＲ）の定めた値をすべて参考にしているためです。これらの数値の違いは採用した安全係数や数字の計算の際の切り捨てや繰り上げなどによる違いがおもな理由なので、どれかひとつでもクリアしていれば大抵問題はないとみなされます。

ヨーロッパ各国ではＥＵの新規準が順次採用されており、二〇一〇年までにＥＵ全域が新規準で統一されました（英国はいったんＥＵ統一基準に従うことになったものの、二〇二〇年にＥＵ離脱したため、今後ふたたび独自の基準ができる可能性があります）。

## 日本の対応に改善を望む

農作物の生産は通常自然が相手ですし、あまりにも厳格な基準値の運用は気候や風土の違う世界のさまざまな国どうしでの農産物の流通の妨げになります。安全性に問題のない農産物を廃棄するという行為は、食糧不足に悩む人びとがいるこの世界では決して誉められた行為ではありません。日本でも英国のような対応のほうが望ましいと思います。「農産物を無駄にしない」ためには、検査の後にリスク評価をするというひと手間も、必要な対応なのではないでしょうか。

ここまでの話で、安全性の指標としてはＭＲＬよりＡＤＩやＡＲｆＤのほうが重要であるという認識をもってもらえれば、と思います。新聞をはじめとしたメディアの報道が、「基準値の×倍を超える残留農薬が……」というほとんど無意味ともいえる数字に基づくものではなく、「ＡＲｆＤ（もしくはＡＤＩ）の△パーセントに相当する……」という内容に変化すれば、一般への理解がより進むと思います。

その後日本では令和三年六月一日から、食品等の自主回収を行った場合の届け出が義務化されました。このとき健康被害の可能性を考慮してクラス分類がなされます。

クラスⅠ：喫食により重篤な健康被害又は死亡の原因となり得る可能性が高い場合
クラスⅡ：喫食により重篤な健康被害又は死亡の原因となり得る可能性が低い場合
クラスⅢ：喫食により健康被害の可能性が、ほとんどない場合

残留農薬の基準値（ＭＲＬ）超過ではあるものの、ＡＲｆＤを超えないものについてはクラスⅢに分類されます。こうしたクラス分類によって、健康被害の可能性、つまりリスクの程度を判断することがあたりまえになるといいと思います。食品等のリコールがあった場合、ニュースとして広く国民に知らせる必要があるのは、クラスⅠに分類されるものでしょう。健康被害の可能性がほとんどないものは週刊誌やワイドショーのネタにはなりにくいでしょうから、基準値超過だけで怖がらせる手法は今後下火になっていくことを期待します。

## 二　天然は常に〝安心〟なのか？

### 食品添加物の基準値違反

同じようなことは「食品添加物」についても言えます。

二〇〇二年六月に、指定外香料が使用されているという理由で大手飲料メーカーの清涼飲料水などが大量に回収されました。このとき問題となった香料物質は、たとえばアセトアルデヒドなどで、これらはふつうの食品には天然に含まれており、また海外ではすでに香料として使用が認められているものでした。

アセトアルデヒドについては、エタノールの主要代謝物ですので、最大のばく露源はお酒を飲む人なら酒類、飲まない人なら各種発酵食品などです。食品に香料として使用されている量は通常きわめて微量で、繊細な風味をつくり出すために多種類の物質を組み合わせています。

天然の食品にももちろんそうした化合物は含まれていて、たとえばコーヒーの香りを構成する化合物はローストコーヒーで八五〇種類ともいわれます。その中にはフランなどの、動物実験で発がん性が見られているものも含まれています。天然の食品に含まれる場合は、たとえそれが発がん性のある物質であろうと規制対象となることはあまりありませんが、食品添加物として使用するには、使用方法を明確にして安全上問題ないという評価を得てからでなければなりません。その手続きがその当時には完了していなかったため違法とされたのです。

その後、国際機関などですでに評価が行われているような各種香料については追加で指定され、現在では当時回収対象となった製品でも合法に販売できるようになっています。つまり回収が行われたときに安全上の問題があったわけではないということです。基準の設定が不備であったための違反ですから、必ずしも回収・廃棄がベストの対応だったわけではないのです。

### 天然添加物

食品添加物についての大きな矛盾として、「天然添加物」の問題があります。

日本で使われている食品添加物は指定添加物、既存添加物、天然香料、一般食物添加物に分類できます。このうち一般の人たちからの評判が一番悪い合成品などが含まれるのが「指定添加物」で、平成一八年九月現在三六一品目（令和三年一月時点で四七二）があります。しかしながらこれは安全性評価を経て使用が認められており、科学的根拠は比較的しっかりしているのです。

一方で、天然添加物は「既存添加物」のグループに入るものが多く、これは平成七年に食品に使用されるすべての添加物を指定するよう食品衛生法が改正された際に、日本で広く使用され長い食経験があるという理由から例外的に使用・販売が認められたものであり、安全性についてのきちんとしたデータがありません。品目数は四五〇（令和二年二月時点で三五七）で指定添加物より多くなっています（当時。現在は逆転）。

既存添加物については、安全性データがないまま放置するのは問題があるとして再評価が行われており、その結果としてどんどん削除されています。理想的には既存添加物という分類はなくなって、すべて指定添加物として国際的にも認められる形で使用できるようになることが望ましいわけです。

一方で、「天然香料」約六〇〇品目と「一般食物添加物」がありますが、香料についてはは使用量がきわめて少ないこと、一般食物添加物は、たとえばイチゴ風味のゼリーにイチゴを使うといった食品そのもののことですので、いずれも一般的に問題になることはほとんどありません。

### 天然だから安心なのか

既存添加物の再評価の過程で、平成一六年のアカネ色素の使用禁止という出来事がありました。アカネ色素は既存添加物としてリストに掲載されていたアカネ由来の天然添加物ですが、*in vitro* の試験系では遺伝毒性があり、ラットでの安全性試験で腎臓への発がん性が認められました。このデータについて意見を求められた食品安全委員会がADIを設定できず（長期間にわたって使用しても安全であるという量が不明、つまり安全性に疑問があるということです）、既存添加物名簿から速やかに削除することが望ましいと判断したため、使用が禁止にされました。

このとき使用されたデータは予備的なもので、指定添加物の安全性評価のために要求されるデータとは質も量も違います。指定添加物の場合、ある添加物の使用を認めてほしいと考える事業主が責任をもって実験データや文献を揃えるのですが、既存添加物については新たに申請するわけではないので、わざわざ高いお金を払ってデータを準備する事業主はいません。そのため国の責任で、税金を使って安全性に関するデータを集めたり実験を行ったりしています。ですから予備的なデータであっても有害性のある可能性が示された段階で、もうそれ以上詳細に追求する必要がないのです。もしかするとアカネ色素の発がん性はラットでのみ見られるものなのかもしれませんが、赤い色をつけるための色素はほかにもありますから、より詳細な検討を行う価値があるものとは考えられなかったのです。

既存添加物は数も多く、その多くが天然物であるため、なにが含まれているかの組成も明確ではなく、製品のロットごとに物理化学的性状が変動するなど、実験の対象としてもふさわしくないことが多々あります。そのためなかなか評価が進まないのですが、その一方で消費者の「合成添加物忌避感情」のために、製造業者が安全性の高い指定添加物を、安全性が定かではない天然添加物に切り替える動きが加速しています。

天然添加物のなかには第二第三のアカネ色素があるかもしれません。そしてたとえば色素としての機能は合成品にくらべると劣ることが多く、同じ色を出すために使う量が合成品の数十倍あるいは数百倍になったり、pH安定剤などのほかの添加物を使わざるを得ないなどのデメリットがあります。供給が安定しない、費用が高い、国際的には認められていないので輸出はできないことなども不便な点です。消費者にとっても事業者にとってもデメリットが大きいのですが、「消費者がそれを要求している」という理由で使われ続けています。しかし本当に消費者が要求しているのでしょうか？　消費者は事実をよく理解しないまま、なんとなく「天然だから安心」という、自社製品の宣伝のために他社製品に根拠のない誹謗（ひぼう）を行っている一部の業者に踊らされているだけなのではないかと思います。

令和二年に消費者庁が食品表示基準の一部改正を行い、「人工甘味料」「合成保存料」等の添加物に関する表示から、「人工」「合成」の用語を削除することになりました。食品添加物の表示においては「天然」またはそれに類する表現の使用を認めていないので、食品の表示で天然か合成かを気にすることは今後減るだろうと思われます。

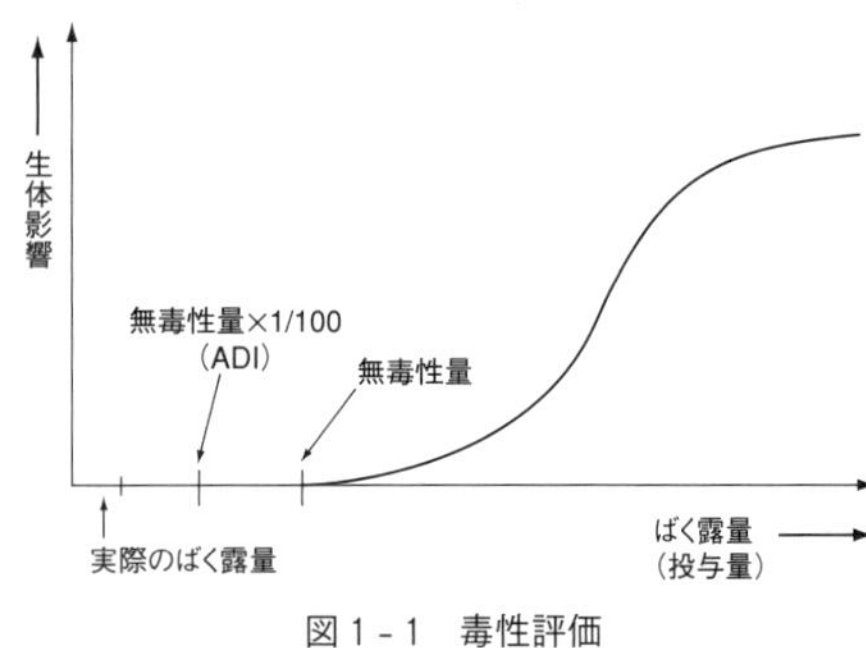


図１－１　毒性評価

## 安全側にどれだけ余裕をもたせるか

ここで安全性評価において、どれだけ安全側に余裕をもたせているかということを説明しておきましょう。

毒性試験の結果から無毒性量を導き出し、それに安全係数を用いてＡＤＩを設定する、というのが毒性評価の概念（図１－１）ですが、現実のデータは理想的なきれいなグラフが描けるようなものばかりではありません。図１－２に毒性試験の結果としてよく見られるグラフを示しました。Ａは投与する用量をいくつか設定して、そのうちひとつの群で対照群にくらべて統計学的に有意な差があったという場合です。このとき有意差がついた用量を「最小毒性量（ＬＯＡＥＬ）」、最小毒性量より下の投与量を無毒性量（ＮＯＡＥＬ）

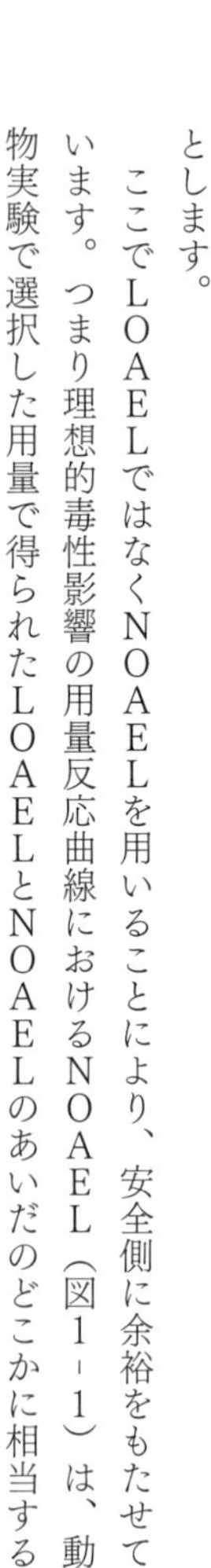

とします。

ここでＬＯＡＥＬではなくＮＯＡＥＬを用いることにより、安全側に余裕をもたせています。つまり理想的毒性影響の用量反応曲線におけるＮＯＡＥＬ（図１－１）は、動物実験で選択した用量で得られたＬＯＡＥＬとＮＯＡＥＬのあいだのどこかに相当するわけですが、そのうちの最低の値を採用しているのです。実験の都合上それほど細かく用量を設定することはできないので、LOAELとNOAELのあいだが一〇倍になってしまうこともあります。

さらに図1-2のBですが、これは実験に使った用量では有害影響が見られなかったという事例です。食品添加物のような毒性の低い物質ではよくあることです。動物実験で餌に混ぜて投与する場合、あまりに大量に混ぜると栄養バランスが崩れてしまい実験が成立しないので、ガイドラインにより目安となる投与量の上限が定められています。その上限濃度でもなんら影響が見られなかった場合、その値をNOAELとみなしてADIの設定に用いるのです。

そしてこのNOAELに、通常動物からヒトへの外挿（動物のデータをヒトにあてはめる）のため種差について一〇、個人差について一〇の合計一〇〇の安全係数が用いられます。ラットとヒトのあいだに一〇倍の感受性の差があることがわかっているから、というわけではありません。先に示したフェンプロパトリン

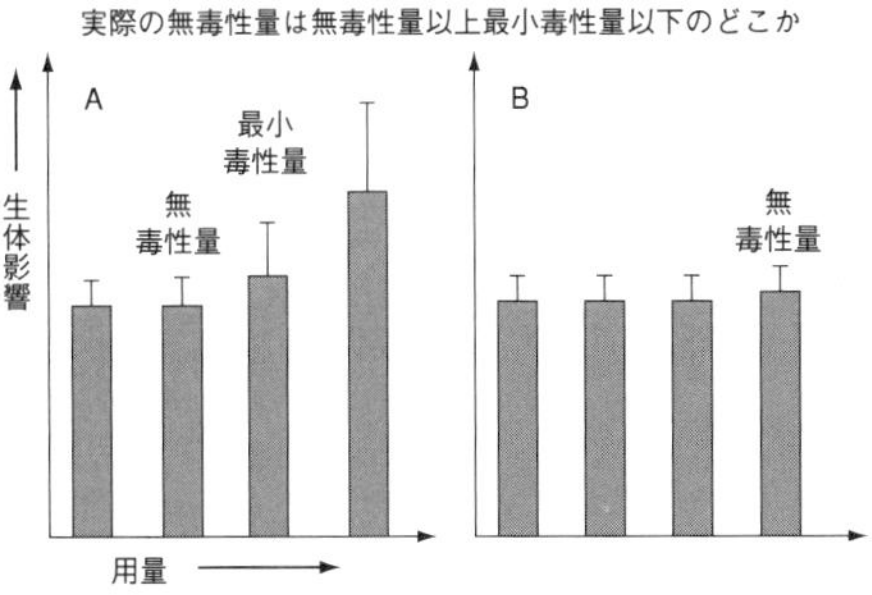

実際の無毒性量は無毒性量以上最小毒性量以下のどこか

A　無毒性量　最小毒性量

B　無毒性量

生体影響

用量

図1-2　毒性試験の結果の例

の例のように、すでに各種の動物の中でもっとも感受性の高い動物での値を採用していますから、その中に収まる可能性のほうが高くなります。それでも念のため一〇倍の余裕をもたせるのです。

さらに人間のあいだの個人差ですが、ふつうの指標において健康な人の個人差が一〇倍というのはなかなか見られない現象です。同じ体重の人の身長が一〇倍違うことはありえません。特別な病気の人や乳児については、そもそも一般の人と同じ食生活ではないでしょう。そのため一〇倍の余裕があれば大抵の個人差はカバーできると考えられています。

また、これも先のフェンプロパトリンの事例を思い出してほしいのですが、毒性影響の指標とした数値はふつうのラットではなくて妊娠ラットへの影響でした。つまりライフステージにより変化する感受性については、動物実験のレベルでもすでに考慮されているわけです。それでもなお安全係数を用いることで、安全側にさらに余裕をもたせています。そして導き出したＡＤＩをもとに、少し多めに食べる量を推定し、それでもＡＤＩを下回るように、残留農薬基準や食品添加物使用基準が設定されているのです。

このような各段階で安全側に余裕をもたせているため、最終的には相当大きな余裕ができることになります。ですからなにか基準値違反事件などが起きるたびに、問題の製品を食べたとしても「ＡＤＩを短期的に超過したところで健康にはなんの影響もないだろう」と言われるのです。ＡＤＩは一〇〇倍を摂ったら死ぬという量だなどと主張している人もいますが、まったくの誤りです。

## コラム1　安全性試験における優良試験所規範とガイドライン

食品添加物や残留農薬の認可申請のような公式のデータが必要な実験は、基本的に経済協力開発機構（ＯＥＣＤ）などの公的機関が定めるガイドラインに従って行うことになります。実験室の設備や人については優良試験所規範（ＧＬＰ）と呼ばれる基準を満たしていることが要求され、実験のプロトコール（実験に使う動物の種類や数、検体の投与方法や用量などの細かな条件）については試験内容により各種のＯＥＣＤガイドラインが準備されています。

ＧＬＰ制度は安全性試験の信頼性確保を目的とした制度で、試験を行う施設ごとに運営管理や試験設備、試験計画、内部監査体制、信頼性保証の仕組み、試験結果などのＧＬＰ基準適合性を確認して試験結果の信頼性を確保しようとする制度です。適合性確認は数年ごとに査察を受けて行われます。医薬品の安全性試験データの信頼性確保のために開発されてきた制度ですが、近年食品分野にも適用が拡大されつつあります。

医薬品や農薬の許認可申請の審査は、通常提出されたデータに基づいて行われるため、提出されたデータに捏造(ねつぞう)や改変や都合の悪いデータの隠蔽(いんぺい)などがあったとしたら意味がありません。そうした不適切なデータが提出されることを防止するため、何重ものチェックが働く仕組みをつくっています。そしてガイドラインに従ったプロトコールで試験を行うことにより、OECD加盟国間でのデータの比較が容易になります。バックグラウンドデータが蓄積されていきますので、新しい物質の毒性影響がすでに知られている別の物質に類似するかどうか、毒性が強いか弱いかの判断もできます。

安全性試験に必要なのは、適切な手順に従って正確に試験を行い間違いなく記録・報告することです。誰もやっていない新しい手法に価値があると考えることの多い大学の研究室でしか研究をしたことがないという人には、どういうものか実感するのは難しいかもしれません。

## 三　安全基準は厳しければよいのか？

### タマネギがもし食品添加物だったら

食品そのものについては食品添加物や農薬のような安全性評価は行われていません。昔から食べてきたから食べても大丈夫だろうという「食経験が安全性を担保している」とみなされています。食品そのものの安全性を食品添加物と同じような基準で評価したらどうなるかを、タマネギを例にして考えてみましょう。

タマネギは当然のことながら食品添加物ではありませんから、安全性に関する評価基準を満たしたデータは存在しません。そこで文献などから毒性に関する情報を収集します。

まず獣医学の分野ではタマネギを食べることによる中毒症例が、多くの動物で報告されています。国際獣医情報サービス（ＩＶＩＳ）によればタマネギ中毒が報告されている動物はウシ、ウマ、ヒツジ、ヤギで、この中ではウシがもっとも感受性が高くヤギがもっとも感受性が低いということです。また米国動物虐待防止協会（ＡＳＰＣＡ）のパンフレットによれば、ネコの場合は五ｇ／kg、イヌは一五～三〇ｇ／kgで中毒症状が出るとのことです。したがってタマネギは幅広い種類の動物に急性中毒症状を誘発し得るといえます。

ヒトでも、タマネギを刻むときに涙が出て困ったという経験のある人は多いでしょう。このような場合は食べたときの影響ではないですが、〝使用者（労働者）への悪影響〟ということになります。

ある程度の長期間投与の影響については、クウェートの研究者らが一九九八年に *Journal of Ethnopharmacology* に報告した論文がありますのでそれを紹介します。この試験では、皮を剝いたタマネギを生理食塩水中ですりつぶしたものを、ラットに毎日、タマネギ相当量で五〇㎎／㎏と五〇〇㎎／㎏、四週間にわたって経口および腹腔内投与しました。対照群は生理食塩水のみを投与しています。

実験終了後にウレタン麻酔して解剖し通常の病理組織学的検査を行いました。腹腔内投与の五〇〇㎎／㎏体重では八四中二四が試験中に死亡しています。また腹腔内投与では五〇㎎／㎏体重の量でも肺と肝臓の変性が観察されています。経口投与については五〇〇㎎／㎏体重では変化なし、五〇〇㎎／㎏体重では肝臓に空胞化と変性の徴候、細胞間隙の拡大や赤血球の凝集といった病理組織学的変化が見られました。この結果からは経口投与によるLOAELは五〇〇㎎／㎏体重、NOAELは五〇㎎／㎏体重となります。通常の手順に従ってデフォルトの安全係数一〇〇を用いると、五〇÷一〇〇を計算して〇・五㎎／㎏体重がADIとなります。

これで終わりではなく、平均的食事からの一日の摂取量がＡＤＩの八割程度になるように、各食品への使用用途ごとに使用基準を決めます。体重が五〇キログラムと仮定するとＡＤＩ〇・五mg／kg体重の物質の食べられる量は〇・五×五〇から二五ミリグラムになります。この総量をたとえばカレーやシチューには八割、サラダには二割使うと仮定すると、カレーやシチューへの使用基準は二五×〇・八×〇・八、サラダは二五×〇・八×〇・二となり、カレーとサラダを食べる量が一日一回一皿ずつであるなら、使用基準はカレー一皿あたり一六ミリグラム、サラダ一皿あたり四ミリグラムと定められる、ということになります。単位はグラムではなくミリグラムであることに注意してください。

もしこのような基準が設定されてしまったら、サラダにタマネギを五ミリグラム使ったら使用基準違反となり、「基準値を超えるタマネギが含まれるサラダが販売されていました。タマネギは肝臓への悪影響があり、一度にたくさん食べると溶血性貧血を起こして死亡することもある危険な食品添加物です。販売していた□□食堂の社長は商品の販売を中止し、消費者に謝罪しています。なお厚生労働省はこのサラダを食べることによる健康被害は考えられないと言っています」というようなニュースが流れることになるわけです（図1-3）。

実際にはタマネギは食品添加物ではなく食品ですので法による規制値はなく、いくら

またしても食の安全が脅かされる事件が
発覚しました。
有名レストランで基準値の3倍もの
タマネギを含むサラダが販売されていました。
行政は何をやっているのでしょうか。
消費者の不安は高まるばかりです。
謝罪する店長
○△レストラン前から中継
いつもいつも
タマネギを切ると
涙が出るんです
衝撃の証言
タマネギでいつも泣かされている料理人Eさん
タマネギでハムスター死亡！
まあそうなんですか。小さい子どもがいるので心配です。
街頭インタビュー
不安を訴える消費者
今日のニュース

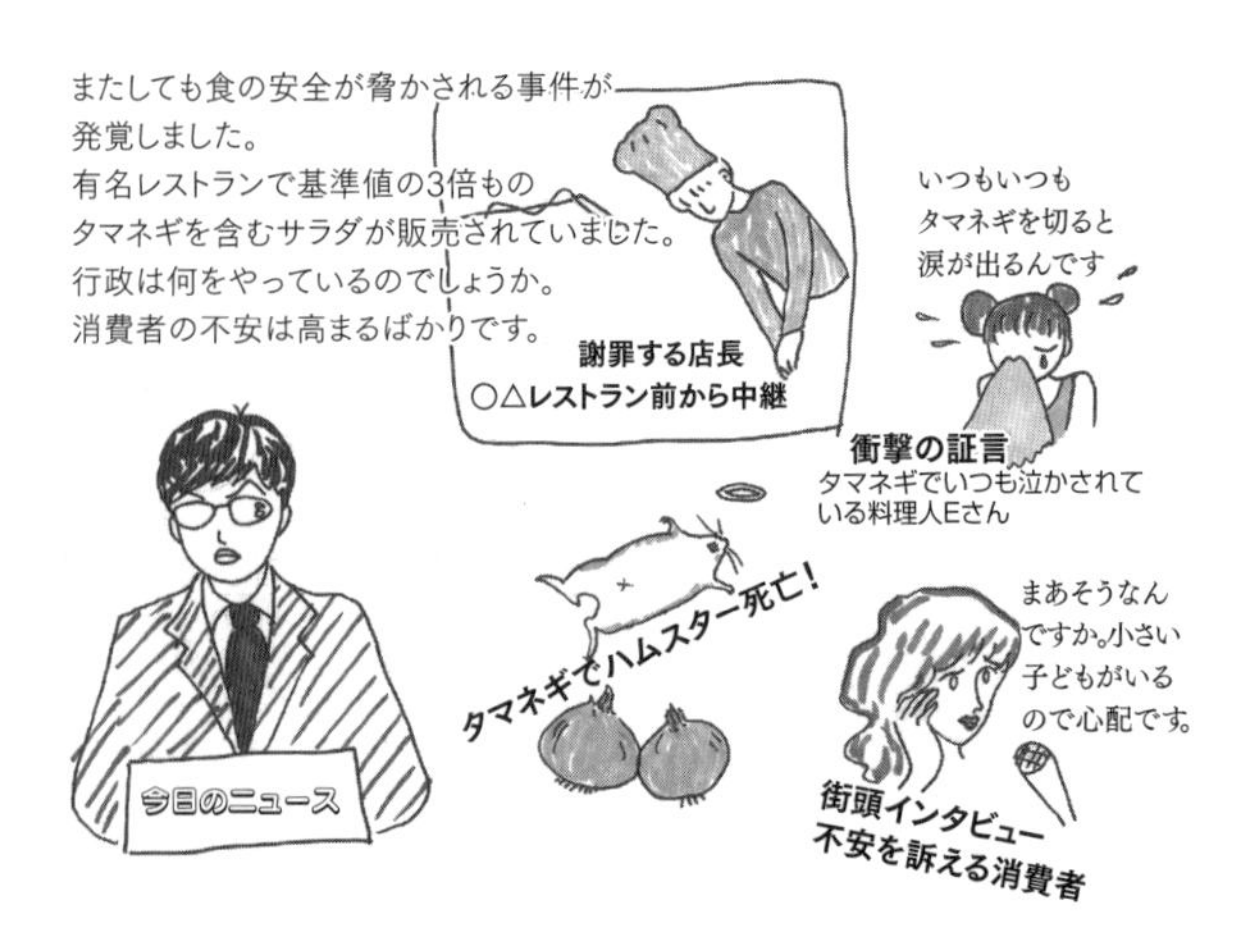

図1-3　もしもタマネギが食品添加物だったら……

食べても——たとえそれで調子が悪くなったとしても——販売者が罰せられることはありません。食品そのものと食品添加物の安全性基準というのは、これほどまでに違うものなのです。またここではあえて動物実験のデータから基準値を設定する方法を使いましたが、ヒトでデータがある場合にはそちらのほうが用いられます。ヒトで有害影響が出ないであろう摂取量に安全係数を加味して基準値を設定することになります。

ここで紹介したクウェートの研究者らがタマネギの毒性試験を行った理由は、タマネギを健康食品として使おうと考えたからのようです。健康食品として使う場合には効果が出るだけの量を使用しなければならないので残留農薬や食品添加物と同じくらいの安全性確保は原理的に不可能なのです。

## ジャガイモに含まれる配糖体がもし残留農薬だったら

ジャガイモにはソラニンやチャコニンというアルカロイド配糖体（アルカロイドは植物に含まれるアルカリ性物質の意味、配糖体は糖分子が結合している物質の意味）が天然に含まれています。これらの物質は比較的毒性が高いことが知られており、世界中での死亡者を含む中毒例が報告されています。おもな症状は消化器系や神経症状です。ヒトでの中毒事例から、致死量は三〜六mg／kg体重、毒性がみられる量は一〜三mg／kg体重より多い、とされています。子どもは感受性が高く、発がん性についてはデータがなく不明です。

このジャガイモに含まれる有毒配糖体について、残留農薬の基準値設定と同じ方法で基準値を設定してみましょう。NOAELとして一mg／kg体重を採用し、ヒトでのデータなので安全係数は一〇だけで、ARfDは一mg／kg体重を一〇で割って〇・一mg／kg体重です。体重が二〇キログラムの子どものARfDに相当するのは〇・一mg／kg体重×二〇キログラムで二ミリグラムです。一度に食べるジャガイモの量を二〇〇グラムとすると、ジャガイモに含まれる配糖体の濃度が一〇mg／kg（ppm）だとARfDと同じ値になります。基準値を設定する場合にはARfDを下回るようにするので八ppm

程度になることでしょう。そして日本で市販されているジャガイモ（メークイーンと男爵）に含まれるソラニンとチャコニンの量は、皮で一九〇〜三二〇㎎／kg、皮を剝いた中身で二・七〜一二㎎／kgと報告されています。残留農薬の検査は皮ごとで行いますので、市販のほぼすべてのジャガイモが「基準値違反で回収」となるレベルです。

もちろん現在の日本では市販のジャガイモによる中毒事故は滅多に起こりません。ときどき学校や家庭菜園で栽培したジャガイモで中毒事故が起こっています。これらの事例は未熟なジャガイモや日光に当たって緑色になったジャガイモなどを食べた場合に報告されることが多いようです。芽が出たジャガイモや緑色になったジャガイモにはソラニンの含量が増えているので中毒量に達してしまったのです。このことは、食品自体の安全性基準が残留農薬より遥かに緩いことを示しています。安全係数の一〇を採用して規制してしまうと、食べられなくなってしまうのです。

### 遺伝子組換え食品の安全性

遺伝子組換え（ＧＭ）食品についても、残留農薬や食品添加物並みの安全基準を適用しようとすると、タマネギの事例と同じようなことが起こります。つまりどのような作物であれ、ほぼ間違いなくほとんど食べられなくなってしまいます。そこで採用されているのが「実質的同等性」という考え方です。つまりもとになった作物と同じ程度に安全であるなら、それは食品として安全であるとみなすということです。

ほとんどの食品について、私たちはその組成の全体を知っているわけではなく、貯蔵や調理をした場合に、なにがどう変化するのかについてもほとんど知りません。それでも食べないでいるわけにはいきませんから、現時点での状況を基準に、それより悪くなければオーケーであると判断しようという現実的な対処法です。完全に安全であることが証明されるまで食べない、という立場をとると食べるものがなくなってしまいます。

日本ではGM作物だけが安全性評価の対象となっていますが、作物の新しい品種はGMとは方法は異なるものの、なんらかの遺伝子変異を起こしているものです。それら新品種は交配だったり種子を放射線や変異原性のある化学物質で処理したりしてつくられ、GM作物と違ってどこの遺伝子がどう変わったのかはわからないことのほうが多いです。ですから理論的には、どこになにの遺伝子を組み入れたかがわかっているGM作物よりリスクは大きいと言えます。そのためカナダでは、新しい性質を得た新品種についてはGMもそうでないものも等しく安全性や環境影響を評価してから栽培を認めています。GMでないから安全ということはないことを考慮しての対応です。

ただしこのような制度を設けると、新品種の開発に大きな負担となり、消費者がよりおいしかったり調理が簡単だったり斬新な食感だったりする食品を食べるチャンスが減ることになるでしょう。安全性基準を厳しくするということが、必ずしも消費者にとってメリットだけではないということには留意してほしいと思います。

なお新しい育種技術として、従来の遺伝子組換えより精巧なゲノム編集と呼ばれる技術が使われるようになりました。ゲノム編集技術を使うと、これまでの育種ではランダムに発生するものを選択してきた突然変異を、狙った場所に正確に入れることができます。そのため、遺伝子の一部が自然界で起こる場合と同じように変わっているということについては、これまでの育種と変わらないものの、新しい品種の開発が大幅にスピードアップできます。日本では令和二年一二月に「ゲノム編集技術応用食品及び添加物の食品衛生上の取扱要領」が定められました。これにより、事前相談で食品に最終的に外来遺伝子が残存しないといった理由で遺伝子組換え食品などに該当しないと判断されると、届出により食品として使用できるようになりました。二〇二一年一一月現在、届出されている品目は「グルタミン酸脱炭酸酵素遺伝子の一部を改変しGABA含有量を高めたトマト」、「可食部増量マダイ（E189‐E90系統）」、「高成長トラフグ（4D‐4D系統）」の三つとなっています。ゲノム編集技術応用食品に関しては、GM食品と同じように厳しく規制している国もありますが、その多くが規制の見直しを検討している状況です。

コラム2

## レギュラトリーサイエンスとはなにか

科学というと、一般的にはノーベル賞に象徴されるような新発見・新しい技術の開発などをイメージされることが多いと思います。これまで知られていなかった珍しい現象を報告したり、未知の物質をつくり出したりして論文を発表することが研究者の業績として讃えられます。安全性評価という分野はそのような輝かしい科学とは少し趣が違うところがあります。レギュラトリーサイエンスは、科学的知見と、規制などの行政施策・措置との間の橋渡しとなる科学のことです。

レギュラトリーサイエンスにとって必要なのは〝再現性のある正確なデータが取れること〟です。たとえばある実験をしてデータを取る技術が、特定の能力のある個人にしかできない職人技だということが科学の世界ではよくあります。しかしレギュラトリーサイエンスの場合、一定の条件を満たせば同じデータが得られることのほうが重要です。それを根拠になにかを有罪だと判断したりするわけですから、一〇〇回に一回しかきれいなデータが取れない測定法では使えないわけです。毒性の報告においても、大学などの論文数を競っているアカデミックの世界では、なにかの物質に毒性が〝あった〟という報告のほうが〝なかった〟という報告より評価が高くなります。しかしレギュラトリーサイエンスの世界では、きちんとベースラインが揃っているとか再現性があるというデータのほうの信頼性が高く、「一〇回に一回しか測定できない毒性影響」などは評価が低いのです。

学術論文の世界では往々にして、なんらかの影響を検出しようとして行った実験によって、目的とする結果が得られなかった場合、論文として発表されないという事態が起こります（出版バイアス）。そのようなことがあるため、学術論文のレビューだけでは実態がつかめないことがあります。科学者のあいだで意見が分かれているというような問題の背景には、このような大学などのアカデミックな世界での「科学」と、レギュラトリーサイエンスの世界での「科学」との違いがある場合もあるのです。

## 四　参考にする値はなにを用いたらよいのか？

### 中国製冷凍餃子事件

さて最後に、食品により実際に健康被害があった事例についてお話ししましょう。

二〇〇七年末から二〇〇八年はじめにかけて、中国製冷凍餃子による食中毒事例が複数発生しました。被害者は冷凍餃子を食べて嘔吐などの中毒症状を発症し、重症患者は、入院しています。この事件で餃子から検出されたのは農薬成分のメタミドホスで、量は、コープネット事業連合による残っていた商品の分析では一三〇ｐｐｍ、重体となっていた女児が吐き出したものでは三一六〇～三五八〇ｐｐｍ、二〇〇八年三月三一日に千葉県警が発表したところによれば最大約二万ｐｐｍということです。被害者が食べた量は、一三〇ｐｐｍの餃子（ひとつ一四グラム）を五個なら九・一ミリグラム、三〇〇〇ｐｐｍなら二一〇ミリグラム、二万ｐｐｍなら一四〇〇ミリグラムとなります。

事件の報道直後から農薬の専門家は、中毒症状が出るような量が野菜の残留農薬であることはあり得ないため、最終製品に近い段階での意図的混入を疑っていましたが、テレビでは中国の農民が農薬を散布する様子を映像で流したり、中国の農薬の使用法がいかにいい加減であるかなどの報道を行ったりして、あたかも残留農薬が原因であるかのような印象を与える報道を行っていました。さらにはサリンと同じなどというフレーズで、農薬イコール危険という印象を強化しようとしていました（事件のその後の動向は本章最終ページに記述しました）。

このような実際に被害が出ている事件または事故の際に、作物のＭＲＬと比較するのは意味がないのです。中毒量は安全基準値であるＡＤＩやＡＲｆＤとも大きな隔たりがあります。その違いを説明しましょう。

## メタミドホスの影響が出る量

メタミドホスのラットにおける「半数致死量（LD$_{50}$）」は、経口投与した場合一三〜二三㎎／㎏体重で、それをそのまま五〇キログラムのヒトにあてはめれば六五〇〜一一五〇ミリグラムとなります。しかし中毒症状が出るのは通常LD$_{50}$よりずっと低い濃度です。メタミドホスの毒性としてもっとも低濃度で観察できる指標は、血漿（けっしょう）や赤血球中のコリンエステラーゼという酵素の活性低下で、ラットに単回経口投与することにより二〇パーセント以上のコリンエステラーゼ活性の抑制が観察された用量は、体重一キログラムあたり〇・七ミリグラムです。〇・三㎎／㎏体重では影響はなかったと報告されています（JMPRによる）。このデータを根拠にして、急性毒性のNOAELは〇・三㎎／㎏体重となります。

重要なのは影響が出る量（LOAEL）ですから、〇・七㎎／㎏体重を採用して五〇キログラムのヒトにあてはめれば三五ミリグラムとなります。コリンエステラーゼ活性の抑制は、実際に中毒症状が出る量より低い濃度で観察できるので、動物実験から予想される中毒量は数十ミリグラム以上一グラム以下の範囲となります。この数値は重体となっていた女児が吐き出したもののレベルにほぼ一致します。子どもの体重を二〇キログラムと仮定するとLOAEL〇・七㎎／㎏体重×二〇キログラム＝一四ミリグラムです。この数値はラットにおけるコリンエステラーゼ活性の二〇パーセント以上の抑制が見られたというものですから、それがそのままヒトにあてはめられるとすると、この用量では自覚症状はないけれど血液を採って検査をすればわかる、というレベルの反応が予想されます。三〇〇ｐｐｍの餃子一個でもメタミドホスの含量は四二ミリグラムですから、重症の中毒症状が出て入院したという事実とも合致します。

ここでラットでの値をそのまま使っていることを不思議に思われるかもしれませんが、じつはラットとヒトのメタミドホスによるコリンエステラーゼ阻害への感受性は、ほぼ同じ程度であることがわかっているのです。これまで何度も動物実験で得られた値をヒトにあてはめるときには安全係数を使うという話をしていますが、実際には種による感受性の違いがそれだけあることは希（まれ）で、同じような場合のほうが多いのです。

ヒトとラットで感受性に一〇倍の違いがないことがわかっているのなら、安全係数は必要ないのではないかと思われるかもしれませんが、食品関係の基準値設定ではできるだけ安全側に立つことが基本なので、よほど問題がない限りデフォルトの係数が使われます。じつはそういう常に安全側に大きく余裕をもつ慣習になっていることこそが、重金属やカビ毒などの天然汚染物質の安全性評価に大きな障害になっているのですが、それについてはまた別の機会に説明しましょう。

残留農薬の基準は中毒症状の値に当てはまらない

前述のとおり、農薬の安全管理のために設定されているADIやARfDは安全係数を用いており、実質的にはリスクのないレベルになっています。したがってこの値を超えたからといって即中毒症状が出るということはおそらくないでしょう。メタミドホスのARfDの設定はJMPRでは〇・〇一mg／kg体重／日となっていますが、NOAELは〇・三mg／kg体重です。

動物実験のデータからARfDを導き出すには、通常安全係数として種差を一〇、個人差を一〇として合計一〇〇を使うことが多くなります。ところがこの場合安全係数は二五でした。明確な病変ではなく「酵素活性の低下」が毒性のエンドポイント（評価対象項目）だったからです。通常の毒性評価では、神経細胞の変成のような病理組織学的変化をエンドポイントとします。症状はなく、投与後回復するので、酵素活性の低下を「病変」と言うには少し大げさです。また肝臓の代謝酵素などはアルコールや薬物、グレープフルーツなどいろんなものに影響を受け、常にある程度変動するものです。ですから、JMPRの場合は安全係数として一〇〇ではなく二五を用いたのです。

一方カナダ有害生物管理規制局（PMRA）はメタミドホスのARfDを〇・〇〇一mg／kg体重としています（二〇〇七年案。表1－3には改定された数値も示します）。PMRAの根拠にした動物実験のデータは同じでNOAELは〇・三mg／kg体重です。

表1-3　メタミドホスのARfD（急性参照用量）

| 機関 | 年 | ARfD、mg/kg体重 | NOAEL、mg/kg体重 | 安全係数 | 理由 |
| --- | --- | --- | --- | --- | --- |
| FAO/WHO合同残留農薬専門家会議（JMPR） | 1990 | 0.01 | 0.3 | 25 | 毒性の指標としたのが臨床症状はない酵素活性の阻害であるため。 |
| カナダ害虫管理規制局（PMRA） | 2007 | 0.001 | 0.3 | 300 | デフォルトの100に遅発性神経傷害を考慮した追加の安全性係数3を使用。 |
| | 2016 | 0.0003 | 0.3 | 300 | 2016年に改定。 |
| 食品安全委員会（日本） | 2008 | 0.003 | 0.3 | 100 | デフォルトの100。 |

評価案では種差と個人差をそれぞれ一〇とするほかに、遅発性神経傷害を考慮した追加の安全係数三とを合わせた三〇〇を用いています。その結果JMPRより一桁低い数字になったのです。遅発性神経傷害は、重症の急性中毒になった場合に一部の患者に見られるとされています。

さらに日本の食品安全委員会はこの餃子毒物混入事件を受けて、メタミドホスについて〇・〇〇三mg／kg体重／日というARfDをはじめて設定しました。この値はJMPRの値とカナダの値の折衷案のようなものになっています（表1－3）。このように同じNOAELの値を根拠にしていても、どのような安全係数を使うかによって基準値は違うものになります。

当然のことながら、メタミドホスの毒性

そのものが国によって違うことはありません。科学的な事実は同じであっても、政治的判断を含む「基準値」は一〇倍違うこともあるのです。なおメタミドホスについてはＡＤＩにも評価機関により差があって、食品安全委員会が設定した値は〇・〇〇六㎎／kg体重／日、ＪＭＰＲは〇・〇〇四㎎／kg体重／日としています。

このように農薬の安全管理のための参照値は、設定根拠などをくわしく見てみないと中毒などの事例を解釈するにはあまり役に立たないものです。一概に、基準値が小さいから毒性が高いとも言えませんし、逆に基準値が大きいから安全性が高いとも言えません。ＡＲｆＤやＡＤＩはあくまで残留農薬のリスク管理を行うための値である、ということです。

したがって当初から毒物混入事件が疑われたこの餃子事件において、なんらかの野菜に設定されているＭＲＬはもちろん、ＡＲｆＤやＡＤＩと比較して「何倍」と報道されたのはすべて不適切であったと思います。

### 日本での毒物混入事件

中国産冷凍餃子の毒物混入事件は、中国産製品が危険で国産が安全だという主張へとつながり、中国産製品一般が忌避され、結果的に大量の産地偽装を引き起こすことにつながりました。しかし毒物や異物の混入事故・事件は世界中で起こっており、日本ではあり得ないなどということはありません。

二〇〇四年一一月に岩手県と青森県で一六人が自家製豆腐に入っていたエンドスルファンにより中毒となった事例がありました。このとき検出された濃度は豆腐の残品で二八四ｐｐｍ、おから残品から三三九ｐｐｍだったとのことです。エンドスルファンの残留基準値はキャベツやホウレンソウで二ｐｐｍなどとなっており、この豆腐の事例でも残留農薬として検出される量とはかけ離れています。豆腐を食べた量は多い人で一丁五四〇グラムだそうですから、一五三ミリグラムのエンドスルファンを摂ったことになります。

エンドスルファンのラットにおける急性毒性のＬＯＡＥＬは六mg／kg体重で、症状は垂涎（すいぜん）、痙攣（けいれん）、摂餌量減少などの神経症状です。ＮＯＡＥＬは二mg／kg体重ですので、ＡＲｆＤは安全係数一〇〇を用いて〇・〇〇二mg／kg体重に設定されています。一方慢性毒性については、ラットの二年間混餌投与試験によるＬＯＡＥＬの二・九mg／kg体重／日で体重増加抑制、進行性糸球体腎炎、動脈瘤（りゅう）の発症頻度増加などが見られ、ＮＯＡＥＬは〇・六mg／kg体重／日です。ＡＤＩはこの値に安全係数一〇〇を用いて〇・〇〇六mg／kgとなっています。

繰り返しますが、これらの値を先に取り上げたメタミドホスとくらべて、たとえばＡＲｆＤはエンドスルファン〇・〇〇二mg／kg体重でメタミドホスが〇・〇〇三mg／kg体重だからエンドスルファンのほうが毒性が高いなどと判断するとしたら間違いです。エンドスルファンの事例で注意すべきなのは、急性毒性の指標は神経症状ですが慢性毒性の指標は腎毒性であるということです。つまり一度にたくさん食べてしまった場合には神経系への影響を心配すべきですが、それを毎日継続して摂るのでなければ腎毒性についてはそれほど心配する必要はありません。このように物質により、ばく露期間により、問題となる影響や対処法は異なりますので、単純に「ある化合物には○○への毒性がある」などという記述だけでは意味のある情報とはなりません。

さてこの岩手と青森の豆腐の事例でも被害者の摂取量一五三ミリグラムは、体重五〇キログラムなら三㎎／kg体重、七〇キログラムでも二・二㎎／kg体重ですからNOAELを上回っています。このように中毒が起こるような事例については、安全係数を用いる前の、動物で毒性影響が見られる量とくらべたほうがいい場合が多いのです。

この事例が事件なのか事故なのかはわかりませんが、日本でも過去において毒性の高い農薬が多く使われていた時代には、おもに農家で農薬の誤飲や混入などの事故がよく起こっていました。冷蔵庫に農薬を保管したり、飲料や食品のビンに移し替えて保管したり、あるいは薄暗い作業場で食品と農薬を一緒に保管していたりすることが事故の誘因になります。こうした事故は作業者が適切に管理することで防げるのですが、大きな工場や作業所とは違って管理責任者などを置くことのできない自営業などでは難しいこともあります。中国の事例でも農薬の混入や違法使用は大規模施設より零細個人事業主のほうが頻度は高いようです。日本であろうとどこであろうと、リスクの高いところについてはリスク要因を洗い出して対応することが必要です。

その後、中国産冷凍餃子事件に関して、次のような報道がありました。

事件から二年以上が経った二〇一〇年三月二六日、中国当局が製造元の天洋食品の元臨時従業員を危険物質投入罪の容疑で逮捕しました。「長期間、臨時工として勤務しても正社員にしてもらえなかった」ことに対する不満が犯行の動機とされ、一四年に無期懲役の判決が確定しました。

# 第2章

# 発がん物質のリスクの大きさをどう考えるか

❖本章のポイント

†食品中化学物質によるリスクの評価方法とは

†リスクが「大きい」「小さい」はなにを根拠に言われるのか――とくに発がん物質について

食品の中には残留農薬や食品添加物のような、ある程度人間が管理できる物質のほかに、食品そのものに自然に含まれる各種化合物や自然環境に由来する重金属などの天然汚染物質などが含まれます。人類が食用にしてきた植物や動物は、経験によって食べられることがわかっているものですが、それは食べてすぐには中毒になったりしないというだけのことです。

平均寿命が八〇歳を超えるようになったのは人類の歴史からみればごく最近のことで、そのような長期にわたる健康影響は過去の〝経験〟からはわかりません。そこで私たちの食生活においてなにが問題なのか、どこにリスクがあるのかを科学的に評価して対策を行う、ということが必要になってきました。その方法が「リスクアナリシス」と呼ばれるものです。本章ではリスクアナリシスの中でも中核部分をなす「リスク評価」について説明していきましょう。とくに発がん性を中心に、リスクの大きさを比較するための方法についていくつか紹介します。

## 一　発がん性とはなにか

### 「発がん性がある」という言葉の意味

ある物質になんらかの危険性や有害性がある場合、その有害性のことを「ハザード」と呼び、ある物質にどのような危険性があるのかを調べることを「ハザードキャラクタリゼーション（ハザード同定）」と言います。ハザードの中身は、触ると火傷する、食べると中毒になる、目に入ると失明する、などいろいろなものがあります。食品に関連する化学物質では、急性の場合はアレルギー反応や神経毒性、慢性の場合は肝毒性や発がん性などがよく問題になります。それらの多様な毒性影響の中でも、一般の人びとにとってもっともインパクトのある毒性が「発がん性」でしょう。

一般的に「ある物質に発がん性がある」と言われると、その物質は危険で、できるだけ避けなければならないと思われるようです。目に入ると涙が出るというような毒性影響については、涙が止まれば大丈夫なのだろうと比較的冷静な判断がなされることが多いのにくらべて、発がん性という言葉は無条件に忌避されるべきものという判断がなさ

表２‐１　IARCによる発がん性の評価の分類

| | |
|---|---|
| グループ1 | ヒトに対して発がん性がある |
| グループ2A | ヒトに対しておそらく発がん性がある |
| グループ2B | ヒトに対して発がん性がある可能性がある |
| グループ3 | ヒトに対する発がん性については分類できない |
| グループ4 | ヒトに対しておそらく発がん性がない |

れることが多いようです。そこでまず「発がん性がある」とはどういうことかについての説明から始めます。

ある化学物質に「発がん性がある」あるいは「発がん性の疑いがある」と言われるとき、多くの場合それは動物に長期間投与したときに腫瘍の発生率が上がったというデータがあることを意味します。ときには、ヒトに対して発がん性があるという国際がん研究機関（IARC）による分類に基づくことがあります。この「動物で発がん性がある」と「ヒト発がん物質である」という文章は、誤解されていることが多いものです。

そこで、まずIARCによるヒト発がん物質の評価について説明します。

IARCはさまざまなデータを評価して、化合物や化合物の混合物のヒトへの発がん性について評価しています。評価の結果、表２‐１のように分類されます。

グループ１とグループ４はヒトで発がん性が確認できたか否かという分類です。グループ２Aはヒトでのデータは限定的ではあるものの、ヒトにも起こると考えられるメカニズムで実験動物に発がん性があるもの、グループ2Bは実験動物での発がん性の根拠が2Aよりさらに弱い場合、といった分類になります。グループ3はヒトに対する発がん性がよくわからないもので、データがない化合物のほとんどはここに分類されることになります。

世の中には天然も人工も含めて、膨大な数の化合物が存在しますが、ヒトでのデータがある化合物はそれほど多くはないため、ヒトでのデータに基づいて明確に発がん性があると言えるものはあまり多くはありません。二〇〇九年五月現在でグループ1に分類されている化合物や化合物群は一〇八です（二〇一二年八月時点で一一一）。この中には単独の化合物ではないたばこやα粒子を出す放射線核種、アルコール飲料という大雑把な分類、EBウイルスやピロリ菌のような病原体などが含まれます。グループ2Aには六三、グループ2Bには二四八の化合物や化合物群がリストアップされています。

このグループ1、2A、2Bに属する化合物について、よく「発がん性がある」あるいは「発がん性の疑いがある」という修飾語が用いられます。注意すべきなのは、この分類ではあくまで発がん性が「ある」かどうかだけを見ているもので、発がん性が見られる条件や実際にヒトがどれだけばく露されているかについては考慮していない、ということなのです。

たとえばグループ1にはアスベストとホルムアルデヒドが入っていますが、いずれも吸入による上部気道や肺でのがんの発生が根拠であり、微量を口から入れたことによる発がん性は認められていません。グループ2Aには「熱いマテ茶」が分類されていますが、これも熱い飲み物を飲む習慣によって繰り返す火傷が原因と考えられており、マテ茶そのものに発がん性があるという意味ではありません。逆に、マテ茶でなくとも、飲むたびに火傷するような熱いものを毎日のように飲食する習慣があれば、がんができる可能性が高くなるということでもあります（二〇一八年に熱いマテ茶だけではなく「非常に熱い飲み物〔六五℃以上〕」がグループ2Aと評価されました）。したがって「発がん性がある」と分類された化合物や混合物がいついかなる場合でも、どのような量でも、発がん性があるわけではなく、物質を発がん性のあるものとないものに明確に分類できると考えるのは間違っています。

ＩＡＲＣではグループごとの化合物の表を提供していますが、それを背景情報を考えずに〝発がん物質のリスト〟として使うのは誤用です。ただふつうの人びとがあまり心配することもなく飲んでいるアルコール飲料が、ヒト発がん性が確認されている代表的なものであることには留意しておきましょう。

### 注意すべきは遺伝毒性発がん物質

ＩＡＲＣが評価していない物質でも、動物実験で発がん性が見られる化合物がありま す。これらの中にはまだヒトへの影響がわからないものや、ヒトでは発がん性はないことがわかっているものなどがあります。

動物実験で発がん性が示されたものの、ヒトでは発がん性はないことが示された代表的な化合物がサッカリンです（コラム4参照）。ほかにも、ヒトでは不可能な大量を長期間投与した場合にのみ、動物でがんが発生することはよくあります。動物に大量に与えた場合にがんができたとき、その物質のヒトへの影響を推測するのに重要な指標となるのは、その物質ががんをつくる場合に遺伝子を傷つける作用（遺伝毒性）があるかないかです。

正常な細胞ががんになるときには、細胞のもっている遺伝子（DNA）にさまざまな変化が起こります。遺伝子配列の順番が狂ったり、DNAが切れて別のところとつながったり、特定の部分が何個も重複したりまったくなくなったりといったことが起こります。こうした変化が、化学物質がDNAや染色体に直接働きかけて起こる場合に、その物質は「遺伝毒性がある」と言います。

一方遺伝子の傷はふつうに生きていても、絶えず生じては修復されたり細胞が排除されたりしているので、自然にできた変異細胞を排除されにくくしたり増やすことによってがんをつくる化合物もあります。そのような物質は「発がんプロモーター」と呼ばれることがあります。ほかに細胞や組織への毒性が強く、組織が壊れてしまったり、いつまでも治らない炎症反応が起こって、その結果として腫瘍ができることがあります。そのような場合の発がん作用は「二次的影響による発がん」と言います。この場合、細胞や組織への悪影響が見られなければ腫瘍にはならないと言えます。

こうしたさまざまな発がんメカニズムの中で、遺伝毒性のあるものだけが現時点の科学では「無毒性量」を設定することができないため、特別に要注意物質として扱われます。つまり現時点で発がん性について心配しなければならないのは、動物実験でがんを誘発するというデータがある物質のうち、「遺伝毒性発がん物質」というカテゴリーに入るものです。代表的なものにカビ毒のアフラトキシンやフライドポテトなどの炭水化物を含む高温調理食品から検出されているアクリルアミドなどがあります。

### 発がん物質のリスクを比較する

ほかの多くの毒性影響と同じように、発がん性のあるものの中でも物質によって強い・弱いなどの違いがあります。そしてそれらの発がん物質にばく露される量も多様です。発がん性の強さは、たとえば動物実験でがんを誘発する場合の用量を指標とすることができます。また日常生活で大量に曝されている物質のほうがリスクが高そうだということも直感的にわかるでしょう。そういうものを数値化して比較しようという試みのひとつに、ヒトばく露量と齧歯類（げっし）での発がん用量との比（ＨＥＲＰ）という方法があります。これは米国の発がん性の強さデータベース（ＣＰＤＢ）プロジェクトで使われているものです（このプロジェクトは終了し、アーカイブは米国国立衛生研究所のホームページ〔https://www.nlm.nih.gov/databases/download/cpdb.html〕からダウンロードでき、研究内容はLhasa Carcinogenicity Databaseに引き継がれています。この部分の記述は当時のデータに基づきますが、基本的な趣旨に変更はありません）。

ここで言う発がん物質とは「動物実験でがんを誘発する物質」という意味です。ヒトではがんを誘発しないことがわかっている物質もありますが、データがある物質のほうが少ないのでとりあえず実験動物だけを対象にします。ラットまたはマウスで発がん性についてのデータがある物質は、一九九九年時点で一四〇〇物質ほどでした。それらの物質について、五〇パーセントの発がんを誘発する濃度TD50（単位はmg／kg／日）を推定します。TD50の値が小さければ小さいほど強い発がん性があることになります。

この値は大きいものと小さいものの違いが一〇〇〇万倍にもなります。さらにそれらに一般的米国人のばく露量に関するデータを合わせてランキング形式にし、その一部を抜粋した付表①を化学同人のホームページ（URLは目次の最終ページに記載）に掲載しています（これは一九九九年に発表されたものを引用しているので二〇〇二年に食品中にかなりの量が存在することが報告されたアクリルアミドについての記載はありません）。ラットとマウスの両方で実験データがある場合には数値の小さいほうを採用しています。HERPの値はパーセントで表示されていて、一〇〇パーセントだと動物での発がん率五〇パーセントと等しいという意味になります。数値が大きければ大きいほどリスクが高いことになります。発がん性の強いものに大量にばく露されている場合にはリスクが高く、弱いものに少ししかばく露されていなければリスクは小さいわけです。リスクの小さいものに注意するよりリスクの大きいものに対してなんらかの対応をするほうが合理的ですから、このようなランキングは現実の生活にはとても役に立つものです。

表をながめてみると、上位にあるのはほとんどがふつうの食品や天然物であることに気がつくと思います。一般的に食の安全において問題とされることが多いダイオキシンやＰＣＢなどの人工環境汚染物質や残留農薬などはずっと小さい値です。今では日本でも使用禁止になっていますが、かつて健康食品として流行したコンフリーという植物のサプリメントがＨＥＲＰ六・二パーセントなのに対してＴＣＤＤ（ダイオキシン）は〇・〇〇〇七パーセントです。じつに九〇〇〇倍ほども違います。

サプリメントのような特殊なものではなく、日常気にすることなく摂られているものの中ではなんといってもアルコールが大きなリスクです。ビール二五七ミリリットルで二・七パーセントという数字が出ていますが、ビールを飲む量がもっと多い人もいることでしょう。そして果物や野菜が〇・〇二や〇・〇三といった数値のところにあがってきています。キャプタンやホルペットといった残留農薬類については〇・〇〇〇〇〇

○一という値で、野菜や果物そのものより六桁も下の数値になっています。

この表のもとになった表は、米国食品医薬品庁（FDA）が一九九九年に議会でダイエタリーサプリメントのリスクについての説明を行うためにつくられたものです。その説明に際してFDAは、「一般の人びとは、ある物質が自然由来だと聞くとその物質が安全であるという間違った思い込みをもっているが、実際にはそうではない。そのような思い込みが安全でないサプリメントを使い続けて健康被害を被るといったような公衆衛生上のリスクを招いている」と述べています。この表の数値がいくつ以下なら安全だとか、野菜や果物が危険だといいたいわけでもなく、天然物であればそれだけで安全だという誤解を解くための資料であるということをご理解ください。

## カビ毒と臭素酸カリウムのどちらが危険？

このCPDBプロジェクトのTD$_{50}$のデータを使って、世間に振りまかれている情報を少しくわしく見てみましょう。『ヤマザキパンはなぜカビないか』という本が出版され、その中では、パンをつくる際に品質改良目的で使用されている臭素酸カリウムに発がん性があるから危険だ、という主張がなされているそうです。このような「○○には発がん性があるから危険だ、食べてはいけない」といった類の主張はしばしば目にします。

CPDBで臭素酸カリウムのTD$_{50}$値を見ると、ラットで九・八二mg／kg／日となっています。この場合パンに残留する〇・五ppb（〇・五μg／kg＝〇・〇〇〇五mg／kg）以下の臭素酸カリウムは、カビを防ぐために使われているわけではないので、カビは適切な比較対象ではないのですが、この本の著者がカビを取り上げているのでカビ毒についても見てみましょう。

カビもカビ毒も種類は多く、すべてに発がん性があるわけではありませんが、逆にこれまで知られていない毒性の高いカビ毒があるかもしれません。知られているものの中ではアフラトキシンB1が飛び抜けて高い発がん性を示し、TD50はラットで〇・〇〇三二mg／kg／日です。オクラトキシンAは〇・一三六mg／kg／日です。フモニシンB1はラットで一・五mg／kg／日という値です。TD50の値をくらべるなら、これらの物質の中では臭素酸カリウムがもっとも発がん性は弱くなります。さらに臭素酸カリウムは製造段階で使用されて製品への残留量はきわめて少なくなるように管理されています。

一方カビ毒は自然の状態でたくさん発生しうるチャンスがあり、原料となる小麦が栽培されているときにできたものから、パンになってから生えたカビがつくるものまで多種多様です。生産から消費にいたるすべての段階でできる限りの努力をしていても、ある程度の汚染は避けられないのも事実です。したがって小麦の船での輸送などの際には、薬剤を使用してカビの発生を抑制するということは安全性確保のために必要とみなされているのです。カビ毒などの天然物の害についてはまったく無視して薬剤の毒性のみを問題視するような主張は、データの恣意的利用でしかなく、科学の誤用と呼ばれるものです。

## コラム3　動物実験での「発がん性」の定義

ここではあまりくわしく説明しませんが、がんとひと言で言ってもいろいろな種類のものがあります。人間の場合でもできる場所によって違う名前がついていることと、がんの種類や進行度によって治療成績が違うことなどはよく知られていると思います。実験動物の場合も同じく、いろいろなタイプのがんがあります。ただ、人間のがんと実験動物のがんが同じものかというと必ずしもそうではありません。

多くの人はがんができた動物は人間と同じように苦しんでまだ若いうちに死んでしまうと考えているのではないでしょうか。実際には動物実験で発がん性が見られたとされる実験の多くでは、がんができたせいで投与群の動物がばたばたと死んでしまうようなことはありません。対照群の動物と同じだけ長く（通常二年）生き、解剖してみたら腫瘍が確認できた、という事例が多いのです（図2－1）。もちろん非常に性質の悪いがんを誘発する物質もないわけではないので、そのような物質を

Oh No!
あれにもこれにも発がん性があるなんて！
何を食べたらいいの？
発がん性？これのこと？
でも寿命まで生きたし…。
乳腺腫瘍

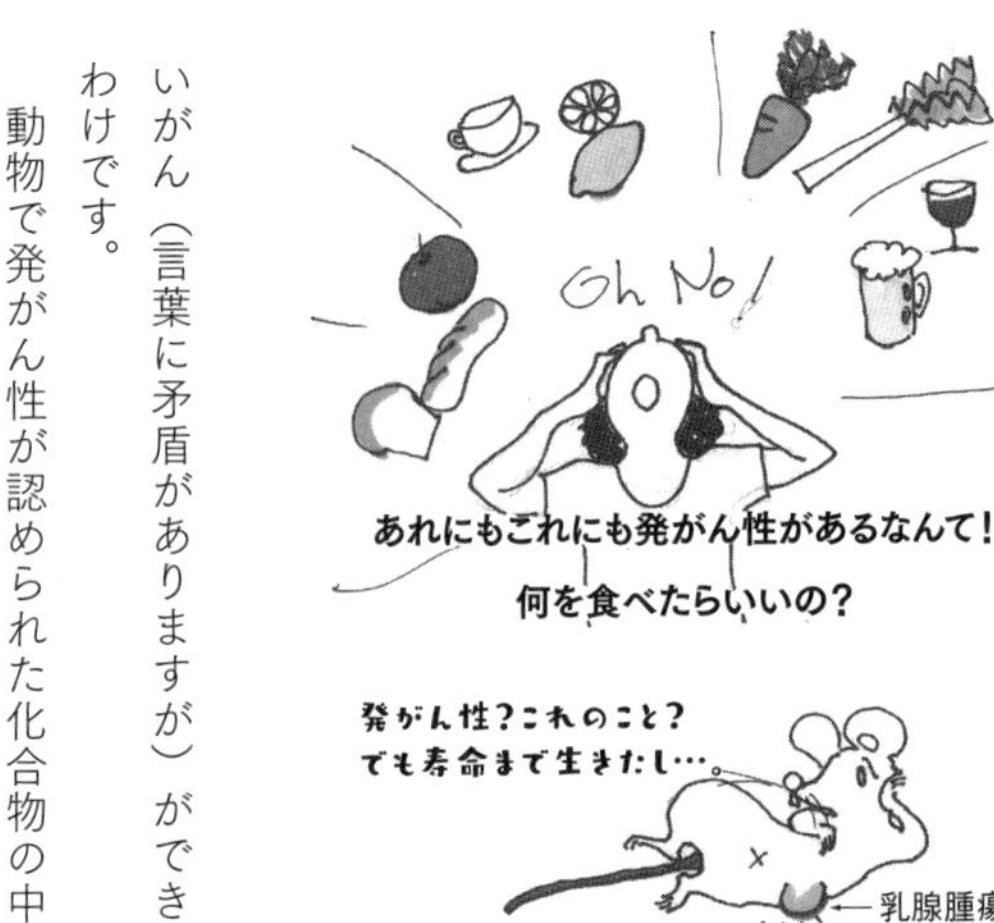

図2-1　動物で「発がん」したからといって……

「強力な発がん性がある」と呼ぶこともあります。

動物実験では、できたがんを治療することはありませんので一度できたがんは死ぬまでそのままです。それでも多くの場合実験終了まで生存しているのです。人間とラットやマウスでは寿命が違いすぎますので、齧歯類で良性腫瘍だから人間でも良性であるかどうかはわかりません。そのためきわめておとなしいがん（言葉に矛盾がありますが）ができた場合でも発がん性ありと判断しているわけです。

動物で発がん性が認められた化合物の中には、ヒトにあてはめれば五〇歳でがんを誘発するものや九〇歳を過ぎてからがんになるようなものが入っているかもしれません。働き盛りにがんになるかもしれないということと、天寿をまっとうして死因がたまたまがんであったというのでは随分意味が違うと思います。もしある物質に発がん性はあるけれど、がんができるまでには一〇〇年かかるとしたら、その物質を危険だから排除すべきものだとみなす必要があるでしょうか。しかし現時点でそのようなヒトでの質的違いを予想する手段がないので、一律にすべてを発がん物質と分類しているのです。

## 二　発がん性のリスク評価

### 遺伝毒性発がん物質の評価方法

食品中にも自然由来の発がん物質が多数含まれるということが明らかになったとはいえ、それらが実際にヒトのがんの発症にどれだけ大きく寄与しているかについては依然として不明です。しかし二〇〇二年にスウェーデンの研究でふつうの食品中からアクリルアミドが検出されて以来、遺伝毒性発がん物質の定量的リスク評価の必要性が重要課題になりました。

遺伝毒性発がん物質とは、発がん物質の中でも遺伝子に傷をつけることによりがんを誘発するもののことで、そのような物質についてはどんなに少量でもリスクがゼロにならないという仮定のもとでリスクが管理されてきました。ある物質が遺伝毒性発がん物質であると分類されれば、その物質はいわゆるALARAの原則（as low as reasonably achievable〔合理的に達成可能な限り低く〕）が適用されるのがふつうだったのです。

現実には人体の中で遺伝子には常に傷ができており、それを修復する機能も備わっています。遺伝子に傷がつくとただちにがんにつながるわけではないのですが、これ以下なら安全であるという用量をどうやって決めるのかがわかりません。そこで、安全側に立って傷がゼロでなければリスクがゼロではないという仮定を採用しているのです。しかしアクリルアミドは人類が火を使って調理するようになって以来ずっとばく露され続けていたであろう遺伝毒性発がん物質で、しかもその量が比較的多いのです。

この物質については、量や強さについてはなにも言っていないALARAの原則だけではどうすればよいのかはわかりません。遺伝毒性発がん物質について、その物質によるリスクがどれくらいの大きさで、どの物質について対応が必要なのかを決めるための方法として、二〇〇五年にFAO／WHO合同食品添加物専門家会議（JECFA）が採用しその後EU各国などで追認された定量的リスク評価手法が「ばく露マージン（MOE）」です。MOEは毒性影響の指標をヒトばく露量で割ったものです。

## MOEの計算方法

MOEの計算の際におもに用いられる毒性影響の指標は、これまで用いてきたNOA

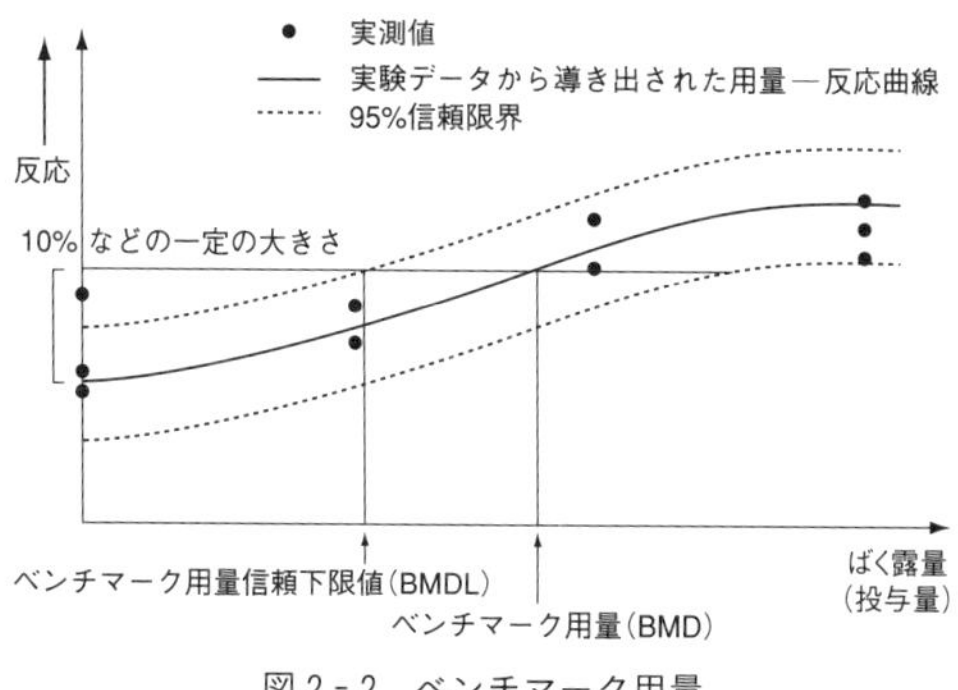


図2-2　ベンチマーク用量

ＥＬやＬＯＡＥＬではなく、「ベンチマーク用量（ＢＭＤ）」というものです。ＢＭＤは発がんなどの影響が一定の大きさでみられる場合の投与量のことです。図2-2で示したようにある物質の用量―反応曲線を描いた場合、たとえばがんのできたネズミの数が一〇パーセント増える用量がＢＭＤ$_{10}$です。

図に示したように、用量―反応曲線を描くのに使われるデータはきれいに一本の線上にあるものではありません。いくつかのデータからもっとも確からしいと推定される曲線を描くわけですが、それには一定の幅があります。ＢＭＤ$_{10}$が中央の実線から導き出されるものなのに対して、九五パーセントの確率でこの範囲にあるという曲線が点線で示した「九五パーセント信頼限界」です。ＢＭＤ$_{10}$の値はこの点線の中に入る確率が九五パーセントである、ということです。そして一番大きい値が「ベンチマーク用量信頼下限（ＢＭＤＬ）」と呼ばれるものです。

経験的にBMDLはNOAELとほとんど同じ値になることが知られています。このBMDLの値とヒトでのばく露量の比がMOEです。

先に紹介したCPDBによるMOEの値から食品関連物質を抜粋した付表②を化学同人のホームページに掲載しました。例外として比較のために、かつての塩化ビニル重合の労働者における塩化ビニルの値を加えておきました。マウスまたはラットで、一〇パーセントの発がんを示す用量の信頼下限をLTD10と表示しています。意味はBMDLと同じです。

化合物のリスクの順番としてはHERPの表と同じようなものになりますが、MOEの場合はその数値が重要です。すなわちMOEが一より小さいということは、その物質へのばく露により実際に発がん影響がある可能性が否定できないことになります。MOEの値を目安にしてリスク管理の方法を選択することができます。たとえば遺伝毒性のない発がん物質(リスクのない用量が設定できる)についてはMOEは一〇〇あれば問題はない、遺伝毒性発がん物質については一万を目安にしよう、といった風に決められます。

### 遺伝毒性のリスクをどう評価するか

英国の毒性に関する科学委員会(COT)では、目安として、MOEが一〇〇万以上ならまったく心配ない、一万から一〇〇万ならほとんど心配ない、一万以下なら心配がある可能性がある、という文言での表現を提唱しています。この数値を念頭に表を見ると、一万以下のものはほとんどが天然の食品、残留農薬はほとんどが一〇〇万以上であることに改めて気がつくでしょう。

この表のもとになったCPDBの表では、大雑把に分類して、人工化学物質の発がんリスクの大きさは、職業ばく露によるものがもっとも大きく、とくに昔の労働環境での工場労働者のリスクが高かったこと、現在は改善していること、次に治療用量の医薬品のリスクが高く、残留農薬や食品添加物のリスクはきわめて小さいことを示しています。そして天然物、おもに食品中の化学物質のリスクについては、サプリメントやハーブと呼ばれる一群のものとアルコールが医薬品以上にハイリスクで、ふつうの食品についてはそれよりリスクは低いものの、食品添加物や残留農薬よりリスクが高いということを示しています。全体を図にして一目でわかるようにしたものがCPDBのウェブサイトで見られますので興味のある方はご覧ください（現在は閲覧できません）。

この考え方を採用して各国や国際機関がいろいろな遺伝毒性発がん物質のMOEを試算しています。これまで公式に報告されている値を表2－2にまとめました。推定摂取量が違うため、数値そのものは若干違いますが似たような値になっています。ベンゾ[a]ピレンやPAHは高温処理食品に含まれるもの、カルバミン酸エチルは発酵食品に

表 2 - 2　遺伝毒性発がん物質の MOE 値

| 物質 | MOE | 条件 | 機関、年度 |
|---|---|---|---|
| ベンゾ[a]ピレン | 130,000-7,000,000 | 食品由来 | COC、2007 |
| 6 価クロム | 9,100-90,000 | 食品由来 | 〃 |
| クロム | 770,000-5,500,000 | 飲料水 | 〃 |
| 1,2―ジクロロエタン | 4,000,000-192,000,000 | 飲料水 | 〃 |
| ベンゾ[a]ピレン | 17,000,000-1,600,000,000 | 飲料水 | 〃 |
| 1,2―ジクロロエタン | 355,000-48,000,000 | 室内空気 | 〃 |
| ベンゾ[a]ピレン | 17,900 | 平均的摂取群 | EFSA、2008 |
| ベンゾ[a]ピレン | 10,800 | 高摂取群 | 〃 |
| PAH2 | 15,900 | 平均的摂取群 | 〃 |
| PAH4 | 17,500 | 平均的摂取群 | 〃 |
| PAH8 | 17,000 | 平均的摂取群 | 〃 |
| カルバミン酸エチル | 18,000 | アルコール以外 | EFSA、2007 |
| カルバミン酸エチル | >600 | ブランデーとテキーラを飲む人 | 〃 |
| アクリルアミド | 300 | ラット乳腺腫瘍を指標、平均的摂取群 | JECFA、2005 |
| アクリルアミド | 75 | ラット乳腺腫瘍を指標、高摂取群 | 〃 |
| アクリルアミド | 200 | 非発がん影響（神経形態）、高摂取群 | 〃 |
| アクリルアミド | 50 | 非発がん影響（神経形態）、平均的摂取群 | 〃 |
| アクリルアミド | 1250 | ラット乳腺腫瘍を指標、平均摂取 | 食品安全委員会、2017 |
| アクリルアミド | 1792 | 非発がん影響（神経形態）、平均摂取 | 〃 |
| カルバミン酸エチル | 20,000 | 平均的摂取群 | 〃 |
| カルバミン酸エチル | 3,800 | 高摂取群 | 〃 |
| オクラトキシン | 2535-1176 | ラット腎腫瘍、幼児（平均の中央値の LB と UB） | EFSA、2020 |
| アフラトキシン B1 | 625-75 | ラット肝細胞がん、幼児（平均の中央値の LB と UB） | 〃 |
| 無機ヒ素 | 1.7 | ヒトデータ、幼児平均 | ANSES、2016 |
| 無機ヒ素 | 10-6 | ヒトデータ、幼児平均 | FSAI、2016 |
| 無機ヒ素 | 9-500 | ヒトデータ、ドイツ子ども平均、米由来のみ | BfR、2015 |
| 無機ヒ素 | 3 | ベルギー成人 | AFSCA、2013 |
| 無機ヒ素 | 9-32 | 香港平均 | CFS、2012 |

PAH8：ベンゾ[a]ピレン、ベンズ[a]アントラセン、ベンゾ[b]フルオランテン、ベンゾ[k]フルオラペリレン、クリセン、ジベンズ[a,h]アントラセン及びインデノ[1,2,3-cd]ピレン

検出されている物質です。現在国際的に大きな課題となっているのは加熱調理によりできてしまうアクリルアミドで、平均的摂取量推定で数百という値になっているため、ばく露量削減のための対策が必要であると認識されています。

日本では食品安全委員会が二〇一六年にアクリルアミドの発がん影響のMOEを約一〇〇〇程度とし、公衆衛生上の観点から懸念がないとは言えないと判断して、摂取量の低減に務める必要があるとしています。

## 微量でも発がん物質は危険か

HERPはヒトばく露量が齧歯類でのTD50の何パーセントに相当するかを示したもので、MOEはヒトばく露量が齧歯類でのLTD10（実質的に無毒性量に相当する）とどれだけ違うかを数値化したものです。HERPの場合数字が大きいほどリスクは高く、MOEは数字が小さいほどリスクが高くなります。もとは同じデータを使っているので全体的な傾向は同じような結果になります。このようにいろいろな計算や評価方法を試みて齟齬（そご）がないかどうか確認するのは科学にとって大切なことです。算数の計算で検算をしているようなものでしょうか。

また、齧歯類でのTD50とLTD10は物質により違いますが、おおむね一桁違うとい

表2-3　発がん性の強さ比較

| 物質名 | ラットにおける発がんの強さ $TD_{50}$（mg/kg/day） |
|---|---|
| アフラトキシンB1 | 0.0032 |
| アクリルアミド | 3.75 |
| キャプタン（農薬） | 2080 |
| クマリン（植物成分） | 39.2 |
| エチルアルコール | 9110 |
| 4-(メチルニトロサミノ)-1-(3-ピリジル)-1-(ブタノン)，(NNK)（タバコの煙に含まれる成分） | 0.0999 |
| 亜硝酸ナトリウム | 167 |
| セサモール（ゴマの成分） | 1350 |
| ステリグマトシスチン（カビ毒） | 0.152 |
| MeIQx（肉を焼くとできる） | 1.66 |
| PhIP.HCl（加熱した肉食品に含まれる） | 1.69 |

Carcinogenic Potency Databaseより一部抜粋。

うこともわかります。これは一〇パーセントと五〇パーセントの発がんに一〇倍の濃度が必要だということではなく、$LTD_{10}$に安全係数が含まれるためです。ですから単純に発がん性の強さを比較したいなら$TD_{50}$のほうが適切でしょう。数字には意味があるので意味を理解して読みこなすことが必要になります。

参考までに表2-3に私たちが日常よく摂取している物質の$TD_{50}$の値を抜き出してみました。タバコの煙に含まれるNNKという物質は強い発がん性をもちますが、それでもタバコを吸ってがんになるまでには、毎日何十本も吸っていても何十年もかかります。必ずがんになるというわけでもありません。そう考えるとほんの少し、たとえ一分子でも発がん物質は危険なのだと心配する必要はないとも言えます。

ときどき「発がん物質と呼ばれるものにばく露された（食べた）のでがんにならないかどうか心配だ」というような問い合わせがあるのですが、一時的な微量ばく露で将来がんになることはまずないでしょう。なにしろ私たちは毎日相当量の発がん物質にばく露されているのです。

## マラカイトグリーンの危険な摂取量

二〇〇七年の夏に、中国産ウナギから使用が認められていない抗菌剤マラカイトグリーンおよびその代謝物であるロイコマラカイトグリーンが検出されたというニュースが報道され、これらの物質に「発がん性がある」という修飾語が用いられました。これらの物質のＭＯＥを推定してみましょう。

マラカイトグリーンは、きちんとした手続きを経て使用が認められた動物用医薬品ではありませんので、基礎的な毒性データは不足しています。もっとも重要なデータとしては米国国家毒性計画（ＮＴＰ）で行われたマウスとラットでの一〇四週間（二年間）混餌投与試験の結果があります。それによれば、マラカイトグリーンについてはラットでもマウスでもがんの増加は見られませんでした。しかし代謝物であるロイコマラカイトグリーンについては、雌のマウスで肝細胞腺腫（良性腫瘍）または肝細胞がん（悪性腫瘍）の合計発生頻度が増加したという結果になっています。ラットでは発がん性は認められませんでした。

雌のマウスの結果は、なにも加えていないふつうの餌を与えた対照群では四七匹中三匹に腫瘍（自然発生）が見られるが、それがロイコマラカイトグリーン九一ｐｐｍ（五㎎／㎏）群では四八匹中六匹、二〇四ｐｐｍ（一七㎎／㎏）群では四七匹中六匹、四〇八ｐｐｍ（三五㎎／㎏）群では四七匹中一一匹に腫瘍ができていたというものです。これらの結果から、ロイコマラカイトグリーンの一七㎎／㎏をＮＯＡＥＬ、三五㎎／㎏をＬＯＡＥＬとみなすことにします。

ウナギから検出されたマラカイトグリーンの量は国内で数ｐｐｂ程度、これまでに私が気がついたもっとも高いものは香港が報告している一六ｐｐｍです。そこで最悪のケースのばく露量を推定すると、毎日食べるウナギの量が一〇〇グラムと仮定して、そのすべてに一〇ｐｐｍのマラカイトグリーンが含まれる場合、摂取量は一・〇ミリグラムです。体重が五〇キログラムの場合一・〇÷五〇＝〇・〇二㎎／㎏です。マラカイトグリーンが一〇〇パーセント、ロイコマラカイトグリーンに代謝されると仮定して、ロイコマラカイトグリーンのＮＯＡＥＬ一七㎎／㎏との比をみると一七÷〇・〇二＝八五〇になります。

実際には国内で検出されたマラカイトグリーンは、多くて〇・〇四ｐｐｍで、日本で検出されたマラカイトグリーンの量で同じ計算をすると、ウナギ一〇〇グラムに含まれるマラカイトグリーンの量は〇・〇四×〇・一＝〇・〇〇四ミリグラム、体重あたりでは〇・〇〇四÷五〇＝〇・〇〇〇〇八mg／kg、NOAEL一七mg／kgとの比は一七÷〇・〇〇〇〇八＝二万一二五〇となります。さらに日本人のウナギ摂取量は、公式なデータは見あたらないので巷に言われる年間総消費量約一五万トンを、単純に一億二〇〇〇万人と三六五日で割って三・四グラムです。したがってMOEは

〇・〇四ｐｐｍのマラカイトグリーンを含むウナギからのマラカイトグリーンばく露量が0.04×0.0034/50＝0.00000272 mg/kg

ＮＯＡＥＬ一七mg／kgとの比は17÷0.00000272＝6250000

で、六二五万になります。

このように何通りかのシナリオを仮定して計算してみることができます。

本来このような計算を行うには、ウナギの汚染の程度とヒトの摂取量に関するより詳細なデータが必要です。つまり市場に出回っているウナギを代表するようなサンプル採取を行って、そのうちどれくらいの割合でどのくらいの濃度のマラカイトグリーンが検

出されているのかというデータと、典型的日本人の、たとえば高齢者や乳幼児などの集団ごとの食事摂取量データがあってはじめてリスク評価ができるのです。残念ながらウナギの汚染の程度についても日本人の食事摂取量についてもデータがありませんので、ここではあくまで試算を行って、考え方のみを理解してもらうことしかできません。

なお英国でのモニタリングデータをもとに行った推定（ＪＥＣＦＡ70）では、魚の筋肉から検出されるマラカイトグリーンとロイコマラカイトグリーンの合計は平均で三〇・七μg／kg、統計学的推定を行ってきわめて希な高濃度事例と考えられる九七・五パーセンタイルで一三八μg／kgであり、それを毎日、、、、一生涯にわたって三〇〇グラム食べ続けると仮定して、摂取量は平均で九・二マイクログラム、九七・五パーセンタイルで四一マイクログラムとなります。体重六〇キログラムの成人ですと、これは平均で〇・一五μg／kg体重／日、九七・五パーセンタイル〇・六九μg／kg体重／日となります。この値を採用すれば、ロイコマラカイトグリーンのＮＯＡＥＬ一七mg／kgとの比は平均の場合、一七÷〇・〇〇〇一五＝一万一三三三、九七・五パーセンタイルの場合、一七÷〇・〇〇〇六九＝二万四六三七で、いずれも一万を超えます。この値も毎日一生涯にわたって三〇〇グラム食べ続けるという、きわめて安全側に余裕をもった仮定を行ったうえでの値です。

### マラカイトグリーンに発がんリスクはあるのか

マラカイトグリーンそのものでは動物実験で発がん性を示さなかったことなどを考えると、ロイコマラカイトグリーンのデータから解釈したマラカイトグリーンに「発がん性の可能性は否定できない」という推定は相当安全側に立ったものであるといえます。そしてばく露量についてもきわめて少ないと考えられるため、マラカイトグリーンが微量検出されたウナギを食べることによる健康影響はまず考えられません。ＨＥＲＰの表を参考にしても、タンパク質を加熱したときに生じる遺伝毒性物質のほうがリスクとしては大きいでしょう。

ですから、オーストラリア・ニュージーランド食品基準庁（ＦＳＡＮＺ）は、マラカイトグリーンにヒトでの発がんリスクがあるとは言えないと表現し、カナダ食品検査庁（ＣＦＩＡ）でも微量のマラカイトグリーンを含む魚を通常の範囲内で食べることによる健康被害はないと発表しました。ＦＤＡも、中国からの輸入品の検査命令を出すにあたって、すでに購入した水産物にマラカイトグリーンが含まれている可能性があったとしても食べても安全上の問題はないとし、店頭に出回っているものについても回収の必要はないと発表しました。

残留農薬の基準値超過の場合と同じように、この事例でも日本ではどんなに少ない量であっても、検出されれば廃棄・回収という対応を行っていて、メディアでも発がんウナギなどといった表現をしてそれが当然だとみなしているようでした。ところが、世界的には必ずしもそれは〝当然のこと〟ではありません。さらにマラカイトグリーンは食用魚への使用は認められていませんが、観賞魚の感染治療用の医薬品としてはふつうに販売されており、それが下水を通して環境中に放出されています。日本でも販売され使用されています。そのためドイツでは川に生息している天然もののウナギからも検出され、これについては一定濃度以下であれば意図的な不法行為ではなく健康上の危害もないため、問題にしないと発表しているのです。

日本でも徹底的に調べれば川に棲(す)んでいる魚から検出される可能性はあるでしょう。検出されたからといって危険であるというわけではないので、実態に即した対応を考えるならゼロトレランス(ゼロ〔不検出〕でなければ許されない)という考え方はとり得ないのです。

## コラム4 化学発がんの歴史

発がん物質という言葉はふつうに使われますし、化学物質ががんを誘発するという考え方はいまやほとんどの人が知っていると思われます。この「化学発がん」と

|  |  |  |  |
|---|---|---|---|
| 1900 | 化学発がんの黎明期 | 1915年 | 山極勝三郎がウサギの耳にコールタールを塗ってがんをつくる |
| | | 1926年 | ヨハネス・フィビゲルががんの原因が寄生虫であるという発見によりノーベル賞を受賞 |
| 1950 | 発がん物質が次つぎみつかる<br>合成化学物質への批判強まる<br>天然物にも発がん物質が多数みつかる | 1953年 | ワトソンとクリックによるDNAの二重らせん構造 |
| | | 1950年代 | 多段階発がん理論 |
| | | 1958年 | デラニー条項 |
| | | 1960年代 | サッカリンやサイクラミン酸などが動物実験結果をもとに発がん性と騒がれる |
| | | 1962年 | レイチェル・カーソンが『沈黙の春』出版 |
| | | 1965年 | IARC発足 |
| | 発がんプロモーション作用には閾値があると見なされる<br>ウイルスなどの感染症による発がんが再び重要になる<br>遺伝毒性発がん物質の定量的評価 | 1976年 | がん遺伝子ががん原遺伝子由来であることが発見され後にノーベル賞 |
| | | 1988年 | サッカリンのサルでの試験結果が発表される |
| | | 1990年 | エイムス博士が米国人の食品中の農薬成分の99.99%は天然物でその多くが動物で発がん性という論文を発表 |
| 2000 | | 2005年 | ピロリ菌発見者にノーベル賞 |
| | | 2006年～ | 各国でHPVワクチン接種開始 |
| | | 2005年 | JECFAがアクリルアミドのリスク評価にMOEを採用 |

図２－３　化学発がんの歴史

いう分野は比較的歴史の浅い、しかし日本が得意とする研究分野なのです（図２－３）。

化学物質ががんを誘発することを最初に発見したのは日本人で、山極勝三郎が一九一五年にウサギの耳にコールタールを塗ってがんをつくることに成功しました。ところが一九二六年にはヨハネス・フィビゲルががんの原因が寄生虫であるという発見によりノーベル賞を受賞しています。つまりこのときには、日本で発見された化学物質ががんをつくるという知見が、まだ世界的に認められていなかったということです。

化学物質を投与して実験動物でがんをつくるという実験が次つぎと行われ、化学物質でがんができることがあるという概念が一般的になったのは、それより後のことです。一九五〇年代にはDNAの構造が明らかになり、化学物質の中にはDNAに直接結合して突然変異を起こしたりするものがあることなどがわかってきて、ようやく化学物質の発がん性に関心が向けられるようになりました。そうした中で、米国で一九五八年に、動物実験でがんを誘発するものはすべて発がん物質とみなし、食品添加物には使用しないというデラニー条項が成立したのです。

この条項で問題になったのが甘味料のサッカリンやサイクラミン酸（チクロ）です。一九七七年にサッカリンをラットに大量に与えると膀胱(ぼうこう)がんが誘発されることを理由にFDAが使用禁止を提案しました。当時の米国では人工甘味料として使える物質があまりなかったため、サッカリンの使用禁止案は糖尿病患者などの強い反対にあい、実際には禁止はされませんでした。ただし動物実験で発がん性があったという警告表示を求められ、それがその後長く続く食品添加物一般への発がん性疑惑の端緒となったものと思われます。

大きな社会問題となったこともあり、サッカリンの発がん性についてはさらに研究が行われました。その後明らかになったのは、サッカリンの発がん性は高用量を与えた場合のラットの雄に特有で、ラットの雄では尿量が少なく尿が濃いという特性などから膀胱内にサッカリンを含む結晶が析出し、その結晶が物理的に膀胱の上皮細胞を刺激し慢性的に炎症を起こし、その結果として腫瘍ができるということです。人間が尿に析出するほどの大量を毎日食べることはなく、尿量もラットより多いのでこの動物実験の結果を根拠にヒトに発がん性があるとは言えない、というのが現在のサッカリンについての一般的見解です。

ラットの実験で発がん性があると主張された時代に、ラットよりヒトに近い動物としてサルでの実験も開始されました。がん原性試験はラットでも二年間という長い飼育期間が必要ですが、サルとなるとさらに長く、二四年という気の長い研究の結果は一九九八年にようやく発表されました。予想されていたとおり、サッカリンによる発がん性はないという結果でした。しかしながら希少な霊長類を使っての食品添加物の安全性試験は、倫理的にも費用や実施可能性の点からも批判が多く、その後ほとんど行われていません。化学物質が危険であるという主張が盛り上がった時代を象徴する試験でした。レイチェル・カーソンにより『沈黙の春』が出版されたのが一九六二年です。

化学物質の発がん性についての研究は着々と進み、がんをつくるにはまず遺伝子に傷をつけること（イニシエーション）が必要で、次に変異細胞が増殖するのを助ける環境が必要（プロモーション）という多段階発がん理論や、高率にがんを誘発する各種遺伝子の発見などを経て現在にいたります。発がん物質については、遺伝子や染色体に傷をつけたりするタイプのもの（遺伝毒性発がん物質）と、細胞増殖を盛んにすることなどですでにあるがん細胞の増殖を助けるもの（非遺伝毒性発がん物質）とは別の評価をするようになっています。

動物実験で多数の化学物質の発がん性に関するデータが蓄積され、*in vitro* でのスクリーニング試験方法も開発されて明らかになってきたのは、天然物にもたくさんの発がん物質があるということです。とくに有名なのが一九九〇年にエイムス博士が発表した「米国人の食事中の農薬成分の九九・九九パーセントは天然物で、その多くに動物で発がん性がある」という論文です。そしてドールとペト両博士はヒトのがんの原因の約三分の一がふつうの食品であるという論文を発表しています。一方で化学物質によるがんの予防という考え方も広まってきました。多くの米国人ががん予防の目的でサプリメントなどを飲むようになってきたのです。

しかし時代は感染症とがんの関係についての研究が成果を上げるようになり、二〇〇五年のノーベル生理学・医学賞は胃がんの発生に寄与するピロリ菌の発見者に与えられました。二〇〇六年以降、子宮頸がん予防のためのＨＰＶワクチンが世界中で認可され、接種が勧告されるようになりました。一方でがん化学予防の期待を担っていた各種ビタミン剤は近年すべて失敗に終わっています（第4章参照）。

また二〇〇二年の一般的食品からの比較的高濃度の遺伝毒性発がん物質アクリルアミドの発見により、それまでＡＬＡＲＡの原則で済ませてしまうことが多かった遺伝毒性発がん物質についても定量的リスク評価の必要性に迫られ、二〇〇五年にＪＥＣＦＡがＭＯＥにより評価する方法を用いたのです。

このように、科学はその時どきでホットな分野や説が変遷しながら徐々に進歩・発展していくもので、ある時代には有望とみなされた説が次の時代には否定されるということはよくあることです。私たちは常に最新の科学的情報に基づいて判断する必要があります。過去に否定された言説をいつまでも繰り返すだけの人びとは科学を騙（かた）っているだけなのです。

## 三　健康的な食生活にもっとも大切なことはなにか？

### 障害調整生存年の損失原因

実際に被害者がいるような事例、たとえばいわゆる健康食品などについては、実際にどれだけの被害があるのかを評価するほうが適切でしょう。そのような被害の大きさで現状のリスクを評価しようという試みが「障害調整生存年（ＤＡＬＹｓ）」による評価です。

ＤＡＬＹｓは疾病や障害による時間の損失を単位として、早い死や身体障害について、年齢による損失の重み付けや標準平均余命を考慮して計算される数値で、一ＤＡＬＹは完全に健康な一年の寿命損失を意味します。ＤＡＬＹｓはＹＬＬ（早世による生命損失年数）とＹＬＤ（障害を抱えて生きる年数）の和です。たとえば、平均寿命八〇歳として交通事故で七〇歳で死亡した場合は一〇ＤＡＬＹ、病気で一〇年不自由な生活をして七五歳で死亡した場合には五＋一〇×〇・五＝一〇ＤＡＬＹ。食中毒で一日中トイレから離れられなかったというような場合は一／三六五ＤＡＬＹというように計算します。実際の計算には重み付け係数が多数あり、それほど単純な計算ではありませんが概念としてはそのようなものです。

各国のＤＡＬＹについては世界保健機関（ＷＨＯ）が二〇一〇年に計算したものがあり、そこから一部の国と項目について抜粋したのが表２‐４です。

オランダ国立公衆衛生環境研究所（ＲＩＶＭ）は二〇〇六年に「われわれの食品、われわれの健康：オランダにおける健康的な食事と安全な食品（Our Food, Our Health: Healthy diet and safe food in The Netherlands）」という報告書を発表しています。

表 2-4　人口 10 万人あたりの国別原因別推定 DALY2010

| | 日本 | オランダ | 米国 | フランス | 英国 | 韓国 |
|---|---|---|---|---|---|---|
| 人口（'000） | 127,250 | 16,714 | 317,505 | 63,937 | 62,783 | 49,003 |
| 全原因 | 26,422 | 26,772 | 28,835 | 27,227 | 28,441 | 21,950 |
| I. 伝染性、周産期、栄養 | 2,124 | 1,314 | 1,699 | 1,334 | 1,614 | 1,461 |
| B. 呼吸器感染 | 1,265 | 535 | 392 | 381 | 740 | 429 |
| E. 栄養欠乏 | 205 | 121 | 44 | 148 | 130 | 130 |
| II. 非伝染性疾患 | 21,372 | 23,293 | 24,443 | 23,085 | 24,616 | 17,369 |
| A. 悪性新生物 | 5,564 | 6,233 | 4,688 | 5,833 | 5,443 | 3,979 |
| 1. 口腔及び中咽頭がん | 124 | 115 | 82 | 215 | 114 | 59 |
| 2. 食道がん | 212 | 266 | 129 | 180 | 293 | 76 |
| 3. 胃がん | 755 | 211 | 99 | 180 | 162 | 530 |
| 4. 結腸直腸がん | 732 | 747 | 453 | 620 | 579 | 434 |
| 5. 肝がん | 472 | 119 | 192 | 300 | 150 | 665 |
| 7. 気道、気管支、肺がん | 1,047 | 1,563 | 1,193 | 1,291 | 1,213 | 781 |
| 8. 悪性黒色腫や皮膚がん | 24 | 176 | 175 | 117 | 129 | 22 |
| 9. 乳がん | 301 | 568 | 422 | 545 | 499 | 167 |
| 13. 前立腺がん | 140 | 312 | 218 | 269 | 319 | 64 |
| C. 糖尿病 | 647 | 544 | 868 | 588 | 368 | 980 |
| E. 精神疾患及び行動障害 | 2,241 | 3,610 | 4,128 | 3,701 | 3,886 | 3,026 |
| F. 神経疾患 | 1,212 | 1,922 | 2,004 | 2,008 | 1,982 | 1,277 |
| H. 心血管系疾患 | 4,607 | 4,182 | 5,092 | 3,969 | 4,579 | 2,653 |
| 2. 高血圧心疾患 | 77 | 117 | 441 | 200 | 138 | 161 |
| 3. 虚血性心疾患 | 1,558 | 1,352 | 2,406 | 1,165 | 2,149 | 874 |
| 4. 脳卒中 | 1,661 | 903 | 886 | 909 | 1,113 | 1,112 |
| 6. その他循環器疾患 | 1,173 | 1,645 | 1,083 | 1,493 | 1,020 | 428 |
| III. 傷病 | 2,926 | 2,165 | 2,693 | 2,808 | 2,212 | 3,120 |
| A. 意図しない傷病 | 1,975 | 1,670 | 1,743 | 2,132 | 1,836 | 1,601 |
| B. 意図的傷病 | 951 | 495 | 950 | 676 | 376 | 1,519 |

より新しいデータは以下より入手可能。http://www.healthdata.org/results/country-profiles

オランダの人口は一六二〇万人、ヨーロッパの北部に位置し、九州とほぼ同じ国土面積をもちます。気候は比較的温暖な海洋性気候で、東京などと比較すると夏は涼しくなりますが、冬の寒さは積雪の少なさの割にやや厳しくなります。二〇〇四年のデータによる平均寿命は、男性が七六・九歳、女性が八一・四歳です（日本はそれぞれ七八・五歳、女性八五・五歳〔二〇〇五年データ〕）。肥満の定義を肥満度指数（ＢＭＩ）三〇以上とした場合、成人の約一〇パーセントが該当します。死亡原因でもっとも多いのは心血管系疾患、ついでがん、呼吸器系疾患、外傷や中毒と続きます。時代とともに心血管系疾患とがんが増加しています。

ＲＩＶＭは以下の九つの項目――五つの食事要因（飽和脂肪酸・トランス脂肪酸・魚・果物・野菜）、過体重、喫煙、アレルギー、適量を超えるアルコール、カビ毒や天然毒、硝酸／亜硝酸塩、多環芳香族炭化水素やアクリルアミドなどの汚染物質、微生物汚染など――による疾患負荷を検討しました。このうち食事要因として、飽和脂肪酸は全エネルギーの一〇パーセント未満が望ましいが一九九八年の平均摂取量は一四・五パーセントと摂り過ぎであること、野菜や果物や魚については推奨摂取量より少ないことなどから、望ましい食生活により防げたと考えられる心疾患系疾患患者数を推定しました。

食中毒については、届け出られた患者数から実際の患者数を推定して計算しています。

オランダの食中毒ではもっとも多いのが黄色ブドウ球菌やボツリヌス菌などの細菌毒素

表2-5　食事由来の健康の損失ランキング

| 失われる DALY | |
|---|---|
| ＞300,000 | 全体として不健康な食事<br>喫煙＋運動不足＋アルコール過剰摂取 |
| 100,000-300,000 | 食事要因五つ（飽和脂肪酸・トランス脂肪酸・魚・果物・野菜）<br>運動不足 |
| 30,000-100,000 | トランス脂肪酸の摂り過ぎ<br>魚や野菜の不足<br>アルコール<br>交通事故 |
| 10,000-30,000 | 飽和脂肪酸の摂り過ぎ<br>大気中微粒子<br>インフルエンザ |
| 3,000-10,000 | 微生物による胃腸炎<br>受動喫煙 |
| 1,000-3,000 | 室内ラドン |
| 300-1,000 | 食品中カンピロバクター<br>アレルギー物質<br>アクリルアミド |
| ＜300 | O157<br>PAH<br>各種環境汚染物質 |

RIVM 2006 “Our Food, Our Health: Healthy diet and safe food in The Netherlands” より抜粋。

によるもので、次いでカンピロバクターやサルモネラなどの細菌感染によるものと推定されています。

結果として、失われるＤＡＬＹがもっとも大きかったのは「全体としての不健康な食事」および「喫煙＋運動不足＋アルコール過剰摂取」のふたつでした（表2－5）。食品中に残留する農薬や食品添加物により失われるＤＡＬＹはゼロです。これらの解析を根拠に、ＲＩＶＭは優先すべき政策として、国民に対する健康的な食生活の推進を提言しています。

### 日本での推定

日本では、ＲＩＶＭの行ったような食生活関連項目に特化したＤＡＬＹのデータはありませんが、表2－4から、オランダと比較してなにが問題になるかを推定してみます。まず全原因によるＤＡＬＹは人口あたりにすると日本の値が小さいです。日本が世界最長寿国ですので当然といえば当然です。疾患構造としては、心血管系疾患のうち、オランダでは心疾患が多いのに対して日本では脳血管疾患が多くなっています。さらに日本で特筆すべきは胃がんと肝がんの負荷が大きいことです。胃がんと肝がんについてはウイルスや細菌の感染の寄与も大きいのですが、日本型の食生活によるところもあるでしょう。心疾患が少なく脳血管疾患が多いということともあわせて、オランダの飽和脂肪酸やトランス脂肪酸の摂り過ぎによる負荷は日本にはあまりあてはまらなく、塩分の摂り過ぎや栄養不足に問題があるようだと推定されます。

食生活とは直接関係はないですが、日本では戦争や暴力といった他者を攻撃することによる損失はきわめて少ないのに、自殺などの意図的傷病による損失が大きいのも気になります。参考のためオランダ以外に米国・フランス・英国・韓国を抜き出してみましたが、いろいろ考えさせられる数字になっています。単なる個人的感想に過ぎませんが、日本人はストイックに食事制限するよりは、人生の楽しみのひとつとしておおらかに食事を楽しんだほうがいいのではないかと思います。

## 一般の人は発がんリスクをどう受け止めているか

最後に、一般の人びとががんのリスクをどう考えているかについての国際調査を紹介します。

国際対がん連合（ＵＩＣＣ）という機関が、二〇〇七年に二九カ国二万九九二五人を対象に行った、がんの原因のインタビュー調査の結果が発表されています。なお、対象にした国には日本は含まれていません。それによると、ヨーロッパや北米、オーストラリアの所得の高い国ぐにでは、飲酒ががんのリスクを高くすると考えている人が中～低所得国より少なく、わずか四二パーセントしかいませんでした。科学的には飲酒によるがんのリスクは明白です。さらにこれらの国では、飲酒よりはるかに影響が少ないまたはない、環境汚染やストレスががんの原因だと信じている人が多かった（それぞれ五七パーセントと七八パーセント）そうです。

これらの結果をまとめた研究者は、人びとは世界中で、自分がコントロールできる要因によるリスクを過小に見積もり、自分一人ではどうしようもない要因によるリスクについては過剰に見積もる傾向がある、と述べています。つまりがんになるのは自分のせいではないと考え、禁煙や飲酒習慣、食生活の改善などのような努力次第でなんとかなる項目については、できることをしないための言い訳にしているというのです。もちろん個人個人が、自分の都合のよい情報だけを取り入れているという自覚があるわけではなく、メディアの報道や日常生活の中で間違った情報を信じているということです。実際にはがんのリスクは国などの規制ではなく個人の努力で減らせます。

がん予防のためにできること

たとえば英国の Cancer Research UK によるがん予防のための助言は、次のようになります。

● 禁煙

●健康体重維持
●健康的食生活
●禁酒
●運動する
●日光に注意

日本では「がんを防ぐための新12か条」が、国立がん研究センターから提供されていますのでそれを見ておくほうがいいでしょう。

**がんを防ぐための新12か条**

1条　たばこは吸わない
2条　他人のたばこの煙を避ける
3条　お酒はほどほどに
4条　バランスのとれた食生活を
5条　塩辛い食品は控えめに
6条　野菜や果物は不足にならないように
7条　適度に運動

8条　適切な体重維持
9条　ウイルスや細菌の感染予防と治療
10条　定期的ながん検診を
11条　身体の異常に気がついたら、すぐに受診を
12条　正しいがん情報でがんを知ることから

いかがでしょうか？　食品添加物や残留農薬や環境汚染物質を心配するより、ふつうの食品のリスクを分散するための、バランスのとれた食生活が大切であるということで世界中の科学者が一致しているのです。間違った情報に基づいて、がんになることは自分にはどうしようもない社会のせいだと思うことは、自分でできることをやらないことにつながるので結果的に人びとの健康には悪影響を与える、とＵＩＣＣ報告では指摘しています。また残留農薬や食品添加物を避けることが健康的な食生活だという誤解も、バランスよく多様な食品を食べるという助言とは一致しません。むしろ選択肢を狭めることでリスクが高くなる方向に働きます。信頼できる情報源からの情報入手が大切です。

## コラム5　Alar

日本においては、動物実験の結果をもとに甘味料のサイクラミン酸やサッカリンが、発がん性ありとしてメディアが一斉に報道し、一般の人びとに食品添加物は危険だという印象を与えて禁止されたのと同じような事例が、米国におけるAlar（エイラー）騒動です。Alarはおもにリンゴに広く使用されていた植物の成長を遅くする物質で、有効成分はダミノジドという物質です。一九六〇年代から使用されていましたが、一九八九年に販売業者の自主的登録取り消しにより市場から姿を消しました。規制当局の決定ではなく、一部の研究で動物実験による発がん性が報告されたことにより、メディアを中心とした批判が高まったための措置でした。

ところが後にAlarに発がん性があると報告した実験には大きな欠陥があり、科学的根拠としては乏しいと判断され、Alarに安全上の問題はないと評価されています。しかし有名女優メリル・ストリープやテレビ局CBSの看板番組での特集、そして消費者団体による（科学的根拠に基づかない）強烈な批判と、不安になった消費者、とくに小さい子どもをもつ母親たちによる、この薬品を使用するなという要請によりAlarは抹殺されたのです。

日本ではあまり馴染みのない薬品ですが、米国ではＡｌａｒはいまだに話題に登ることがあります。消費者団体にとっては「われわれの活動により禁止された発がん物質」、すなわち勝利の象徴として、そして業界や科学者にとっては「メディアに科学が負けた」、すなわち間違った科学の象徴として。

# 第3章

# 食品のリスクアナリシスはどのようになされているか

❖本章のポイント

†食品安全行政におけるリスクアナリシスの考え方

†食品の安全性確保のために、世界ではどのようなことが行われているのか

食品の安全確保は世界中の政府にとって重要な課題です。食品安全を担当する国や世界の機関の多くでは、「リスクアナリシス」という手法を用いてそれぞれの課題に対応しています。この手法は基本的には行政や政府の担当者が理解し実践するべきものですが、消費者にとってもきわめて重要で日常のほかの場面でも役に立つので、ぜひ理解していただきたいと思います。

リスクアナリシスは、図3－1に示すようなリスク評価、リスク管理、リスクコミュニケーションの三要素からなります。「リスク評価」はおもに科学者が担い、「リスク管理」はおもに行政の担当です。そして消費者を含めた大きな囲みの中で情報を双方向で交換し合い伝達し合うのが「リスクコミュニケーション」です。日本の場合、リスク評価は食品安全委員会が、リスク管理は厚生労働省や農林水産省の担当部局が行い、それぞれがいろいろな形で消費者や生産者など関係者とのリスクコミュニケーションを行っ

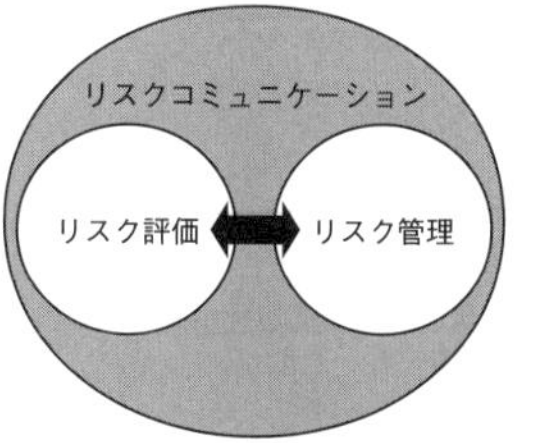

リスクコミュニケーション
リスク評価　リスク管理

図3-1　リスクアナリシスの三要素

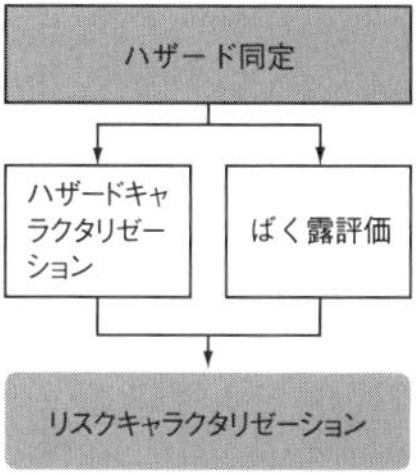

ハザード同定
ハザードキャラクタリゼーション　ばく露評価
リスクキャラクタリゼーション

図3-2　リスク評価

ている、と思います（二〇〇九年から消費者庁ができ、リスクコミュニケーションの指揮をとることになっています）。

この中のリスク評価の項目をさらに分解すると図3-2のような構成要素になります。ハザード同定、ハザードキャラクタリゼーション、ばく露評価、リスクキャラクタリゼーションです。先の章で説明したのはこのリスク評価の部分だけです。

## 一　魚中メチル水銀のリスクアナリシス

FAOの発行している食品安全リスクアナリシスというガイドラインに、リスクアナリシスの事例研究として世界各国の魚中メチル水銀への対応の例が掲載されています。それを日本での事例にあわせて紹介しましょう。このガイドラインは基本的に行政などのリスク管理を担う人たち向けのものですが、消費者としても知っておくと食の安全管理についての理解が深まると思います。

**【背景情報】**

水銀は天然に自然界に存在する物質で、通常無機水銀として環境中に放出され、それが微生物の作用でメチル水銀に変換されます。魚は藻やプランクトンとともに水の中のメチル水銀を取り込み、メチル水銀は排出速度が遅いので体内に蓄積する傾向がありますが、小さい魚がより大きな魚に食べられることで、寿命の長い大型の捕食魚や魚を食べるクジラやアザラシのような海獣などに、比較的高濃度に蓄積することになります（生物濃縮）。メチル水銀がヒトに対して与える有害影響は、水俣病の知見が明らかにしています。もっとも重い症状が見られたのは、メチル水銀汚染のある魚を食べた女性の子どもで、そのことから胎児の中枢神経系への影響が大きいことが示されています。

その後水俣病のような高濃度ではなく、ふつうに魚や海獣を食べている人たちに見られる程度のメチル水銀の悪影響についての研究結果が、いくつか報告されるようになりました。中には母親がたくさん魚を食べることが子どもの知能に悪影響があることを示唆する研究もありました。水俣病の事例があるので、魚中のメチル水銀による子どもへの悪影響の可能性は公衆衛生担当者にとっては常に関心の対象であり、研究データがある程度揃えば評価する必要があることは比較的自明のことでした。ただ国や地域により、魚や海獣を食べる習慣が相当異なっており、リスク評価の結果も違うことが予想されました。

## 【リスク管理の第一段階】

### 1．問題の同定

まず問題がなにかということですが、ここではふつうの人が市販の魚を食べることによるメチル水銀のリスクです。自分で捕まえて食べる人については扱いません。

### 2．リスクプロファイルの作成

リスクプロファイルとは、そのリスクのさまざまな特徴を示したものです。

魚由来のメチル水銀の場合は、水俣病の知見から、妊娠中の女性が魚を食べることによる胎児の脳の発達への影響がもっとも重大なリスクであると考えられています。したがってリスクの原因としてはメチル水銀濃度の高い魚、リスクを被る集団としては出産可能年齢にある女性、ということになります。場合によっては発育途上にある小さな子どももリスク集団になるかもしれません。日本の場合、比較的水銀濃度の高いマグロをよく食べることと魚以外にもクジラを食べる習慣があり、欧米の一般的な国よりは水銀ばく露量が多いということにも注意が必要です。

### 3．リスク管理の目標設定

一般的目標は、公衆衛生への有害影響を避けるためにリスクのある消費者の魚からのメチル水銀ばく露量を削減することとなります。

**4．リスク評価の必要性を決定**

メチル水銀のリスク評価は過去にも何度も行われてきました。しかしリスク評価は新しい科学的根拠が手に入るたびに更新しなければなりません。さらに、問題となっているリスク要因を取り巻く社会状況が変わってしまった場合にも見直しが必要とされます。

魚中メチル水銀の場合、魚を多く食べる地域の子どもたちについて、母親の水銀ばく露と子どもの発育に関する比較的大規模な疫学研究がいくつか行われており、その結果がある程度明らかになったために、ＪＥＣＦＡがこれまでの「暫定耐容週間摂取量（ＰＴＷＩ）」の見直しを行ったことが、日本でメチル水銀のリスク評価を行うきっかけになりました。平成一六年七月にリスク管理機関である厚生労働省が、リスク評価機関である食品安全委員会に魚介類に含まれるメチル水銀にかかわる食品健康影響評価を依頼しています。

ここから先がリスク評価になります。

**【リスク評価】**

**1．ハザード同定**

このステップの課題は、問題がなにかを明確にすることですが、メチル水銀の事例では非常に簡単で、メチル水銀という化合物が明確に定義されています。

## ２．ハザードキャラクタリゼーション

ここではメチル水銀の有害影響を定性的・定量的に評価するのが課題です。どこまでを安全と言えるかが明確になるような用量―反応相関が得られると理想的です。このステップだけが「毒性評価」や「安全性評価」と呼ばれることがあります。

メチル水銀の毒性に関する知見はこれまでに何度も整理されてきており、新たな毒性が問題となったわけではないので、ハザードキャラクタリゼーションにおいて問題となったのは、もっとも感受性の高い胎児の中枢神経系影響における用量―反応相関です。その根拠とされたおもな疫学研究がフェロー諸島前向き研究とセイシェル小児発達研究のふたつです。食品安全委員会は、これらの研究の妊娠中の母親の毛髪中水銀濃度と、産まれた子どもの七～九歳までの各種知能検査の成績との関係から、子どもに悪影響のない毛髪中水銀濃度として一一ｐｐｍを採用し、毛髪中水銀濃度がこのくらいになるメチル水銀摂取量に不確実係数四を採用してメチル水銀二・〇μg／kg体重／週（Hgとして）を「耐容週間摂取量（ＴＷＩ）」に設定しました。この場合の悪影響とは知能障害というような重大なものではなく、コンピュータの操作がごく僅か遅れるといったような、日常生活では決して検出できないような違いです。また測定したのは一〇歳未満の子どもで、それ以降どうなるかについては不明です。

同じ研究データを用いて、ＪＥＣＦＡが導き出した値は一・六μg／kg体重／週で、米

国環境保護庁（ＥＰＡ）が導き出した値は〇・七μg／kg体重／週でした。これらの違いの多くは、ＪＥＣＦＡの採用した不確実係数が六・四、ＥＰＡの採用した不確実係数が一〇であるということに由来するものです。

本来ハザードはメチル水銀という特定の化合物に特有のものではあっても、国や時代による違いはありません。太古の昔から、世界中のどこでも、メチル水銀はメチル水銀です。ですからメチル水銀のハザードキャラクタリゼーションの結果は、原理的には誰が行ってもすべて同じになるはずです。しかしながら実際には国や機関により毒性影響があるかどうかを判断する指標とすべき数値はまったく同じではありません。これは科学的評価にはつきものの〝不確実性をどう評価するか〟が大きく影響を与えており、判断が分かれる場合もあります。

### 3．ばく露評価

一般的に食事からの汚染物質などのばく露量推定はトータルダイエットスタディと呼ばれ、市場に出回っている食品の含量を調べ、平均的食事摂取量データとあわせて推定する方法（マーケットバスケット方式）や、実際に食べられている食事を丸ごと分析する方法（陰膳方式）などが用いられます。メチル水銀の場合おもな摂取源は魚で、穀物や野菜などほかの食品にはほとんど含まれないため、魚を中心に濃度を測定してばく露量を推定しています。またメチル水銀は毛髪にも排泄されるため、毛髪中濃度を測定して過去のばく露量を推定することもできます。食品からの推定と毛髪のデータが合致していればその推定値は確からしいと言えます。そしてこのばく露量が国や地域により食習慣が違うため、大きく異なるのです。毛髪中水銀濃度を指標にした場合どのような違いがあるかを示したのが表３－１です。

魚を比較的多く食べ、水銀ばく露量が多いのは先の疫学研究の舞台となったフェロー諸島やセイシェルのほかに、日本もそうです。フェロー諸島では魚以外にクジラを食べる習慣がありますが、かつての日本もそうでした。今でこそクジラ肉は滅多にお目にかからないし値段も高く庶民の食べ物とは言い難いですが、かつては安価で給食にもよく使われるタンパク質源でした。現在の日本でのおもな水銀摂取源はマグロなどの大型の捕食性魚です。米国などはあまり魚を食べないのでばく露量は少なく、おおむね平均が日本人の一〇分の一程度です。

## 4. リスクキャラクタリゼーション

ハザードとばく露の組み合わせがリスクです。したがって同じハザード（この場合メチル水銀）であってもばく露量が違えばリスクは違います。当然と言えば当然のことなのですが、意外とこれが理解され難いようです。

ここでもう一度表３－１を見てください。一九六〇年代の水俣病患者や阿賀野川の周辺住民で公害があった場合の毛髪中水銀濃度は一〇〇ｐｐｍを超えるような値です。毛

## 表3-1　毛髪中水銀濃度

| 地域 | 年 | | 検体数 | 濃度、ppm |
|---|---|---|---|---|
| 日本 | 1960年代 | 水俣病患者 | 23 | 3.01-705 |
| 日本 | 1960年代 | 健常人 | 35 | 0.0-101.0 |
| 阿賀野川 | 1965 | 男性 | 71 | 5.0-250<、平均28-248 |
| 阿賀野川 | 1965 | 女性 | 64 | 0.0-250<、平均18-140 |
| 日本 | 1970年代 | 各地自衛隊員 | 50 | 4.83±1.59 |
| 日本 | 1970年代 | 各地病院入院患者 | 107 | 4.73±0.52 |
| 秋田県 | 2002 | 母、市部 | 56 | 1.92±0.90 |
| 秋田県 | 2002 | 母、町村部 | 35 | 2.17±1.07 |
| 日本 | 2000-2002 | 水俣、女性 | 594 | 0.09-7.33、平均1.23 |
| 日本 | 2000-2002 | 水俣、男性 | 344 | 0.22-10.56、2.39 |
| 日本 | 2000-2002 | 熊本、女性 | 327 | 0.14-6.20、1.33 |
| 日本 | 2000-2002 | 熊本、男性 | 388 | 0.20-19.18、2.23 |
| 日本 | 2000-2002 | 鳥取、女性 | 209 | 0.26-12.52、1.40 |
| 日本 | 2000-2002 | 鳥取、男性 | 616 | 0.00-10.21、2.32 |
| 日本 | 2000-2002 | 和歌山、女性 | 303 | 0.00-8.09、1.46 |
| 日本 | 2000-2002 | 和歌山、男性 | 417 | 0.10-20.66、2.32 |
| 日本 | 2000-2002 | 千葉、女性 | 233 | 0.14-25.75、2.30 |
| 日本 | 2000-2002 | 千葉、男性 | 255 | 0.26-26.76、4.79 |
| セイシェル | 1980 | 漁師 | 40 | 5.19-68.2、平均26.29±14.51 |
| セイシェル | 1980 | 母 | 36 | 4.08-32.52、平均12.0±6.6 |
| セイシェル | 1980 | 子ども | 36 | 2.06-47.67、平均15.25±11.5 |
| セイシェル | 1989-90 | 妊婦 | 約600 | 〈3-〉12 |
| フェロー | 1986-87 | 母・分娩時 | 914 | 2.6-7.7、平均4.27 |
| フェロー | 1986-87 | 子ども、12カ月 | 527 | 0.69-1.88、1.12 |
| フェロー | 1986-87 | 子ども、7歳 | 903 | 0.7-6.1、2.99 |
| フェロー | 1986 | | 1020 | 50%レンジ12.6-38.3、<br>メジアン22.4 |
| 米国 | 1999 | 子ども | 248 | 検出限界以下が多い、<br>90パーセンタイルで0.4 |
| 米国 | 1999 | 女性 | 679 | 検出限界以下が多い、<br>90パーセンタイルで1.4 |
| 米国 | 1982 | シーフードをいくらか食べる女性 | 合計 | 0.14-0.90、平均0.36 |
| 米国 | 1982 | シーフードを食べない人 | 1437 | 0.09-0.62、平均0.24 |
| 英国 | 2000年代 | アマルガムの詰め物のない女性 | 14 | 0.19±0.13 |
| 英国 | 2000年代 | その子ども | 14 | 0.17±0.24 |
| 英国 | 2000年代 | アマルガムの詰め物のある女性 | 29 | 0.56±0.51 |
| 英国 | 2000年代 | その子ども | 29 | 0.44±0.45 |

平成15年度　微生物基準等の検討のための実態調査等メチル水銀のリスク評価のための文献収集報告書より抜粋。

髪中水銀濃度は大雑把に換算して一ｐｐｍなら〇・一μg／kg体重／日の摂取量があると推定できます。ですから水俣病患者の水銀摂取量は一〇μg／kg体重／日を遥かに超えるようなものだったと考えられます。この状態はきわめて高いリスクがあるわけで、ただちに魚を食べることを中止し治療を行わなければならない、ということになります。

しかし現代の日本ではそれよりずっとばく露量は少なく、せいぜい数ｐｐｍといった値で、水俣とほかの地域との差もありません。これらの値と食品安全委員会の設定したＰＴＷＩ二・〇μg／kg体重／週（μg／kg体重／日で換算すると約〇・三）を比較すると、毛髪中水銀濃度が三ｐｐｍ以下であればＰＴＷＩを超えないわけです。ところが、平均値はＰＴＷＩを超えていないものの、ＰＴＷＩを超える人たちも無視できない数はいるだろうということになります。この場合の水銀のおもなばく露源は魚ですが、各地で一貫して男性のほうが平均値で一ｐｐｍほど女性より高い値になっています。これは多分男性のほうが魚を食べる量が多いからなのでしょう。メチル水銀に注意する必要があるのは男性ではなく妊娠中や授乳中の女性ですから、女性に限ってみれば平均値は一・五ｐｐｍほどになりＰＴＷＩを超えている人たちの数も少なくなります。したがってリスクとしては、「多くの人はＰＴＷＩを下回っているためほとんどリスクはないが一部ＰＴＷＩを超過している人たちがいて、その集団に対しては若干リスクがある」という結論になります。

一方米国や英国では、毛髪中水銀濃度としては日本の一〇分の一程度の値しか報告されていません。これだけ少なければリスクはほとんどないと判断されてもよさそうなものですが、ハザードキャラクタリゼーションのところで説明したように、EPAはPTWIを〇・七μg/kg体重/週と日本より低い値に設定していますので、リスクキャラクタリゼーションの結論としては日本とほぼ同じものになっています。ただしこの値はEPAだけのもので、米国で食品の安全性を担当する部局であるFDAはPTWI〇・七μg/kg体重/週の値を採用してはいません。EPAが担当するのは、個人が釣って自分で食べる魚への規制です(その後の動向は後述します)。

ヨーロッパは国により事情が異なるため、EU一括でリスクを評価することはできず、国や地域ごとに独自の評価を行うことが求められています。

ハザードキャラクタリゼーションの説明で、「不確実係数の扱い方に社会的要因が絡む」と言いましたが、日本のような比較的ばく露量の多いところで、不確実係数を〝念のために〟大きくしてしまうとリスクが過大に評価された場合のデメリットがきわめて大きくなるのです。安全のための余裕は大きいほうがよいと思いがちですが、魚に関しては食べないことにもリスクがあるのでそう簡単ではありません。実際、ふつうに魚を食べている日本人が、魚をあまり食べない米国人にくらべてメチル水銀の悪影響のせいで手先が不器用だといったようなことはなさそうだと、多くの人が実感していると思います。日本人の水銀摂取量はクジラを食べる量が減ったこともあり、かつてより減少しています。これまでの経験と食文化から、日本でのメチル水銀のハザード認識は大きな不確実係数が必要だとはならなかったのでしょう。

一方米国については、日本の状況に関する日本語の知見が利用しにくいこともあって、不確実性が高いと判断されたようです。

## 【リスクコミュニケーション】

リスクコミュニケーションはリスクアナリシスの最初から最後までを通じて関係者間で頻繁に行われるものですが、リスク評価者（日本では食品安全委員会）がリスク評価の結果をリスク管理者（日本では農林水産省や厚生労働省）に伝える、というステップでとくに注目されます。それは通常リスク評価書（案）という形でまとまったものが広く一般にも公表され、パブリックコメント募集が行われることが多いからです。リスク評価者はリスク評価の結果を関係者に説明するための説明会を行ったりもします。

メチル水銀に関しては日本ではメディアの注目度もあまりなく、大きな議論が巻き起こることもなかったように思いますが、米国ではいろいろな立場の人たちがメディアを巻き込んで多様な意見が交わされました。もともとのお国柄もあるのでしょうが、水産業関係の団体、とくにマグロ業界はＥＰＡのリスク評価を予防過剰で魚を食べることのメリットをまったく考えておらず、魚の消費拡大が必要であるというキャンペーン活動を行い、一方消費者団体などは、ツナ缶やマグロの寿司などに警告表示を求めるなどの活動を行いましたので大きな議論を巻き起こしました。多くの科学者も参加しており、リスクコミュニケーションと言うより論争と言ったほうがいいかもしれません。

コラム6

## リスクコミュニケーションの一方法としてのパブリックコメント募集

リスク評価機関や行政機関の多くは、なんらかの評価や法案改定案を作成すると一定期間「パブリックコメント」を募集します。近年はインターネットの専用ウェブサイトから直接意見を提出することができるようになっていることが多く、提出された意見も多くは原則として公開されます。一般的にどこの国でも、日常的に募集されているさまざまな案件についての一般からの意見はそれほど多くはなく、ときどきある世論を騒がせている問題や、特定の話題について常に意見を出し続けている団体があるような場合に、大量の意見が提出されるという傾向がみられます。

日本は平成一七年に食品安全委員会が魚中メチル水銀のリスク評価案についてのパブリックコメントを募集した際に寄せられた意見は比較的多いほうで（それでも一七通でしかありませんが）、その内容もリスク評価の詳細な項目からリスクコミュニケーションにいたるまで幅広いものでした。ほかにウシ海綿状脳症（BSE）関連の一二五〇通および八八四六通、クローン動物の一七二通と大豆イソフラボンの一〇七通が目立つくらいで、食品安全委員会の評価案に対する意見はゼロか、あっても一〇通未満の場合がほとんどです。GM食品についての意見はBSEにくらべてきわめて低調です。日本の食品安全委員会はつくづくBSEのためにつくられBSEに翻弄されているのだと思います。

一方米国では、最近の事例としてはGM動物についての規制案に対するパブリックコメント募集に三万件弱の意見が寄せられています。寄せられる意見が多くなると、ただ反対と書いてあるだけの落書きのようなものや、どこかの団体がつくったひな形そのままの定型文のようなものが多くなってきます。

パブリックコメントは人気投票や世論調査ではありませんから、単に数が多いというだけでは意味がありません。もとの案に対して、見落としを指摘するとか不足している情報を付け加えるなどといった意見が求められているのです。通常同じ内容の意見であれば何通寄せられようと一件と数えられます。それは世界中でほぼ同じで、それにも関わらずいわゆる活動家団体がパブリックコメントに多数の意見を提出するように一般市民を動員したり、報道機関に数が多かったのに無視したと報道させたりするという状況も同じようなものです。

本来リスクコミュニケーションは双方向の対話を指向するもので、意見を提出する側にも対話の意思がなければ質の高いものにはなり得ません。問われている内容を吟味することもなく数だけで主張を押し通そうとする態度はコミュニケーションの阻害要因でしかないでしょう。たとえば最近の日本の食品安全委員会の募集したパブリックコメントで数が多かったクローン動物についても、ＤＮＡに遺伝子を挿入するのは危険だというような明らかに評価書を読んでいない意見や、一〇〇パーセント言い切れるのかといったような、リスク評価のなんであるかを理解していないと思われる意見が多々寄せられています。そうした「反対意見」を根拠に「反対の意見が多かった」とメディアが報じたことは、コミュニケーションを促進しようとする態度とは程遠いものです。結果的に論文やデータなどの具体的根拠を示して評価書の瑕疵（かし）を補うような意見はゼロだったのです。

　パブリックコメントという仕組みがうまく機能して、最初に提案された案が事業者にとっても消費者にとってもよりよいものになったと言える事例もあります。ニュージーランド食品安全局（ＮＺＦＳＡ）（現在はニュージーランド第一次産業省（ＭＰＩ））が二〇〇八年に、ハチミツ中の天然有害物質ツチンについて安全基準を設定する提案を行いました。ツチンはきわめて毒性の高い天然毒素で、汚染ハチミツによる死亡例もあります。ハチミツにツチンが混入する可能性があるのは世界中で広く養蜂が行われていてもニュージーランドだけで、現場からの情報がどうしても必要だったのです。養蜂家にとっても製品の安全性確保は重大な問題ですから業界団体などでも検討されています。パブリックコメントの件数は一〇〇件ほどでしたが、内容は考えられたものが多く、NZFSAも寄せられた意見をもとに案を改定しています。コミュニケーションがうまくいくには、関係者すべてに理解し合おうという意思が必要なのです。

**【リスク管理】**

リスク評価の知見が入手できたら、リスク管理者はリスク管理へと進みます。国際レベルでは、JECFAのリスク評価の結果は魚中メチル水銀のコーデックス委員会（CAC）・ガイドラインレベルの決定という形で反映されます。国レベルではより具体的な管理方法を検討することになります。

リスク管理方法としては、以下のようなことが考えられます。

●メチル水銀濃度がきわめて高い魚種の販売を禁止する。
●魚の水銀やメチル水銀に最大濃度を設定し、この値を超える魚の販売や消費を制限する。

- 水産業者や魚加工業者、小売業者に、有害レベルのメチル水銀が消費者に届かないようデザインされた優良衛生規範やＨＡＣＣＰシステムの導入を求める。
- 消費者に、自分のメチル水銀ばく露を管理できるように魚のメチル水銀濃度とそのリスクについて情報を与え教育する。

それぞれに長所や短所があり、実現可能性やコストパフォーマンスなどを考慮して実施されます。食品として販売できる魚中水銀濃度の基準値は多くの国で設定していますが、魚の種類や値には違いがあります。また基準値をどれだけ厳しく遵守させるかということでも対応に違いがあり、各国のモニタリングや指導状況はさまざまです。

米国ではメカジキの水銀基準値は一・〇ｐｐｍですが、実際問題として市販の魚を収去検査して違反を厳しく取り締まるといったことは行われていないため、一・〇ｐｐｍを超える魚はふつうに販売されています。これはそのようなコストがかかりすぎる対応は困難であることと、仮に多大なコストをかけて水銀濃度が一・〇ｐｐｍを超える魚をすべて販売されないようにできたとしても、個人の水銀ばく露量とリスクがあまり減らないからです。魚の水銀濃度はリスクを決定するいくつかの要因のうちのひとつに過ぎず、たとえば〇・二五ｐｐｍの水銀を含む魚を大量に食べれば安全限界を大きく超えるのに、年に一度か二度、水銀濃度一・〇ｐｐｍを超えるメカジキを食べたところでとくにリスクはないのです。そこでFDAが選択したリスク管理方法は、とくにハイリスク集団である妊娠可能な女性に向けた情報提供と啓発活動です。

このリスク管理手段は日本を含むほかの多くの国でも採用されています。魚のメチル水銀は一般的に人為的なものではないため、海の魚の水銀濃度を管理することは不可能です。すべての国民に等しくリスクがあるわけではなく、特定の集団にのみ注意が必要であるので、一律的対応には不利益が多くなりがちです。そのような事情は各国でほぼ共通ですので、結果的に同じような対応となりました。注意すべき魚の種類については各国の食文化により若干異なりますが、妊娠する予定のある人や妊娠中の人、あるいは小さい子どもに対して大型の捕食魚を食べる量を制限するというのがほとんどの国でとられているリスク管理手法です。

実際の広報手段としてはウェブサイトへの掲載やパンフレットの配布、各種メディアの利用などさまざまです。パンフレットのつくり方も各国さまざまでお国柄や予算を反映しておもしろいものです。図3-3にはフィンランドとオーストラリアのニューサウスウェールズ州と日本の広報パンフレットを取り上げてみました。フィンランドの特徴は実物大で「この大きさ（一七センチメートル）より大きいニシンは週に一～二度に制限しましょう」と示しているところです。ニシンをよく食べる国ならではのものでしょう。ニューサウスウェールズ州のものは切り取って財布などに入れて常時もち歩くよう

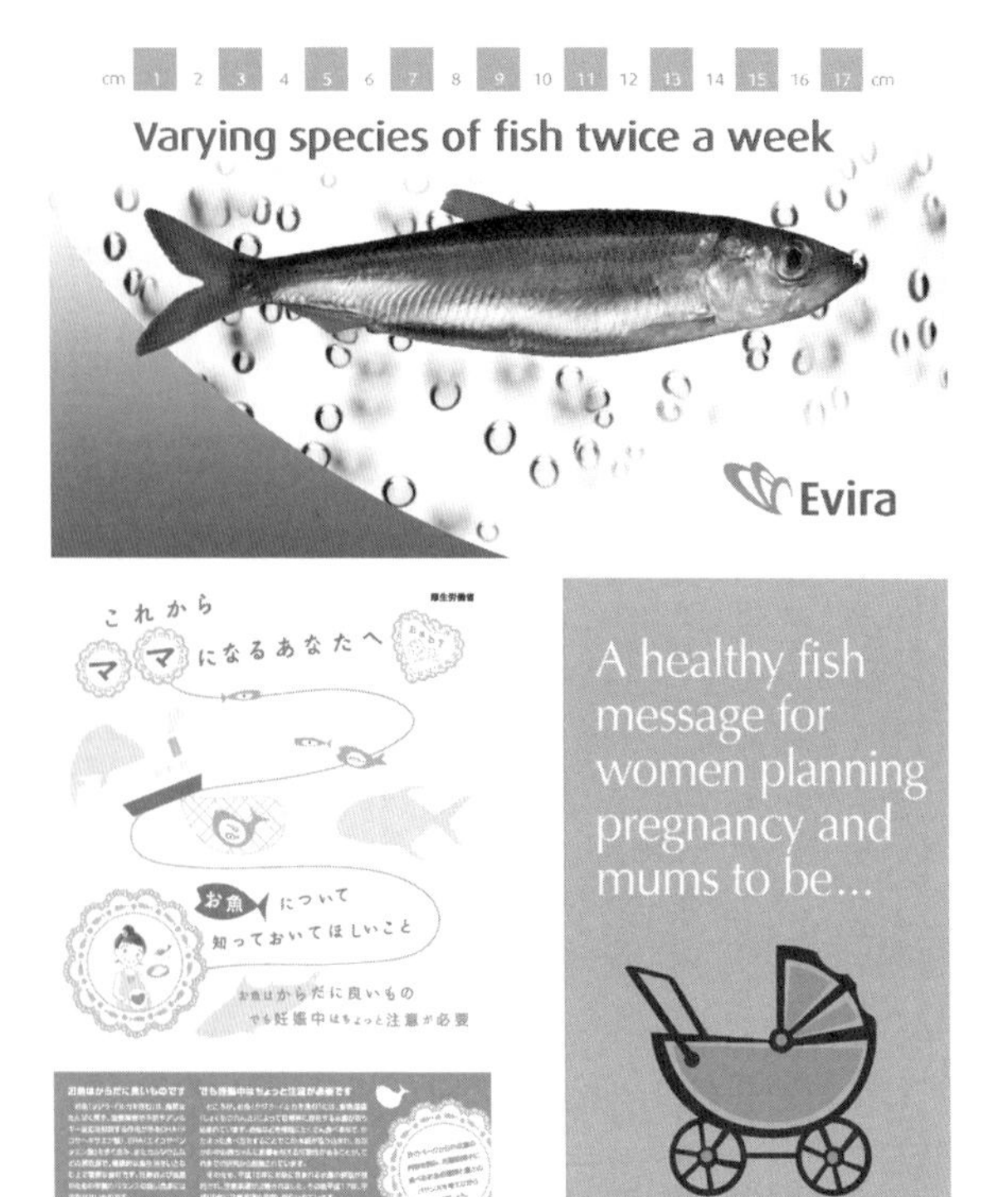


図3-3　フィンランド（上）、ニューサウスウェールズ州（右下）、日本（左下）の広報パンフレット

に工夫したリーフレットです。要点を簡潔にまとめて、お買い物のときに手軽に確認できるようにしてあります。そして日本では注意すべき魚の種類も多く、助言内容もほかの国にくらべるとかなり複雑になっています。これは通常市販されている魚の種類が多いためで、豊かな食生活の代償とも言えます。

このように、リスク管理手法として同じ「情報提供と啓発」を選択しても、地域や国の文化的背景によりその内容は違うのです。

## 【モニタリングと評価】

リスクアナリシスの最終段階は、リスク管理者が、実施したリスク管理方法がどれだけ上手くいったかを評価し、新しい根拠を検討したりリスク評価や管理戦略を更新する必要があるかどうかを検討する段階です。魚中メチル水銀については、たとえば助言の対象者となる若い女性の水銀ばく露量がどう変化したかを調べるようなことが考えられます。現時点では魚中メチル水銀に関する助言を発表した各国で、そのようなフォローアップデータは得られていません。米国では若い女性集団に、魚中の水銀に関する助言がどれだけ認知されているかの調査は行われています。

リスク管理の目的はばく露量を一定以内にすることなので、助言が認識されていても実践が伴わなければ効果があったとは判定できないのですが、情報が伝わったかどうかについては判断できます。ただし米国では魚中メチル水銀の助言について大きな論争が起こったため、もともとあまり多くはない魚摂取量がさらに減ったという報告もされています。一般の人びとに対しては、ＦＤＡはいろいろな種類の魚を食べる量を増やすように助言しているのですが、妊婦さん向けの、特定の魚を避けるようにという助言が、対象者ではない人びとに魚全体を食べないようにというメッセージとして伝わってしまった可能性が指摘されています。

米国の場合もともと魚を食べる量が少ないものの、魚に含まれる脂肪酸は心血管系疾患予防に有効であることが知られているため、一般論としては魚を食べる量は増やしたほうがよいのです。特定集団のリスクを下げようとして別の集団のリスクを上げてしまうようなリスク管理の方法は好ましいものではありません。そのため現在魚中メチル水銀の助言の内容について、魚を食べることのメリットについても強調すべきかどうかを巡って見直しが行われ改定されています。

同じような内容の助言であっても文化的背景が違えば受け止められ方が違うこともあり、各国のリスク管理者は諸外国の事例を参考にしながら試行錯誤を続けているわけです。

ＦＤＡは二〇一四年にメチル水銀のリスク評価を更新し、ＥＰＡと共同で妊娠中または妊娠可能性のある女性、授乳中の女性、小さい子ども向けに魚を食べることに関する詳細な助言を発表しています。このときには魚を食べることによるメリットも考慮しました。さらに「二〇二〇〜二〇二五アメリカ人のための食事ガイドライン」の中で行われている二歳未満の子どもへの食事助言との関連で、さらなる見直しが必要かどうか検討中となっています。

## コラム7　安全性が高いと小さいリスクが問題視される

毛髪中水銀のデータを示した表3－1において、最後のほうのカラムに英国の歯科用アマルガムの有無より集計したデータを入れてあります。虫歯を削った後に使う詰め物には水銀の合金が使用されており、ごく微量の水銀蒸気が発生します。これは無機水銀で、メチル水銀のような強い神経毒性はありませんが、ヒトの水銀ばく露の一要因となります。

英国の妊娠女性の毛髪中水銀とアマルガムの有無には関係があり、歯に詰め物をしていない女性とその子どものほうが毛髪中水銀濃度が有意に低くなっています。このデータだけを見ると、歯の詰め物がある人は毛髪中水銀濃度が二倍になるので心配になるかもしれません。実際英国ではアマルガムの水銀が問題視されています。

しかし詰め物によって増加した水銀の濃度は〇・二〜〇・三ppm程度であり、これがもし毛髪中水銀濃度が一〇ppmを超えることも珍しくない日本の女性で調査されていたら、アマルガムの有無による差はバックグラウンドの変動に埋もれて検出できなかったでしょう。英国人女性の毛髪中水銀濃度が〇・二ppm程度と少ない値でその変動の幅も小さいために、歯の詰め物によるごく僅かな影響も検出できるのです。

バックグラウンドが低い、すなわち汚染が少ないというのはリスクが小さいということですから喜ばしいことなのですが、メディアはアマルガムで水銀濃度が上がるから問題であるというふうに、きわめて狭い範囲の情報だけを取り上げて報道することが多いのです。ヨーロッパではアマルガムの問題について対応せざるを得なくなり、リスク評価を行って問題ないという結論を出し、広報を行っています。水銀が心配だからという理由から、現時点ではなんの問題もない詰め物をほかの材質のものに代えるようなことはすべきではないと説明しています。

一般論として、なんらかのリスクなりベネフィットなりを誇張して表現したい場合、数字は絶対値ではなく□□の何倍、△△より増えた、といった表現が好まれるようです。小さい数字はたとえ二倍になっても小さいままです。たとえばあるダイエット法で体重一〇〇キログラムの人がA法では五〇〇グラム、B法では一キログラム減ったという事実をそのまま伝えるとあまり面白くはありませんが、「B法ではA法の二倍も効果があった」というと、なんだかB法がとてもよさそうに聞こえませんか。実際にはどちらも大して効果はないのですが。

## 二　トランス脂肪酸のリスクアナリシス

次にトランス脂肪酸を例に検討しましょう。

油脂は化学構造としてはグリセリンと脂肪酸のエステルで、一分子のグリセリンに三分子までの脂肪酸が結合することができ、どのような脂肪酸が結合しているかで油脂の性質が違います。一般的に常温で液体のものを油、固体のものを脂と呼びますが、脂肪酸が飽和脂肪酸である場合により硬くなります。植物油などは不飽和脂肪酸が多いので常温で液体の場合が多いです。

トランス脂肪酸は、不飽和脂肪酸の一種で、天然にも反芻(すう)動物の消化管に生息する微生物などがつくるために乳製品などの食品中に含まれます。人工物としては植物油からマーガリンやショートニングをつくるために水素を添加する（硬化）工程で生じるとされます。硬化油は揚げ物に使うと植物油より安定で酸化しにくくベタベタしない、クッキーなどの焼き菓子に使った場合バター同様の舌触りが得られるという優れた性質をもち、かつ動物性油脂で飽和脂肪酸が主成分であるバターより健康によいという理由で一九八〇年代に米国などで使用が広がったようです。当時の常識としては、飽和脂肪酸より不飽和脂肪酸のほうが健康にはよいとされていました。もちろんそれは現在でも一般論としては事実ですが、その後不飽和脂肪酸の一種であるトランス脂肪酸の摂り過ぎは心血管系疾患に悪影響があるという報告が相次ぎ、トランス脂肪酸の使用は制限すべきであると考えられるようになりました。とくにヨーロッパと北米でトランス脂肪酸が問題となりました。

リスク評価が行われるきっかけは各種の疫学研究論文が発表されたことです。リスク管理の担当部局はそれぞれのリスク評価機関へリスク評価を依頼しました。

**【ハザード同定】**

トランス脂肪酸は摂り過ぎると血中ＨＤＬ（いわゆる善玉コレステロール）を低下させＬＤＬ（いわゆる悪玉コレステロール）を増加させ、冠動脈系心疾患（ＣＨＤ）を起こしやすくするという研究の知見が得られていました。

**【ハザードキャラクタリゼーション】**

トランス脂肪酸には天然由来のものや食品の加工の際に生じるもの、硬化反応によりできるものなどいくつかの種類があり、天然由来のものや共役リノール酸などの特殊なものをどう扱うかによって定義が異なる場合があります。厳密に区別するのは困難なので、とりあえずすべての種類のトランス脂肪酸をひとまとめにして扱うことにします。

トランス脂肪酸を一定の量を超えて長期間にわたって食べ続けることによりＣＨＤリスクが高くなることが示唆され、目安として総摂取カロリーの一パーセント未満に抑えることが望ましいとされています（飽和脂肪酸については七パーセント程度）。発がん性や生殖毒性などはとくに問題とされていません。これは天然に食品中に存在する、あるいは調理や加工の際に意図せずに生じてしまうものまで削減する必要はないということを意味します。

**【ばく露評価】**

ばく露量は国により大きく異なります。乳製品の消費量の違いも幾分寄与しているのですが、おおむね北米とヨーロッパの一部で高く、その他の地域ではそれほど高くはありません。なおトランス脂肪酸の摂取量は一九九〇年代半ばをピークに世界的に減っているようです。

**【リスクキャラクタリゼーション】**

背景としてＣＨＤ患者が多く、トランス脂肪酸摂取量が多い国でリスクが高く、摂取量を削減する必要があるという評価が行われました。具体的な国名としては、米国、カナダ、スウェーデン、デンマークなどです。

**【リスク管理】**

トランス脂肪酸についてとくに興味深いのは、各国や地域で選択されたリスク管理方法の違いです。

まず世界に先駆けて法による規制という厳しい対応を行ったことで知られるのがデンマークです。二〇〇三年に工業生産された硬化油について、脂肪一〇〇グラムあたり二グラム以上のトランス脂肪酸を含む商品は販売してはならないという規制を行いました。しかしこのような規制を採用した国はほかにはほとんどありませんでした。デンマークと同じスカンジナビアの国であるスウェーデンでは、法による規制ではなく、企業との対話による削減策を選択しました。

米国やカナダでは、国レベルでは食品中のトランス脂肪酸含量を表示するという表示に関する決まりを導入しただけですが、州などのレベルでは個別に規制を行っているところがあります。ニューヨーク市では二〇〇八年七月一日以降は、一食あたり〇・五グラム以上のトランス脂肪酸を含む料理を提供してはいけないという規制が発効しました。カナダや米国ではこのニューヨーク市の対応に倣って、州レベルでのトランス脂肪酸制限法案を採択しているところがいくつかあります。

このように、トランス脂肪酸の摂り過ぎによるリスクがあると判断された国であってもリスク管理方法としては異なる選択を行っているのです。

表3-2　各国のトランス脂肪酸規制の状況

| 国・地域 | トランス脂肪酸摂取量 | 表示 | 法による規制 |
|---|---|---|---|
| 米国 | 多い | あり | 法ではないが部分水素添加油はヒト食用の GRAS ではないと決定 |
| ニューヨーク市 | 多い | あり | レストラン等で使用禁止など |
| カナダ | 多い | あり | 食品への部分水素添加油の使用を禁止 |
| 英国 | 少ない | 2019 年、動物脂肪に天然に存在するものを除き、消費者に提供される及び小売りされる食品に含まれるトランス脂肪酸は脂肪 100 g あたり 2 g を超えてはならない | |
| アイルランド | 少ない | | |
| スウェーデン | 多い | | |
| デンマーク | 多い | | |
| フランス | 少ない（一部多い） | | |
| フィンランド | 少ない | | |
| ニュージーランド | 少ない | 脂肪に関する健康強調表示がある場合には表示しなければならない。 | なし（任意の削減） |
| オーストラリア | 少ない | | なし（任意の削減） |
| 韓国 | 少ない | あり | あり（勧奨規格） |
| 日本 | 少ない | なし | なし（任意の削減） |

一方トランス脂肪酸の摂取量がそれほど多くなく、リスクが比較的小さいと判断された国ぐにでは、おもに企業への要請という形でリスク管理が行われています。

日本については食品安全委員会予備的調査では、トランス脂肪の摂取量が少ないためとくにリスクがなく、対応の必要はないという知見だったので、規制や表示などの対応はとられていません。

特殊なのは韓国で、トランス脂肪酸摂取量が多くはなくリスクがあるわけでもない状況下で、法律ではなく勧奨規格としてですが、トランス脂肪酸規制を行っています。これは行政指導による基準で、実質的には法律と同じように機能しているようです。

各国の状況を表3－2にまとめました。「任意の削減」と記載がある部分については、国により協力要請の態度が違うのですが、立法による規制という部分で区別しました。実際には日本のようにとくにリスク管理機関から企業向けに明確な要請はないものから、カナダやオーストラリアのように、モニタリングの結果が芳しくないようなら立法も辞さないという〝脅し付き〟での要請まで幅があります。

## 【リスク管理のモニタリングと評価】

トランス脂肪酸に関しては、各国がもっとも力を入れているように見えるのはモニタリングです。各国では定期的に市販の食品のトランス脂肪酸含量を測定し、公表しています。日本以外のほとんどの国で、食品中トランス脂肪酸含量がスタートラインより減少したという結果が報告されています。日本ではもともと少ないのでモニタリングの必要はなかっただけのことで、世界的にトランス脂肪酸ばく露量は減っていると言ってよいでしょう。

ここで注目すべきは、出発時点では同じような状況でありながらリスク管理手法として法律による規制を選択したデンマークと、企業との対話による削減を選択したスウェーデンで、二〇〇七年時点での市販食品のトランス脂肪酸含量は、ほぼ同じであったと報告されていることでしょう。法律による規制には、立法のための議会での議論や各種事務手続きはもちろんのこと、施行を確保するための公定法の設定や監視要員の確保など、多くの資源を必要とします。議会での審議はほかの議題への審議時間を削ることになりますし、必要経費はふつう税金です。スウェーデン食品局のモニタリング結果の発表からは、デンマークと比較してスウェーデンのやりかたが少ない費用で同じだけの成果を得られる優れたものであったという自負が読み取れます。

　このようにトランス脂肪酸の削減自体は世界的に順調に進んでいるようですが、各国の保健担当機関にとってトランス脂肪酸の削減は最終目標ではなく、ＣＨＤ患者の削減が目標ですので、効果があったかどうかを判定するにはもうしばらくかかります（注：トランス脂肪酸摂取量は低下しています。計算上ＣＨＤも減ったと考えられていますが、全米でＣＨＤが減少しているので証明は難しいです）。とくにニューヨーク市のように、過激な法規制を行ったところではその費用対効果は厳しく問われています。トランス脂肪酸については、一定レベル以上の摂り過ぎには悪影響があるという根拠はあるものの、ある程度少ないところからさらに削減した場合にメリットがあるという根拠はないのです。ニューヨーク市の規制はその科学的根拠の明確ではない、きわめて少ないレベルまで達成することを目標としているのです。通常なんらかの汚染物質などのレベルを下げるとき、ある程度までは比較的容易に下げることができても、一定レベルまで下がってしまうとそれをさらに低下させるのに必要な資源がどんどん大きくなってしまうものです。

そしてオーストラリアやニュージーランド、英国など、もともとそれほどトランス脂肪酸の問題が大きくなかった国では、トランス脂肪酸にばかり注目しないで、もっと大きな問題である飽和脂肪酸の摂り過ぎに注意しましょうと呼びかけています。トランス脂肪酸が話題になっていたせいで、消費者が食品表示のトランス脂肪酸の欄ばかり気にしてしまい、トランス脂肪酸がゼロと表示してあると、たとえ飽和脂肪酸が多過ぎるような食品でも健康によいと誤認してしまう可能性があるからです。これらの国ではトランス脂肪酸の摂取量こそ問題とはならないとしても、飽和脂肪酸については適正量を超えているのです。

## 【日本の場合】

さて表3－2にも示しましたが、ヨーロッパ、オーストラリア、北米とくらべて、日本と韓国は同じような地域で同じような初期条件（トランス脂肪酸の摂取量はもともとそう多くはなく、リスクは小さい）でありながら随分と違った対応をしています。韓国は表示の義務化と一定以上のトランス脂肪酸を含む製品の販売禁止という措置をとり、日本は一見なにもしていないように見えます。トランス脂肪酸について問題視する消費者団体などの意見として、デンマークと北米と韓国の例を出して日本だけがなにもしていないと批判することがよく見受けられますが、実際にはトランス脂肪酸摂取量の少ない国においては、日本のようにとくになにもしていない国も多いのです。韓国はこの件だけではなく、世界中の規制を比較してできる限り厳しい規制をするのが善だと考えているところがあります。韓国には食品安全に関する独立したリスク評価機関はありません。韓国食品医薬品庁（現在は食品医薬品安全処）がリスク評価とリスク管理の両方の機能をあわせもっています。類似の組織としてはＦＤＡがあります。

トランス脂肪酸の表示に関しても、必ずしも表示することが科学的に正当であると世界中で考えられているわけではありません。食品に表示させるというのは、企業がよりトランス脂肪酸含量の少ない商品をつくるインセンティブになることと、消費者が自分で摂り過ぎを避けることができるという意味があります。したがって日本のようにとくに問題がない場合には表示によるメリットはほとんどなく、表示することによるデメリットだけが加わることになります。表示によるデメリットというと企業側のコストだけが想定されがちですが、そうではありません。表示項目が多く複雑になればなるほど消費者は表示を読まなくなり、大切な情報が伝わりにくくなるため表示はできるだけ単純で明確なものがよい、とされているのです。日本の場合、トランス脂肪酸の表示より、基本的な栄養成分表示が優先課題でしょう。

このようにトランス脂肪酸という同一の「ハザード」について、国や地域により「リスク」はさまざまであり、さらに同じリスク評価の結果であってもリスク管理の手段はいろいろなものがあり得るのです。どのようなリスク管理手法が適切であるかは社会状況や文化的背景など、多様な要因が絡んできます。リスクアナリシスはリスク管理者に適切なリスク管理手法の選択ができるよう科学的知見を与えるためのものですが、リスク管理者や消費者とのコミュニケーションにおいては社会的背景についての理解も必要となります。

なお日本人においてCHDリスクを下げるのにもっとも寄与するであろう要因は、禁煙であるとされています。

二〇一〇年以降のトランス脂肪酸をめぐる動向をまとめておきます。

- WHOが二〇一八年に、工業的に生産されるトランス脂肪酸を世界の食品供給網から排除する方針を公表しました。トランス脂肪酸の総摂取量を総エネルギー摂取量の一パーセント未満にすることを推奨し、そのためのガイドラインを提示しています。これは一日あたり二〇〇〇カロリーの食事を摂るとすると、二・二g／日未満になります。
- 欧州では二〇一九年に食品中のトランス脂肪に関する規制を採択し、動物脂肪に天然に存在するものを除いて、消費者に提供される、および小売りされる食品に含まれるトランス脂肪は、脂肪一〇〇グラムあたり二グラム以下と定めました。二〇二一年までに順守するとされています。

・米国では、二〇一五年に部分水素添加油（トランス脂肪酸を多く含む）を、食品に使用できるＧＲＡＳ（一般的に安全だと認識される）ではないと決定。ＦＤＡの発表によると米国人のトランス脂肪摂取量は二〇〇三年の一日四・六グラムから二〇一二年は約一グラムまで減少しており、この対応でさらに減らすことで、健康影響がほぼないレベルになることを期待しているようです。

・日本では、食品安全委員会が平成二四（二〇一二）年にトランス脂肪酸に係る食品健康影響評価を発表し、日本人の平均摂取量は総エネルギーの〇・三パーセントであり、通常の食生活では健康への影響は小さいとしています。

## 三　緊急時のリスクアナリシス

### 中国のメラミン汚染ミルク事件

二〇〇八年に中国で発生したメラミン汚染ミルク事件が世界中に波及するという事件がありました。最初の報道は、三鹿という会社の粉ミルクを飲んでいた赤ちゃんたちに、赤ちゃんにはめったに見られない腎臓結石の症例が多発し、そのうち何人かは死亡したというものでした。その後明らかになったのは、牛乳のタンパク質含量を誤魔化す目的でメラミンが使用されていて、この会社の製品だけではなくほかのメーカーの製品からもメラミンが検出され、各種加工製品に使用されて世界中に輸出されていたということです。中国で汚染ミルクに起因すると考えられる尿路系の結石で入院した乳幼児は五万一九〇〇人以上、死亡は六人とされています。中国以外で死亡はなく、有症患者が報告されているのは中国本土のほかに香港、マカオ、台湾とすべて中国と関係の深い地域でした。

この事件では、中国国内では被害者の同定と救済、汚染源の捜査、牛乳の品質管理の改善などが進められ、国際的には緊急のリスク評価が行われました。

二〇〇八年八月には中国ではじめて開催される北京オリンピックがあり、この事件は オリンピックが始まる前の三月ごろから被害者が出ていたにもかかわらず、国際的に明るみにでたのはオリンピックが終わってからだったことが、大きな問題点として指摘されています。とにかくＷＨＯはじめ世界の保健担当機関が情報を得たのは九月以降であり、その時点ですでに輸出されていた中国産乳製品について、各国が一斉に検査を始めました。

汚染物質とされるメラミンは、二〇〇七年に米国でペットフードへの混入による事故を起こしたばかりで、分析法や予備的安全性評価のための情報がある程度揃っていました。

### 米国ペットフードのメラミン汚染事件

二〇〇七年の米国でのペットフードのメラミン汚染事件は、中国産の小麦グルテン（小麦タンパク質）と称する粉末が、メラミン樹脂合成の際にゴミとして出るメラミンスクラップを小麦粉に混入して、見かけ上のタンパク質含量を多くした偽物だったことが原因です。タンパク質含量の検査には窒素を測定していたので、メラミンのような窒素を多く含む化合物を添加するとタンパク質含量についての検査結果が誤魔化せるのです。

汚染された小麦グルテンを使ったペットフードが製造・販売されていたのは、二〇〇六年一二月から二〇〇七年三月の四カ月間でした。ＦＤＡの報告によれば、この間に出荷されたペットフードを食べて死亡した可能性があると報告されたのはイヌ二二〇〇匹、ネコ一九五〇匹になります。この事件はペットの飼い主からの苦情やメーカーが行っていた自社製品のモニタリングで問題が発覚しています。この特定ペットフードメーカーの製品とは別に、中国産の穀物タンパク質製品からいくつかメラミン汚染がみつかっています。家畜飼料への混入事例もあり、ヒトが食べたときの健康影響についても検討されました。結果的に家畜飼料についてはそれほど大きな波及はなく、病気になった家畜（養殖魚も含めて）は報告されませんでした。メラミンを含む飼料を食べた可能性のある動物や魚の肉からメラミンが検出されたことはなく、したがってヒトの口にはほとんど入っていないだろうと考えられました。

この事件で使われたのは不純物の多いメラミンで、検出された物質もメラミン以外にシアヌル酸、アンメリン、アンメリドと複数で、検体により検出された割合も異なります。

一方乳児用粉ミルクのメラミン汚染事件では、ミルクメーカーが酪農家から生乳を集める際に牛乳の水増しが行われていたようです。ミルクメーカーが酪農家から買い取る場合には、単位量あたりいくらで取引されるために水を加えて増量することが行われていました。水を入れすぎると薄くなって品質検査に不合格になってしまいますが、そこに検査の数値を誤魔化すことができる「プレミックス」というものが出回っていたようです。このプレミックスはペットフード事件で使われたような不純物の多いものとは違って、牛乳のタンパク質と脂肪分を見かけ上増やすために計算された〝ハイテク製品〟であり、使い方についても技術指導があったといいます。この製品を農家相手に売っていた業者が逮捕されたという報道がありましたが、発明者についての情報はありません。そのような薄いミルクからつくった乳児用粉ミルクは、他社製品より安価だという理由

表3-3　メラミン汚染事故概要

| | 2007年ペットフード汚染 | 2008年粉ミルク汚染 |
|---|---|---|
| 被害者 | おもにペットのイヌやネコ | 乳児 |
| 症状 | 尿路結石による腎機能障害 | 尿路結石による腎機能障害 |
| 汚染されていたもの | 米や小麦や大豆のタンパク質粉末 | 牛乳 |
| 使用された物質 | メラミンやシアヌル酸を含む不純物の多い屑 | 周到に計算されてつくられたプレミックス |
| 被害の出た場所 | おもに米国 | 中国 |
| 汚染の起こった場所 | 中国での混入 | 中国 |

でよく売れていたようです。中国で粉ミルクから検出されているメラミンは六一九六・六一mg／kgが最高値です。ほかに一般用の乳製品からもメラミンは検出されていますが、成人は赤ちゃんとは違ってほかにも多様な食品を食べますので、成人での被害事例は報告されていません。

表3－3にペットフード事件と粉ミルク事件の概要をまとめました。

**【リスク評価】**

中国を除く多くの国では、中国産の乳児用ミルクを認めてはいませんでした。乳児用ミルクは赤ちゃんにとって唯一の栄養源で、ふつうの食品とは性質も要求される水準も異なるため、大抵の国では食品とは別に規制を行っています。したがって問題となったのは、ふつうの人がふつうに食べる各種食品中にメラミン汚染があったとして、どのくらいまでなら健康被害はないといえるのか、ということです。本来メラミンは食品に意図的に入れるものではありませんから、食品中に許容できる量は設定されていません。

しかしながらすでに多くの国に汚染のある食品は輸出され、その多くが消費されていたという事実があるわけですから、食べてしまった場合のリスクを評価する必要があるのです。このような場合はたとえ不十分であっても、その時点で入手できるデータや情報をもとに緊急のリスク評価が行われます。

この事件は国際的な広がりを見せていたため、WHOが各国から専門家を招集して臨時のリスク評価を行っています。そのときメラミンの毒性影響評価に使われた指標は、餌に混ぜて与えたラットの雄における膀胱結石です。実際の実験データは、四週間約一六八mg／kg体重／日のメラミンを与えられた雄の膀胱結石が、対照群より有意に増加したというものです。

雌ラットでは結石は観察されていません。雄ラットの膀胱結石はしばしば観察されるもので、亜慢性試験の対照群での発生率は約四・五パーセントだそうです。そこで毒性学的エンドポイントとしては、一〇パーセント結石が増える量の信頼限界下限（BMDL[10]）が選択され、三五mg／kg体重／日と算出されました。これに不確実係数二〇〇を採用して、計算上の数値である三五÷二〇〇＝〇・一七五という数値を有効数字が一桁になるように丸めて、「耐容一日摂取量（TDI）」は〇・二mg／kg体重／日となります。この値をリスク評価に用います。この値については国や機関により余分の安全係数をどのくらいにするかや、数値の丸め方により数倍違う数値を導き出していたケースもあります。

中国の乳児におけるばく露量は上述のＴＤＩの四〇～一二〇倍と明確に高く、健康影響が予想されるものでした。一方中国以外の多くの国ではそのようなばく露は起こっていませんので、健康影響はありそうにないと判断されています。

### 【リスク管理】

ところでメラミンはメラミン樹脂などの食品に使用される器具や容器・包装などから、ごく微量ですが食品に移行することがあります。そのような微量では健康影響はありませんし、違法行為が行われたことの証拠にもなりません。そこで多くの国では意図的混入と溶出とを区別するための目安として、食品中メラミン濃度二・五ｐｐｍという値を設定しました。食品から検出された量が二・五ｐｐｍ以上の場合にメラミンの意図的使用があったとみなして、回収や廃棄を命じるというリスク管理手法を採用したのです。乳児用ミルクに対してはもっと厳しい値として〇・五または一・〇ｐｐｍという値が採用されています。これは先のリスク評価におけるＴＤＩ〇・二mg／kg体重／日に則ったものです。つまりリスク評価機関が実施した安全性評価の結果を参考にしてその範囲内になるように、リスク管理機関である各国行政担当者が基準値を設定し運用しているということです。

ただし世界中で同じ対応がとられたわけではなく、韓国ではゼロトレランスを採用してどのような微量でも検出された場合には違反だと判断しています。日本でも安全性の基準値が明確には提示されていなかったために、検出即廃棄という対応がしばらく続いていたと思います。事件や事故が起こった場合に、速やかに科学的リスク評価を行い、リスクに応じて対応をする、という手続きがまだまだ担当者にも報道機関にも一般国民にも浸透していないために、ハザード情報だけでとにかく危険だ、排除しろという空気になってしまうのだろうと思います。

そのハザード情報についても、メディアが報道していたのは正確さに欠けたものが多かったと思います。尿路に結石をつくる化合物が恐ろしい毒物だと言うのなら、カルシウムやシュウ酸も恐ろしいものになってしまいます。リスク評価には不確実性がつきものので、万が一なにかがあったら責められるので、とにかく大げさに最悪の事態を想定して対応すればいいという考え方もまた、できるだけ適正な評価をして適正な対応をしようと努力することの妨げになります。

### メラミン汚染事件のその後

メラミン汚染ミルクにより結石ができた赤ちゃんの多くは、特別な治療を必要とせずに石が排出されたと報告されています。被害者の数は膨大でしたが、幸いなことに病気としては比較的軽かったようです。最大の被害を出したミルクメーカーは倒産し、そこに資金を出していたニュージーランドの乳業大手は中国での事業の難しさを思い知らされたようです。

中国や韓国ではしばらくのあいだ中国産乳製品に対する一斉検査が継続されていました。中国からの乳製品やその他食品の輸入禁止を決めた国の中には、やがて再開したところもあれば取引が止まったままのところもあります。中国国内では監視が強化されているようですが、世界的には今後も別の手段でのハイテク偽装が起こる可能性は高いと考えられています。

このような問題は中国だけではなく、世界中どこででも起こり得ると考えられます。既知の農薬や汚染物質を機械的に分析する件数をいくら増やしても、そのような新しい危機には対応できません。メラミン汚染に関しては、実際の生乳の食味を調べる官能検査がもっとも検出力が高かったのではないかと思いますが、もし中国の多くの人たちが本来の牛乳の味を知らなくて、水で薄めたものがふつうだと思っているのであれば検出できないでしょう。

官能検査とは、人間の視覚、聴覚、味覚、嗅覚、触覚などの感覚を使った検査方法で、機械による物理化学的検査とは違って特定の物質を数値として正確に測定することはできませんが、複雑な化合物の塊である食品を全体として評価するには簡単で優れた方法です。機器分析ではあらかじめ測定しようとする物質がわかっている必要がありますので想定外の物質については簡単にすり抜けてしまいます。一方、比較的低濃度の不純物であっても、臭いや味の違いがわかるものもあります。ただし検査をするのはあくまで人間ですから、周囲の環境に適応します。その国の住民すべての生活レベルが底上げされない限り、リスクは大きいままであると考えておくべきでしょう。

二〇〇七年のペットフードと二〇〇八年の乳児用ミルクのメラミン事件に共通しているのは、被害が出たのは毎日同じものだけを食べる集団だったということです。このような毎日同じものだけという食生活はなにかの汚染があったときはもちろんのこと、そうでない場合でもリスクが高いものなのです。

## 四　リスクとどう付き合うか

### リスクアナリシスの課題

本章では食品のリスクアナリシスについて紹介してきました。リスクアナリシスは、リスク評価の項目にハザードキャラクタリゼーションがあるように、有害性や危害について評価することがおもな目的でした。しかし魚中メチル水銀の事例のように、有害性にのみ注目すると魚を食べることによる栄養や心血管系疾患予防などの利益が失われてしまうことになります。したがってリスク／ベネフィットの両方のバランスを評価する必要があります。このリスク／ベネフィット評価の手法が現時点では未熟です。たとえば将来的に遺伝子組換えにより栄養価や健康影響において優れた品種がつくられた場合、そのメリットをどう評価して比較するのかといった課題があります。

また一般的食品そのもののリスクを、どのくらいであれば許容できると考えるのかについては、世界的に合意があるわけではありません。日本でふつうに食べられているヒジキや昆布は、ＥＵにとってはヒ素やヨウ素が多過ぎる危険な食品ですし、フグを食用に認めているのはほぼ日本だけです。どこまでを許容できないと考えるかは文化や経済的状況にもよります。

これまであまり踏み込んで議論されていない項目が、「リスク管理の目標設定」です。おもに話題にされる残留農薬や食品添加物などの食品中の化学物質に関しては、実質的にリスクゼロで管理することが可能なため、目標設定としては明文化されていないにしてもゼロリスクが志向されています。しかしながら天然汚染物質や微生物などについては不可能で、許容できるリスクレベルをまず検討しなければならないのです。それはその国や地域の状況、対象とする集団により異なります。たとえば途上国における食品中微生物管理のレベルと先進国でのそれが違うということは、一般的によく知られていることだと思います。同じ国の中でも一般的食品と病人用の特別食や、宇宙飛行士用の宇宙食では要求される水準が異なります。微生物リスクに関しては、一般的に流通してい

1．選択肢10の場合

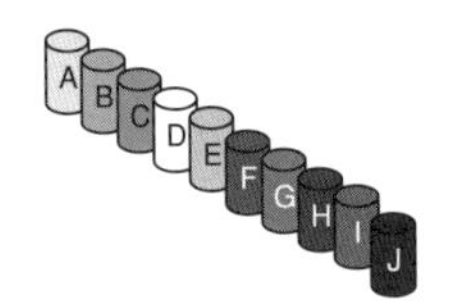


| A | B | C | D | E |
|---|---|---|---|---|
| F | G | H | I | J |

2．選択肢5の場合

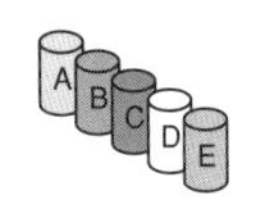


| A | B | C | D | E |
|---|---|---|---|---|

図3－4　選択肢の多さとリスク削減

る食品で乳幼児や高齢者、妊婦などのハイリスク集団には健康影響があり得るというレベルが日本の現状です。これでいいのかどうか、どうあるべきなのかについてはみんなで考えていくべき課題です。

## 多様な選択肢でリスクを分散させる

ひとつ注意しなければならないのは、小さいリスクでも許容できないとして排除してしまうと結果的に選択肢が減って全体のリスクが高くなるということです。選択肢の多さがリスク削減とどう関連するかについて、図3－4で説明してみましょう。1の場合は食べられるものが一〇種類あって、それぞれ異なるリスクがあるとします。2の場合は食べられるものが五種類です。食べる量はどちらも一定です。仮にすべての選択肢から同じような量を選んで食べるとすると、選択肢が多い場合には選択肢が少ない場合より個別のリスクが小さくなります。

ふつうの食品は、組成が不明で均一でも一定でもない化学物質や微生物の塊です。その中には長期間にわたって大量に摂れば有害健康影響がある物質も多数含まれます。人間や動物には少量の有害物質なら処理できる能力がありますから、大量を長期間摂ることさえしなければ問題はないわけです。しかしながら同じものを毎日食べ続けることによって有害影響が出てしまうという事例は多々あります。典型的なのが単品だけに頼ったダイエット法や健康法、毎日濃縮物を大量に摂るようないわゆる健康食品です。リスク分散によるリスクの低減のためにも、特定のものにこだわらない、いろいろな種類の食品をバランスよく食べる食生活が勧められています。

そのような多様な選択肢を確保するためには、必要以上に厳格な規制は行わないこともまた大切なのです。しかしこれについてはハザードがあると報道されるたびに、なにかを禁止にすることで安心だと感じてしまうような一般の人びとの直感的判断が障害になります。実際には逆で、些細な理由での禁止が多ければ多いほど選択肢は狭められ、リスクは高くなってしまうのです。感情ではなく理性で判断したいものです。

## リスクアナリシスは日常生活にも役立つ

最後に付け加えますが、リスクアナリシスの考え方は私たちが日常生活を送るうえでも役に立ちます。なんらかの問題に直面したとき、それがどういう問題であるか見極め、自分にとっての影響をできるだけ正確に見積もり（リスク評価）、いくつかの選択肢の中からベストと思われるものを選択し、必要に応じて評価・見直しを行う、という一連の対応はふつうの人でも無意識のうちにやっているものです。

たとえば出かけるときに天気予報を見て傘をもっていくかどうか判断するといった場合に、それぞれ目的地や用件など自分の条件で判断しているはずで、常に最悪を想定して重装備で行くのがベストなどとは誰も考えないでしょう。保険に加入する、高額な商品を購入する、家族が病気になったなど課題が複雑になった場合には、意識してステップごとに分解して選択肢のメリット・デメリットを比較検討してみると冷静に考えられるかもしれません。

# 第4章

# 食品の有効性をどう評価するか

❖本章のポイント
†食品の有効性に関する情報を読み解く
†「効果がある」とはどういうことか

「この製品にはコラーゲンが含まれるのでお肌によい」といった、食品○○を食べると△△に効く、といったタイプの言説がよく聞かれます。ほとんど事実であるかのように言われるこの手の話の根拠とはどのようなものなのでしょうか。

## 一　抗肥満薬はやせ薬なのか？

### 競争の激しい抗肥満薬開発

食品の話をする前に、医薬品の話を紹介してみましょう。

食品に興味のある人たちにとって、もっとも関心の高いもののひとつが抗肥満薬ではないでしょうか。

多くの先進国では、肥満は年々増加していて関心も高い問題です。たとえば米国では

ＢＭＩ三〇以上と定義される「肥満」に相当する人が全アメリカ人の三三パーセント、ＢＭＩ二五以上と定義される「過体重」に相当する人が六六パーセントとされています（注：二〇〇八年の値。世界的にＢＭＩ三〇以上を肥満、ＢＭＩ二五以上を過体重とするのが標準ですが、日本ではＢＭＩ二五以上を肥満とするという定義が採用されている場合が多いので、データを比較する際には注意が必要です）。米国の二〇一七〜一八年の肥満率は四二・四パーセントで、一九九九〜二〇〇〇年の三〇・五パーセントから増加した、と報告されています。

子どもたちの肥満も増加し続けています。肥満は糖尿病や高血圧、呼吸器疾患、不眠症、ある種のがんなどの幅広い病気のリスクに関連し、公衆衛生上も大きな問題となっています。

アメリカ人が肥満の治療や対策に費やしているお金は年間三三〇億ドル（一ドル一〇〇円で換算すると三兆三〇〇〇億円）以上と推定されています。この中にはサプリメントや効果の疑わしい各種ダイエット方法なども含まれます。したがって抗肥満薬はもし効果的なものができれば、莫大な利益が見込まれるため、世界中の大手製薬企業が競って研究開発を行っています。

基礎研究の成果も著しいもので、肥満に関連する研究論文は毎年たくさん発表されています。これまで肥満に関係するホルモンとしてレプチン、グレリン、メラノコルチン、

表４－１　抗肥満薬開発目的で研究標的となっているもの

| | |
|---|---|
| レプチン | コレシストキニン |
| メラノコルチン | ペプチドYY |
| セロトニン | グレリン |
| カンナビノイド受容体 | アディポネクチン |
| GLP-1受容体 | NPY Y5受容体 |

オベスタチンなどが発見されており、それぞれ抗肥満薬の標的とみなされて研究が進められています。表４－１にこれまで有望とみなされてきた肥満関連ホルモンや受容体の名前を挙げます。抗肥満薬研究は世界の第一線の研究者たちが大量の資金を投入して日夜激しい競争を繰り広げている分野のひとつで、大学の一研究室や中小食品会社が少人数でほんの数年研究してすぐ成果が出るような簡単なものではないのです。そして表４－２にこれまでに開発され、市販されてきた抗肥満薬を挙げてみました。

日本は最近の「メタボ」ブームが起こるまでは、先進国の中では珍しく肥満が少ないためそれほど大きな問題とはなっていませんでした。そのため、これらの医薬品のほとんどは販売されたことがなく一般への知名度もあまり高くないと思います。実際のところ、これらの医薬品は肥満の解決には程遠い成果しか出せていないのです。

### 食欲抑制作用

抗肥満薬としてもっとも多く使われてきたのが食欲抑制作用のある医薬品ですが、それほど劇的な体重減少は見られないことと、さ

表4-2　抗肥満薬

| | | |
|---|---|---|
| ○一部の国で使用中の抗肥満薬 | | |
| Orlistat | リパーゼ阻害薬 | 処方薬Xenical、OTC Alli |
| Phentermine plus topiramate（Qnexa、Qsymia）naltrexone plus bupropion（Contrave） | 食欲抑制剤 | |
| liraglutide | GLP-1受容体アゴニスト | 注射薬 |
| semaglutide | GLP-1受容体アゴニスト | 注射薬 |
| Phendimetrazine | 食欲抑制剤 | |
| Mazindol | 食欲抑制剤 | |
| Benzphetamine | 食欲抑制剤 | 依存性が高い |
| ○臨床研究段階にある抗肥満薬 | | |
| Cetilistat | リパーゼ阻害薬 | 2013年に日本で承認されたものの薬価収載されず販売されないまま武田が導入元企業に返還 |
| Empatic | 食欲抑制 | |
| Pramlintide | 食欲や代謝に影響 | |
| S-2367 | NPY Y5受容体アンタゴニスト | 塩野義が開発中 |
| Tesofensine | セロトニン・ノルアドレナリン・ドパミン再取り込み阻害剤 | |
| tirzepatide | GIP受容体とGLP1受容体のデュアルアゴニスト | |
| ○承認取り消しになった抗肥満薬 | | |
| rimonabant | 選択的CB1受容体阻害剤 | 自殺念慮リスクが高いとして承認取り消し |
| Fenfluramine | セロトニン濃度を増加させる | 心臓弁への副作用から承認取り消し |
| Sibutramine | | 2010年米国で取り下げ、2014年EUで取り消し |
| Lorcaserin | 選択的5-HT2cセロトニン受容体活性化 | FDA承認後取り下げ（がんが増える可能性） |

まざまな副作用があることなどが欠点です。通常医師に抗肥満薬を処方される場合は、食生活や運動などのライフスタイルの改善とセットで指導を受け、食べる量を減らした分の空腹を我慢する辛さを食欲抑制剤で緩和することになるのですが、実際には肥満患者の多くはライフスタイルの変更はせずに、つまり好きなものを好きなだけ食べて面倒な運動もせず、薬を飲むだけで体重を落としたいと考えるようです。

ここで、日本でも開発が進められていたメルクのＭＫ－０５５７（ニューロペプチドＹアンタゴニスト）という医薬品の例を紹介してみましょう。

ニューロペプチドＹ（ＮＰＹ）とは三六アミノ酸からなる神経伝達物質で、脳に広く存在し、エネルギー恒常性に関与すると考えられています。脳内のＮＰＹ濃度は餌が足りているか不足しているかで変動し、齧歯類の脳にＮＰＹを注射すると餌をたくさん食べて肥満になります。そのＮＰＹの信号を伝える役割をするのが受容体で、そのうちＹ５Ｒと呼ばれるタイプの受容体が餌を食べるかどうかの調節に関係していることがわかってきました。そこでメルクの開発した薬がＹ５Ｒ受容体の作用を抑制する（アンタゴニスト）物質ＭＫ－０５５７です。

マウスに脂肪の多い餌を食べさせると、ふつうの餌を食べさせた場合より多くのカロリーを摂って体重が増えます。そのときにＭＫ－０５５７を三〇または五〇㎎／㎏経口投与すると摂取するカロリーが減り、体脂肪の増加が抑制され、体重の増加も抑制されました。具体的にはマウスに脂肪の多い餌を与えると一日のカロリー摂取量が一〇キロカロリー程度から一四キロカロリー程度に増加し、約一〇日間で平均体重が二グラムほど増えます。マウスのもともとの体重が三〇グラム程度なので、一〇日で二グラムの増加は結構大きなものです。そのときに脂肪の多い餌と一緒にMK‐0557を三〇またはは五〇㎎／㎏与えると、薬物の用量に依存して食べる量が減り、体重の増加は三〇㎎／㎏群では約一グラム、五〇㎎／㎏群では約〇・五グラムと薬物の投与量に応じて体重抑制作用は大きくなりました。効果も体重の増加が五〇〜七五パーセント抑えられたため十分大きく、動物実験での結果としてはきわめて素晴らしいものでした。これならきっとヒトでも効果が期待できると考えられ、実際にヒトで臨床試験が行われたのです。

臨床試験の結果五二週間の長期にわたってこの薬物を使用した肥満または過体重の患者の体重減少量は、偽薬（見た目は投与される薬と同じようにつくってあるものの有効成分を含みません。患者だけではなく投与する医師にも本物かどうかはわからないようになっています）を投与された対照群にくらべて、平均値でたった一・六キログラムしか違わなかったのです。

ちなみにこの臨床試験ではすべての参加者に対してカロリーを制限するよう指導していますから対照群でも若干体重減少は見られています。しかし一年間での平均減少量は対照群で二キログラム弱であり、必要カロリーより五〇〇キロカロリー減らすようにとの指導が守られていないことを示しています。もちろん、カロリー摂取量を減らすようにと指導したら簡単にそれが実行できるのであれば、そもそも抗肥満薬など必要ないわけですが。

対照群と薬物投与群のあいだに確かに統計学的有意差はありますが、もともとBMI三〇程度の人が一年間で一・六キログラムしか余分に減少しないのでは、お金を払って薬を飲む価値はあまりないと判断されてもしかたないでしょう。

### 動物実験だけではわからない副作用

MK-0557だけではなく、ほかの抗肥満薬でも動物実験では効果があるのにヒトでは効果が出ないという例が多いのです。これは多分に実験動物と人間とでは、食べるという行動を決める条件が違うせいでもあるのでしょう。実験動物の餌はほぼ一生にわたって同じもので、いつでも食べられる状態になっています。環境変化もほとんどなく、飼育用ケージの中で限られた数の仲間とほぼなんの刺激もない生活を送っています。人間の場合は環境も食べ物も多様で、なにかを食べるのは必ずしも空腹だからではないでしょう。ときにはお腹が空いていなくても美味しそうだから食べ、ときには空腹に耐え、お付き合いもあり、食欲とは直接関係のないなんらかのストレスや欲求不満からやけ食いしたりすることもあるのが人間でしょう。

動物実験の結果には人間に比較的あてはまりやすいものからそうでないものまでいろいろあるのですが、食行動についてはあてはまりにくいものの代表のようなものです。つまり抗肥満薬に効果があるかどうかは人間で実際に使ってみなければわからないのです。さらに効果があっても副作用が強いため認可が取り消されたものもあります。その副作用も人間で使ってみなければわからないようなものが多々あります。たとえば食欲抑制剤リモナバンは、副作用として鬱を誘発し、その結果として自殺を誘発するためヨーロッパで認可取り消しとなりました。動物が自殺を企てることはありませんから、そのような重大な副作用は人間で使ってみなければわからないものです。

脳に働く薬が、鬱や自殺のような副作用をもつことは十分ありうることで、慎重な使用が必要です。ところがそのような薬が、インターネットなどで販売されている「やせる」製品の中からしばしば検出されています。そのような製品には正確な情報は提示されておらず、「ナチュラル」だとか「一〇〇パーセント天然ハーブ製」といったような宣伝文句で販売されているのです。

本当に効果のある薬なら、間違いなく薬として認可されて世界中で使われるでしょう。逆に言うと、薬として、あるいは正規の肥満治療法として医療の現場で使われていないのなら、そのダイエット方法やダイエット製品にはまず効果はないと考えてよいということです。効果がないだけならまだ経済的被害だけで済みますが、前述のように表示されていない有効成分が含まれる製品になると、ときに死亡を含む重大な健康被害に遭うことになりかねません。

### 脂肪吸収抑制薬

最近ヨーロッパで肥満治療用の処方薬が、薬局でも購入できるようになったことが話題になりました。商品名Alli（アリーまたはアライ。有効成分名Orlistat〔オルリスタット〕、ほかに処方薬としてXenical〔ゼニカル〕という商品があります）というこの薬は、消化管で脂肪を分解する酵素であるリパーゼを阻害する活性があり、消化管からの脂肪の吸収を抑制します。中枢神経系に作用する薬より安全性は高いものです。しかしながらこの薬はその作用メカニズムが食事由来の脂肪が吸収されないということですから、その結果として使用者にとってきわめて不愉快な現象が起こります。つまり制御できない油性の下痢です。

人間は消化できない油を食べると下痢という症状になるのですが、よく知られているのはアブラソコムツやバラムツという、人間が消化できないワックスエステルの多い魚を食べると下痢をすることです。その場合の下痢は、お腹の調子が悪いといった場合の下痢とは違って油が下着に染み出すといった、制御不可能な不快なものです。したがってAlliを使う場合、最初から食べる油脂の量を制限することになります。そうでないと外出もままならない事態になります。ですからこの薬は決して「脂肪の吸収を抑制してくれるからたくさん食べても大丈夫」という、使う側が夢想するような都合のよいものではないのです。脂肪の吸収を阻害するというのはそういうことです。もしあなたがこれを飲めば脂肪が吸収されないという製品を摂って、かつ脂肪分の多い食事をしたのに、その結果としてなんの消化管症状もなくふつうのお通じがあったのなら、それは食べた分の脂肪がちゃんと吸収されたということです。

残念ながら現時点では一般の人びとが期待するような、食べる量を変えなくても手軽で簡単に減量できる方法などないのです。薬物による健康被害を避けたいのなら、「好きなだけ食べても痩せる」というような効果・効能を謳った、いわゆる健康食品には手を出さないのがよいでしょう。

なお二〇二一年六月にＦＤＡが認可したセマグルチド注射薬は、これまでの抗肥満薬に比べると非常に大きな効果を臨床試験で示しています。この薬は糖尿病治療薬として多くの国で認可されており、抗肥満薬としての認可は米国が初めてですが、いずれ他の国でも認可されるでしょう。グルカゴン様ペプチド-１（ＧＬＰ-１）受容体作動薬と分類されるグループの一つです。

## 二　ビタミン剤でがんの予防ができるのだろうか？

効果や効能を期待して摂ることが多い食品の代表的なものが、ビタミン剤をはじめとする各種サプリメントでしょう。とくにビタミンは、不足による各種疾患が日本の公衆衛生上の問題だった時代が長く、世界ではいまだに不足による発育不良が多いことから、健康のためにはたくさん摂ったほうがよいと思われていることが多いようです。

### ビタミンの健康影響

ビタミン剤が健康によいと考えられるようになったきっかけのひとつに、ノーベル化学賞（一九五四年）および平和賞（一九六二年）を受賞したライナス・ポーリング博士（一九〇一～九四年、専門は量子化学、生化学）が、一九七〇年代に高用量（一日一〇〇〇ミリグラム以上）ビタミンCにより風邪を予防できると主張したことがあります。さらに一九七〇年代後半にはポーリング博士はビタミンCががんの予防や治療にも有効であると主張し、一九八〇年代には高用量ビタミンCが健康状態全般を改善し加齢を遅らせて長生きできるようにすると主張しました。ポーリング博士自身も大量のビタミンC（一二～四〇グラム）を服用していたそうです。

二度もノーベル賞を受賞し、かつ長寿でもあったこの高名な科学者がビタミンCの効果を信じ一般にも広く勧めたこともあり、ビタミンCが風邪に効くという話は世界中に広がりました。しかしながらポーリング博士は臨床医学の専門家ではなく、彼の主張は医学の世界での標準的根拠に基づくものではありませんでした。実際にはビタミンC欠乏ではない人びとに大量のビタミンCを投与することがどのような影響を与えるかについてのたくさんの臨床研究が行われ、ポーリング博士の主張を裏付けるような結果は得られていません。

現時点ではコクランライブラリーが二〇〇七年に更新した系統的レビューの、「ふつうの人が高用量ビタミンCサプリメントを使用しても風邪を予防することはない。マラソンランナーやスキーヤーなど厳寒環境での運動や激しい運動を短時間するような人の場合には使ってもいいかもしれない」というのが最新の評価結果です（コクランライブラリー，2007, Issue 3)。またビタミンCの過剰摂取は腎臓結石の副作用があることなどが知られており、決して無害ではありません。（コクランレビューは日本語で読めるものが増えているので、ぜひ参照してください。ビタミンCと風邪については以下です。ビタミンCによる風邪の予防および治療：https://www.cochrane.org/ja/CD000980/ARIbitamincniyorufeng-xie-noyu-fang-oyobizhi-liao)

## ビタミン剤にがんの予防効果は期待できない

一方で正統派の医学研究の分野からも、ビタミンの健康影響を示唆するような結果は出ていました。とくに注目されたのは、野菜や果物を食べる習慣とがんの発症に関する疫学研究から、野菜や果物を食べない人たちのほうが食べる人たちよりがんになる率が高そうだという報告が相次いだことです。野菜や果物にはがんを予防する成分が含まれている可能性があることから、真っ先に候補に挙げられたのがビタミンAやビタミンEといった、いわゆる抗酸化ビタミンと呼ばれるビタミン類です。

がんの発症には遺伝子が切れたり傷ついたりすることが関係し、細胞がエネルギーをつくるときに発生する活性酸素やフリーラジカルと呼ばれる反応性の高い分子が遺伝子やタンパク質に傷をつけることが知られていました。このような反応性の高い分子と反応して活性をなくす作用があるのが、一般的に抗酸化物質と呼ばれている物質群です。培養細胞を使った *in vitro* の実験や動物実験では抗酸化ビタミンによるがん予防の可能性を示唆する結果が多数報告されていました。発がん物質による遺伝子の傷害を抗酸化ビタミンが抑制するとか、ビタミン剤投与が発がん物質で誘導した動物の腫瘍発生を抑制するとかいった研究報告は数え切れないほどありました。そこで実際に人間で効果を確認しようという計画が立てられました。こうしたなんらかの化合物によりがんの発生を予防しようという考え方は「がん化学予防」と呼ばれます。しかし大きな期待をもって始められたこれらの研究は、残念ながら思いもよらない結末を迎えます。

フィンランドで一九八五〜八六年に開始され一九九四年に結果が報告されたαトコフエロール（ビタミンE）、βカロテンがん予防研究（ATBC研究）では五〇歳から六九歳までの男性喫煙者二万九一三三人をαトコフェロール一日五〇IU・βカロテン一日二〇ミリグラム、αトコフェロールとβカロテン併用・対照群に割りつけ、五〜八年間観察しました。その結果βカロテン群で肺がんの発症が減るどころか有意に増加したのです。さらに米国で一九九四年から行われた合計一万八三一四人の喫煙者を含む成人男女の参加したβカロテン三〇ミリグラムとビタミンA二万五〇〇〇IUの投与を行う試験（CARET）では、試験の途中でビタミンA群に肺がんの発症が二八パーセント多く、死亡も一七パーセント増加しているという中間結果が得られたため、計画の打ち切りを発表しました。とくに喫煙者でビタミンAによるがんの発症の増加が顕著でした。

これらの期待された大規模臨床試験の結果だけでも非常に衝撃的だったのですが、その後も次つぎと同様の結果が報告されます。表4-3にビタミンサプリメントによるがん予防についての臨床試験の結果をまとめました。サプリメントとしてビタミン剤を摂ってもがんの予防には効果がなく、ときには有害ですらあるというのがそれらをまとめた現時点での結論です。

抗酸化ビタミンのがん予防作用については、*in vitro* の実験や動物実験ではとてもす

表4-3　ビタミンやミネラルによるがん予防の臨床試験結果

| 対象となった微量栄養素 | 対象となったがん | 結果 | 研究のタイプ | 文献 |
|---|---|---|---|---|
| マルチビタミン | 女性の全てのがん | 影響なし | 観察（WHI） | Neuhouser et al., Arch. Int. Med., Feb. 2009 |
| セレン | 前立腺がん | 影響なし | 前向き介入（SELECT） | Lippman, et al., JAMA, Jan. 2009 |
| ビタミンC | 男性の全てのがん | 影響なし | 前向き介入（医師健康研究II） | Gaziano et al., JAMA, Jan. 2009 |
| ビタミンE | 前立腺がん、男性の全てのがん | 影響なし | 前向き介入（SELECT及び医師健康研究II） | Lippman et al. Gaziano et al., JAMA, Jan. 2009 |
| カルシウム＋ビタミンD | 女性の乳がん | 影響なし | 前向き介入（WHI） | Chlebowski et al., JNCI, Nov. 2008 |
| 葉酸 | 前立腺がん | 頻度増加 | 前向き介入（アスピリン/葉酸ポリープ予防研究所） | Figueiredo et al., JNCI, March 2009 |
| セレン＋ビタミンE＋βカロテン | 胃がん | 死亡減少 | 前向き介入（Linxian栄養介入試験） | Qiao et al., JNCI, April 2009 |
| ビタミンD | 前立腺がん | 影響なし | 症例対照（PLCOがんスクリーニング試験） | Ahn et al., JNCI, June 2008 |
| 葉酸＋ビタミンB6＋ビタミンB12 | 女性の乳がん、女性の全てのがん | 影響なし | 前向き介入（WAFACS） | Zhang et al., JAMA, Nov. 2008 |
| βカロテン・レチノール・ルテイン | 肺がん | 増加 | 観察（VITAL） | Satia et al., Am J Epidemiol, Apr.2009 |
| ビタミンE、ビタミンC、カロテノイド | 前立腺がん | 影響なし | 観察（PLCO） | Kirsh et al., JNCI Feb 2006 |
| ビタミンE | がんと心疾患 | 影響なし | 前向き介入（HOPE及びHOPE-TOO） | Lonn et al., JAMA, March 2005 |
| ビタミンE、ビタミンC、βカロテン | 胃がん | 影響なし | ハイリスク集団への前向き介入 | Plummer et al., JNCI Feb 2007 |
| αトコフェロールとβカロテン | 肺がん | 肺がんと死亡率増加 | 前向き介入（ATBC） | Albanes et al., JNCI, Nov.1996 |
| βカロテンとレチノール | 肺がん | 肺がんと死亡率増加 | 前向き介入（CARET） | Omenn et al., JNCI, Nov. 1996 |
| ※がん以外で重要な論文 | | | | |
| 抗酸化サプリメント（ビタミンA、βカロテン、ビタミンE、ビタミンC、セレン） | 死亡 | 死亡増加 | 系統的レビュー | Bjelakovic G et al., Cochrane Database Syst Rev. 2008, Issue 2 |

JNCI Journal of the National Cancer Institute 2009, **101**（7）：446 - 451から一部引用して改変。

ばらしい結果が得られており、理論的背景もあって非常に期待できるものだったので、ひとつやふたつの試験では投与量や対象者などの実験のデザインが悪かったのかもしれない、調査の対象としたがんの種類が違うのかもしれないと考えられ、ここに示した試験以外にもたくさんの試験が行われました。そのほとんどすべてにおいて、ビタミンサプリメントによるがん予防効果は期待できないという結果であったため、もはやこれ以上の臨床試験を行うことはよほど革新的な新事実でも明らかにならない限り、倫理的に許されないだろうというところまできています。つまり科学的には、抗酸化ビタミンサプリメントによるがん予防という夢は、ほぼ完全に否定されているのです。

がんのほかには総死亡率などについても評価されていますが、やはり芳しい結果にはなっていません。ビタミンEの四〇〇IU以上の大量摂取が総死亡率を高くするという研究結果も報告されています。こうした状況から、がんや各種病気の原因として活性酸素種などによる身体の「酸化」があるという、いわゆる酸化仮説そのものにも疑問が投げかけられています。

ビタミン類に効果がないのであれば、ビタミンよりさらに人体での挙動が明確でない各種「抗酸化物質」のサプリメントが有効である可能性はほとんどないと予想されます。もちろん学問の世界では今後も探求が続くのですが、一般の人に対しては、病気予防の目的で現時点で影響がよくわからないものをわざわざ高いお金を出して摂る必要はない、と言えます。

これらの事例から言えるもうひとつのことは、動物実験や培養細胞でどんなに期待できるような結果が出ていても、実際にヒトで調べてみないとわからない、ということです。だからこそ臨床試験がもっとも重要視されているわけです。

## 三　健康強調表示の〝科学的根拠〟とはなにか

医薬品やビタミン剤はその成分や用量が明確にわかっていて、一定の量を毎日投与することができるものです。一方で食品は成分も不明なもののほうが多く、毎日同じものを一定量食べるのは困難で、その影響を調べるのは難しいものです。しかしながらそれでも、ある種の食品にはなんらかの健康影響があるということが示される場合もあります。偏った食事は肥満や痩せなどの原因になりますし、特定の栄養素が欠乏すると発育不良や脚気などの病気の原因にもなります。どんな食品であっても単純に食べ過ぎれば肥満につながり、高血圧や糖尿病などのいわゆる生活習慣病と呼ばれる慢性疾患の発症に寄与します。

食品や食生活の健康影響については数多くの研究が行われており、それらの知見をもとに世界中で望ましい食生活のガイドラインがつくられています。さらに特定の食品については科学的根拠に基づき健康への影響を謳うことができる制度があります。こうした食品の健康効果についてはヨーロッパおよび米国では「ヘルスクレーム（健康強調表示）」と呼ばれます。日本では「特定保健用食品（いわゆるトクホ）」という制度があります。これらの制度について紹介してみます。

## 健康強調表示はどのようになされているか

**【日本】**

日本の場合、食品の健康や栄養に関する表示が公的に認められている代表的なものとして特定保健用食品があります。ほかに栄養素の補給のために利用される「栄養機能食品」や病者用・乳児用・妊産婦用などの特別の用途に用いられる「特別用途食品」があります。

一般の人が口にする可能性のあるものを簡単に分類すると図4‐1のようになります。

まず医薬品と食品とで大きな違いがありますが、薬局で売っているビタミン剤などが医薬品に相当します。ビタミン剤にはいわゆるサプリメント、つまり食品として販売されている製品と医薬部外品として販売されている製品とがあります。有効成分として含まれているビタミンの種類が同じでも規制が異なるため、不純物や溶解性などの品質に違いがある可能性があります。当然のことながら医薬品として販売されている商品のほ

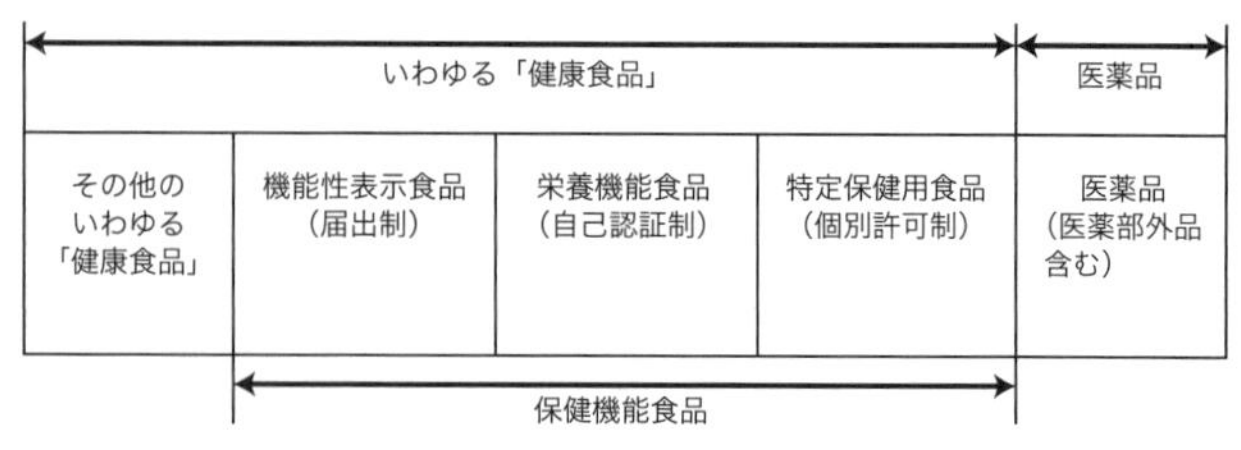


図４－１　日本における表示の分類

うが食品として販売されている商品より規制が厳しく、一般論として品質は高いとみなすことができます。医薬品の場合には個別に承認されている薬効を表示することができます。

食品については個別に審査されて承認される特定保健用食品と特定の栄養基準を含む場合に表示ができる栄養機能食品以外は一般食品の扱いであり、巷によく言われる「健康食品」というものは公式には存在しません。基本的に食品については、病気の予防や治療に効果があると表示したり宣伝したりすることはできません。

日本では二〇一五年に、企業の責任で機能性を表示する機能性表示食品という制度が加わっています。専門家による審査や認可はなく、届け出だけで表示できます。

**【米国】**

米国でも基本的に食品に関しては病気の予防や治療効果を宣伝することはできません。例外的に米国政府や科学アカデミーなどの信頼できる団体が認めていることやＦＤＡが科学的評価を行ったものについては健康強調表示を行うことができます。そのうちＦＤＡが評価したうえで表示が認められる「限定的健康強調表示（Qualified health claim）」と呼ばれる制度において、これまで発表されてきた評価結果については化学同人のホームページに付表③を掲載しました。ダイエタリーサプリメントについては、ダイエタリーサプリメント健康教育法（ＤＳＨＥＡ）によって定義されていて、原則的に販売は自由で市販前の審査のようなものはありません。健康影響表示についても市販前に審査されることはありませんが、正確性や信頼性は企業が担保し、ＦＤＡが承認したものではない、という注意書きが必要です。表示内容に科学的根拠がなかったり、健康被害が出ているようであれば販売停止などの処分が行われます。

米国はサプリメント大国と呼ばれますが、このように販売実態が先で、健康被害や経済的被害といった消費者の実害が出てはじめて対策がとられるという仕組みになっているため、ダイエタリーサプリメント販売業者にとってきわめて有利な市場になっているのです。しかもダイエタリーサプリメントによる健康被害の立証はＦＤＡが行うことになっており、販売業者がデータの提出を拒否すれば被害者が相当数に上らない限り規制できないということになっていました。

近年この状況があまりにも消費者に不利であるということで見直されてきています。したがって米国で販売されているダイエタリーサプリメントの効能・効果についての表示は、販売業者による自主申告であって、科学的根拠についての公的機関による担保はされていません。宣伝文句を信じるかどうかは消費者の責任なのです。

【EU】

EUでは二〇〇六年に食品の栄養と健康強調表示に関する規制が欧州議会で採択され、食品の強調表示は科学的根拠に基づく明確で正確なものでなければならないと定められました。消費者が情報を与えられたうえでの選択をできるようにするためには、表示が重要だからです。そしてその科学的根拠については欧州食品安全機関（EFSA）が評価することになっており、現在評価が進行中です。

各食品企業がEFSAに評価を申請した健康強調表示の件数は数千件を超え、EFSAはそれらを整理・事前評価したうえで個別の申請への回答を順次発表しています。これまでに発表された意見のおもなものを付表④として化学同人のホームページに掲載してみました。当初の計画では二〇一〇年までに食品に表示できる健康強調表示のリストをつくることになっています。

ほかにも韓国や中国でも食品の健康機能を謳うことができる制度がありますが、科学的根拠の評価の仕方について詳細な情報を得ることが難しいため、以下では日本と米国とEUについて食品の健康影響評価を比較してみます。

## 魅力的な健康強調表示は期待できない——ＦＤＡによる評価

　まず米国ですが、ＦＤＡは食品や食品成分の健康機能については、企業から申請されたデータだけではなく、これまで発表された学術論文や研究成果を包括的にレビューして判断しています。したがって膨大な文献を引用して、試験の信頼性やデータの確からしさ、そしてその現実的意味などについて相当量の評価作業を行ったうえで評価結果を発表しますので、処理できる事案に限度があります。これまでＦＤＡが評価して健康強調表示として認められているものの数は少なく、その内容も葉酸についてのもの以外は表示することによって商品を魅力的に感じさせるとはとても思えないようなものばかりです。

　たとえばトマトの場合「週に半分から一カップのトマトを食べることにより前立腺がんリスクが削減されるかもしれないことを示唆するきわめて限定的で予備的な研究がある。ＦＤＡはこの主張を支持する科学的根拠はほとんどないと結論した」となっています。これを申請したトマト製品製造販売業社は、このような表示ができるという許可をもらったものの、商品に表示するつもりはないと述べているそうです。期待していた表示は「決定的な証拠はないが、トマトリコペン（またはトマト製品、トマトのリコペンなど）は前立腺がんリスクを削減するかもしれない」というものだったのです。

　確かにＦＤＡの認めた表示では、消費者が喜んでそれをたくさん食べようとは思わないであろうというようなものばかりです。しかし実際にそのようなデータであったわけですから仕方がありません。業者が健康強調表示の認可を申請した根拠は、その業者にとっては都合のいい臨床試験データに基づくものであったわけですが、それ以外にもたくさんの研究結果があり、否定的なものもあったのです。都合のいいデータだけを採用するのは科学的評価とは言えないわけですから。

ほかにもクルミの場合のように、「低飽和脂肪、低コレステロール食でカロリー摂取の増加を伴わずに一日に一・五オンスのクルミを食べる」というきわめて厳しい前提条件が必要な場合もあります。確かに食品になんらかの健康影響を見いだそうとするのであれば、単純にその食品を食べるというのでは不十分で、その食品を食べることによる食生活全体へのバランスを考慮しなければなりません。たまたまお店で手に取った食品に『健康によい』と書いてあったから食べてみた、というのでは多分なんの役にも立たないというのが現実でしょう。

さらにFDAは食品中のグルコサミンやコンドロイチン硫酸が、関節炎や関節痛に効くという根拠はないと判断していることも付け加えておきます。

## 厳密な根拠を要求するEFSA

EFSAの健康強調表示に関する評価はまだ始まったばかりですが、これまでのところ業者側の申請が科学的根拠としては不十分だと却下されている割合が圧倒的に高いです。ＥＦＳＡの評価基準がどのような水準になるのか当初はよくわからなかったため、とにかく申請だけはしておこうという姿勢で多数出されていました。ところが、かなり厳密な科学的根拠を要求されていることが明らかになってきたため、申請を取り下げる大手企業も出てきたようです。「なんとなく健康によい」という一般的な思い込みによる製品イメージがよいのに、ＥＦＳＡによって「科学的根拠がない」と明確に判断されてしまうことによって、イメージダウンするリスクが大きいと企業側は考えたのです。

評価の内容を少し詳細に検討してみると、たとえばヨーロッパでは伝統的に人気の高いプロバイオティクス（注：消化管内の細菌叢を改善することにより宿主の健康に好影響を与える有用微生物）製品がいくつか申請されています。

*Lactobacillus rhamnosus* GG（LGG®, ATCC 53103：乳酸菌の一種）、*L. rhamnosus* Lc705（DSM 7061）、*Propionibacterium freudenreichii* subsp. shermanii JS（DSM 7067：プロピオン酸菌の一種）に *Bifidobacterium animalis* subsp. lactis Bb12（DSM 15954：ビフィズス菌）を含む四種の混合物からなる LGG® MAX という製品が、過敏性腸症候群などの不快なお腹の症状を緩和する働きがあるという内容の健康強調表示が申請されました。

提出されたデータでは無作為化プラセボ対照二重盲検の五カ月間の過敏性腸症候群の

患者を対照にした臨床試験での生活の質（ＱＯＬ）改善を提示しています。この試験は参加者が八六人で、ピアレビューのある雑誌に論文として発表済みのものです。もちろん論文の結論は症状緩和に有効であったというものです。しかしながらＥＦＳＡの専門委員会は腹痛や炎症マーカーなどに有意差がなく統計学的解析や対照化の手法などに弱点があり、明確な根拠とはできないと判断し、健康強調表示は認められなかったのです。

もうひとつ、*Lactobacillus plantarum*（strain PL02：いわゆる植物性乳酸菌）、*Lactobacillus rhamnosus* KL53A（乳酸菌の一種）および *Bifidobacterium longum* PL03（ビフィズス菌）の混合物からなる凍結乾燥粉末サプリメントであるLACTORALという製品について、お腹の調子を整えるという旨の健康強調表示が申請されました。この製品は過敏性腸症候群のような病気の状態にある人向けではなく、とくに病気とまでは診断されていない一般の人向けの製品でした。

その申請についてＥＦＳＡの科学委員会が指摘したことは、腸内細菌叢の異常がどういう状態か定義しておらず、お腹の調子が悪いという状況がどのようなもので、どうなれば正常だと判断できてそれがどう健康に影響するのか十分定義されていない、ということでした。この製品についてはほかにも菌の同定などに問題点が指摘されていますが、この有効性の定義についての指摘は、ＥＦＳＡが食品の健康影響に関する科学的根拠をどう考えているかを明確に表現したものだと思います。

　さらに二〇〇九年七月にはBimunoというβガラクトオリゴ糖サプリメントについて、プレバイオティクス（注：細菌そのものではないが細菌の栄養素などとして細菌を増やす働きのあるもののこと）として作用して腸内のビフィズス菌を増やすので、免疫機能をサポートしたり、旅行者下痢症の原因となる悪い細菌の腸内での増殖を阻害したり、健康な消化管機能を維持したりするのに役立つという健康強調表示の申請を、因果関係が確立されていないとして認めませんでした。この大学との共同研究で製品を開発している会社の提出したデータでは、ヒトでの二重盲検臨床試験などで腸内のビフィズス菌の数が増加していることは示されていたのですが、それがなぜ健康によいのかということが立証されていないというのがおもな理由です。

　一般的に腸内の悪玉菌が増えるとバランスが悪くなり身体によくない、ビフィズス菌のような善玉菌が増えると身体によいといったことが言われます。ところが、悪玉菌や善玉菌とは実際にはなにとなにで、それがどのような状態であればバランスが悪いと言えるのか、その結果として具体的にどのような症状が出たり病気になったりするリスクがどのくらい変わるのかといったことは、じつはあまり明確にはされていません。プロバイオティクスは概念としては確立しているのですが、まだ実際に効果を目的にして使えるだけの根拠はないと言えるでしょう。ＥＦＳＡはその点を問題にしたのです。

　これらの評価結果を受けて、フランスの大手乳業メーカーダノンがヨーグルト

Activia（日本ではBio）のお腹の調子を整えるという健康強調表示申請などを取り下げています。

ヨーロッパにおける食品の栄養や健康強調表示に関する規制は二〇〇九年七月時点ではまだ発効していませんので、これらの、ＥＦＳＡにより科学的根拠が十分ではないと判断された商品についても、製造業者の主張する効果を謳っての販売は継続中です。準備が順調に進んで規制が実施されても、実際に規制の内容が市場に浸透するまでにはさらに時間がかかると思われますし、政治的理由により科学的判断がそのまま採用とはならないかもしれません。しかしながら科学的根拠のある表示に向かっての歩みは着実に前進していくことでしょう。

追記：ＥＵは、食品に表示できる健康や栄養強調表示のポジティブリスト制度を運用開始しており、ＥＦＳＡが評価して登録された内容のみが表示できます。登録されているものはＥＵのウェブサイトから検索できます。

### 特殊な認可基準――日本の特定保健用食品の評価

日本の場合、特定保健用食品の制度が始まった時期が古く、件数も二〇〇九年六月時点で八〇〇件超（二〇二一年八月時点では通し番号１０７６）と多いため、分類を表４

－４に、具体的な例を代表的なもののみ抜き出した付表⑤を、化学同人のホームページに掲載しました。

特定保健用食品の申請は厚生労働省に提出され、厚生労働省で有効性を評価して認めることになっています（二〇〇九年九月以降は消費者庁）。さらに二〇〇三年に食品安全委員会ができてからは、安全性についてのみ、食品安全委員会が評価します。食品安全委員会は有効性についてては評価しません。そして有効性の評価はほとんどの場合企業側が提出したヒトでのデータをもとにして行われることになっています。

この〝評価〟の基準は日本独特のもので、試験の質や基準が明文化されているわけではないのですが、これまで紹介してきた米国およびヨーロッパのものとは明確に水準が違います。食品の場合は、投与群と対照群では違いが試験参加者にわかってしまうことが多いので、医薬品の臨床試験に必須とされるような二重盲検が不可能な場合が多く、医薬品で必要とされるような水準の試験はもともと無理なのですが、どこまで科学的厳密性を追及するかという点が問題になります。

日本の特定保健用食品の認可基準がきわめて特殊であることを明確に示したのが「特定保健用食品の定義」として公表された表４－５です。これは平成一七年に新たに「条件付き特定保健用食品」という表示が導入されたためにつくられた資料ですが、条件付き特定保健用食品を名乗るために必要なデータとして、作用機序は明確でなくてもよく、

表4-4　特定保健用食品（2021年9月時点）

| 認可されたものの分類 |
|---|
| 「お腹の調子を整える」等の表示をした食品 |
| ・オリゴ糖類を含む食品 |
| ・乳酸菌類を含む食品 |
| ・食物繊維類を含む食品 |
| ・その他の成分を含む食品 |
| 「コレステロールが高めの方に適する」表示をした食品 |
| 「食後の血糖値の上昇を緩やかにする」表示をした食品 |
| 「血圧が高めの方に適する」表示をした食品 |
| 「カルシウム等の吸収を高める」表示をした食品 |
| 「骨の健康維持に役立つ」表示をした食品 |
| 「歯の健康維持に役立つ」表示をした食品 |
| 「鉄を補給する」表示をした食品 |
| 「肌の水分を逃しにくい」表示をした食品 |
| 「血中中性脂肪が気になる方に適する」または「体脂肪が気になる方に適する」表示をした食品 |

「健康食品」の安全性・有効性情報（https://hfnet.nibiohn.go.jp/contents/sp_health.php）より。

かつヒトでの試験で統計学的有意差の危険率が一〇パーセント以下でよい、としています。これがなにを意味するかはわかり難いかもしれませんが、たとえばある食品を毎日一定量食べたときの体脂肪率変化を調べるといった実験をして、一〇回のうち一回は間違って出るようなデータでも、体脂肪を減らす理由がわからなくても、条件付き特定保健用食品として認める、ということです。類似の食品には効果がないというような文献があったとしても、FDAが行っているような文献レビューは行われないのでそのまま認められます。

FDAの評価の例を見ればわかるように、食品の健康影響についてでは

表4-5　特定保健用食品の定義

| 試験＼作用機序 | 無作為化比較試験 | | 非無作為化比較試験（危険率5％以下） | 対照群のない介入試験（危険率5％以下） |
|---|---|---|---|---|
| | 危険率5％以下 | 危険率10％以下 | | |
| 明確 | 特定保健用食品 | 条件付き特定保健用食品 | 条件付き特定保健用食品 | |
| 不明確 | 条件付き特定保健用食品 | 条件付き特定保健用食品 | | |

条件付き特定保健用食品：特定保健用食品の審査で要求している有効性の科学的根拠のレベルには届かないものの、一定の有効性が確認される食品を、限定的な科学的根拠である旨の表示をすることを条件として、許可対象と認める。

許可表示：「○○を含んでおり、根拠は必ずしも確立されていませんが、△△に適している可能性がある食品です。」

消費者庁ホームページ https://www.caa.go.jp/policies/policy/food_labeling/health_promotion/pdf/food_labeling_cms206_200602_02.pdf より

同じような研究を行っても結果が異なるということはよくあります。ですから一般の人びとに勧められるかどうかを判断するには総合的評価が必要とみなされているのです。医薬品については、有効であったという結果だけが優先して報告される傾向があって、結果にバイアスがかかっているという批判に応えるため、臨床試験の計画段階から公表するという制度があります。食品であっても当然そのような試みは検討されるべきです。

また特定保健用食品では乳酸菌や納豆菌による「お腹の調子を整える」といった製品が数多く認められていますが、これは先に述べたようにEFSAでは科学的な定義が明確ではないとして認められていないものです。さらにキシリトール含有ガム製品については、ＥＦＳＡの評価は「一〇〇パーセントキシリトールのガムを食後少なくとも三回噛む」ことによる「虫歯リスク低下」という効果を認めていますが、特定保健用食品の表示は「このガムは、虫歯の原因にならない甘味料（キシリトール及びマルチトール）を使用しています。また、歯の再石灰化を増強するキシリトール、フクロノリ抽出物（フノラン）、リン酸一水素カルシウムを配合しているので、歯を丈夫で健康に保ちます」と、使用目安は「一回に二粒を五分噛み、一日七回を目安にお召し上がりください」となっており、成分と使用方法と結果の関係が明確ではありません。

さらにもうひとつ、食品安全委員会が安全性の審査を担当するようになってから、特定保健用食品の安全性について食品安全委員会から疑義が提出されるものが出てきました。注目を集めたのが大豆イソフラボンを強化した製品についてです。大豆イソフラボンは比較的強い女性ホルモン様の活性があり、そのために骨粗しょう症予防などの効能を謳って食品に添加されたのですが、このような外来性のホルモン様物質はいわゆる内分泌かく乱物質としても知られています。ごく微量の外来性のホルモン様物質に対して有害である可能性があると主張されているのがいわゆる環境ホルモン問題ですが、添加された大豆イソフラボンは量も活性も、そのようなプラスチックや環境中に存在するとされる汚染物質によるものより遥かに大きなものでした。

たとえばポリカーボネートから溶出するとして問題視されているビスフェノールＡは、

女性ホルモン活性については培養細胞でのスクリーニング系で比較すると女性ホルモンそのものである17βエストラジオールの数万分の一の活性で、大豆イソフラボン（ゲニステイン）はビスフェノールAよりおよそ一桁、一〇倍ほどの活性があります。哺乳瓶などから溶出するビスフェノールAの量はどんなに多くても五〇μg／Lで、ヒトの総ばく露量はEFSAの設定したTDI〇・〇五mg／kg（注：二〇一五年に四μg／kg体重／日に引き下げ）より遥かに少ないのが現状です。一方大豆イソフラボンについては日本人が日常的に食品から摂っている量が二〇ミリグラム程度で、それに加えて特定保健用食品として申請された食品に含まれるイソフラボンの量が一日あたりの摂取目安量で四八ミリグラムでした。

仮に七〇mg／日で体重七〇キログラムですと一mg／kg／日という用量になります。ビスフェノールAのTDIの二〇倍になりますし、ホルモン活性を考慮するとさらにその一〇倍の二〇〇倍になります。納豆一パックで大豆イソフラボンが三〇ミリグラム程度、豆腐一丁で七〇ミリグラム程度なので、これよりたくさん摂ることはしばしばあるかもしれません。つまり単純に女性ホルモンとしての活性で考えると、ポリカーボネートの哺乳瓶に入れたミルク二〇〇ミリリットルに入っているかもしれないビスフェノールA一〇マイクログラムにくらべて、納豆一パックに入っている大豆イソフラボン三〇ミリグラムのほうが、およそ三万倍の活性があるのです（一〇マイクログラム対三〇ミリグラム×一〇)。そしてビスフェノールAの女性ホルモン作用が心配だからという理由でポリカーボネート製の哺乳瓶は市場から消えてしまった一方で、イソフラボンは健康成分としてさらに食品に添加されたりサプリメントで摂ったりしようとされているわけです。

結果的に食品安全委員会は上限摂取量を設定し、申請された製品のうち多くの人でその上限を超えないもの（「オーラルヘルスタブレットカルシウム&イソフラボン」および「大豆イソフラボン40」）については、妊婦や胎児、乳幼児、小児は摂取しないこと、ほかのイソフラボン含有サプリメントとの併用はしないこと、過剰摂取はしないことについての注意喚起が必要とし、超過するものについては「十分安全性が確保されているとは言えない」という結論を出しました。この事案は日本国内でも厚生労働省の特定保健用食品の審査を行っている委員会と、食品安全委員会の食品の安全性を審査している委員会とでは科学的根拠の考え方に差があることを示すものです。

もうひとつの事例として、ジアシルグリセロールを多く含む油脂について、食品安全委員会で安全性に問題がある可能性があるという議論が延々と行われています。この製品は食品安全委員会が発足するより前にすでに特定保健用食品として市販されていました（コラム8参照）。

## 必要となる評価基準の統一

安全性や有効性の評価基準が国や地方によりバラバラだという事態は、人びとやモノの移動が多い時代には消費者にとっては混乱のもとですし、製造・販売業者にとっても輸出入に障害となるため、あまり望ましいことではありません。

医薬品については、先進国どうしで一定の決まりをつくって統一しようという動きがあります。食品についてもコーデックス基準を柱に世界共通規格のようなものが模索されていますが、ここに紹介したように、すでに国により考え方に大きなギャップがあるためなかなか意見がまとまらないのです。しかしながら世界でできるだけ共通のものさしを使うようにしようということは大きな流れであり、いずれは統一基準になるのだろうと思います。日本だけで通用するルールなんておかしいという声が、海外経験が豊富で簡単に国境を越えたコミュニケーションを行う人たちが増えた若い消費者の側から出てくるかもしれません。

## コラム8　高濃度にジアシルグリセロールを含む食品の安全性について

現在食品安全委員会の新開発食品・添加物専門調査会合同ワーキンググループと

いうところで表題の審議が行われています。

経緯としては一九九八年五月に、高濃度にジアシルグリセロール（ＤＡＧ）を含む食用調理油に対して特定保健用食品としての表示が許可され、その後市販されました。二〇〇一年一〇月に高濃度にＤＡＧを含むマヨネーズについて新規の申請があり、それを審議した当時の厚生労働省薬事・食品衛生審議会が二〇〇三年に特定保健用食品として認可できると評価しましたが、念のために発がんプロモーション作用を観察する試験を行って結果を報告するようにと付け加えました。これは生化学的にＤＡＧには細胞の信号伝達系を活性化して発がんプロモーターとして作用するという知見があったためです。

ジアシルグリセロールとはアシルがふたつついたグリセロール（グリセリン）という意味で、アシルの部分にはいろいろな長さの脂肪酸に由来する分子が入ります。したがってそのアシル部分の分子の違いにより、細胞の信号伝達活性は異なり、問題になっている食用油と代表的な発がんプロモーターとは同じ物質ではないのですが、構造的に類似するため類似の活性をもつ可能性があると指摘されていたのです。そして二段階発がん試験が行われました。

二段階発がん試験とは、遺伝子に傷をつけるタイプの発がん物質で一回または短期間処理したあと（この段階を発がんイニシエーションと言います）、プロモーション活性が疑われる物質を継続的に与えて発がん促進作用があるかどうかを調べる試験のことです。このとき報告された結果が、ふつうのラットでは問題はなかったものの、発がん感受性の高いGM動物を使った場合に発がんプロモーション作用が示唆された、というものでした。この試験系はきわめて特殊なものであり、結論が出せないため追加実験が必要とされ、さらに厚生労働省から食品安全委員会に健康影響評価が依頼されました。二〇〇五年のことです。

それからはさらなる実験データが報告されるたびに食品安全委員会で継続的に審議が続いています。いくつかの試験結果が報告されていますが、動物に食べさせた場合については明確なプロモーション活性は示されていないものの、皮膚に塗布した場合にはプロモーション活性が認められるというようなデータが提出されています。このデータの解釈と、ときどき食べる一般的食品としての安全性と、毎日または継続して一定量を食べる健康食品としての安全性の考え方の違いなどを巡って議論が続いていました。

さらに二〇〇九年八月に、高濃度にジアシルグリセロールを含む食品に、グリシドール脂肪酸エステルが含まれるとの報告があったことから、二〇〇九年八月二五日付で食品安全委員会から追加のデータの提出を求められました。そして二〇〇九年九月には製造業者が製造工程を見直して製品中濃度を削減できるまで製品の販売を自粛すると発表し、その後消費者委員会での審議中であった一〇月八日に、特定保健用食品の許可の失効届が提出され、受理されました。これは数年前からヨーロッパで高度精製植物油製品から3-クロロプロパン-1，2-ジオール（3-MCPD）の脂肪酸エステルが検出されており、これがじつはグリシドール脂肪酸エステルが測定の際に水と塩化物イオン（Cl⁻）と反応した結果生じたものである可能性などが報告されていたため、同じく高度精製植物油である高濃度にジアシルグリセロールを含む食品についても検査を行ったところ、これまで報告されていたパーム油などより遥かに高い濃度で含まれることがわかったためです。

グリシドールまたは3-MCPDの脂肪酸エステルは、もともとの植物油には含まれず、脱臭工程のような高温での処理で生じると考えられています。また比較的反応性が高いと考えられることから、製造工程の見直しで削減できる可能性が高いと思われます。グリシドールは経口摂取で発がん性があるとされていますが、グリシドールと脂肪酸のエステルについてはデータがありません。グリシドール脂肪酸エステルが代謝されて遺伝毒性発がん物質であるグリシドールになる可能性が否定できないため、技術的に可能な削減対策を行うのが最良の対応だと判断されたのでしょう。

このグリシドール脂肪酸エステルの存在については、これまでわからなかったことが新たにわかったための対応ですので、どのような食品でも起こり得ることです。ただ事態を複雑にしているのが、この食品が〝健康〟を謳い文句にして、とくに健康を気にする人たちに向けて、ほかの製品の代わりにそれだけを使うのがよいかのように宣伝・販売されていたということです。

グリシドール脂肪酸エステルの存在を最初に発見したドイツでは、それが乳児用ミルクなどにも検出されていますが、製品の販売中止などは行わず、製造業者には削減対策を要請しながらも消費者にはこれまでどおりの使い方をするようにと呼びかけています。リスクを最大限に見積もっても有害影響があるとまでは断定できない程度だからです。実際にはグリシドール脂肪酸エステルが一〇〇パーセントグリシドールになることはないと考えられる、ということもあります。

「高濃度にジアシルグリセロールを含む食品」についても、それが一般的食品で、ほかの油脂などと同様、時どき食べるものであればそこまで問題にはならなかっただろうと考えられます。この製品についてはラットとマウスでがん原性試験も行われており、いずれの場合もなんの影響も見られていません。しかしこの〝なんの影響もない〟という結果には注意が必要で、ジアシルグリセロールとトリアシルグリセロール（ふつうの植物油）を高濃度（餌の五・五パーセントおよび六・〇パーセントまで、通常の餌は脂肪四・五パーセント以下）に含む餌で二年間飼育した場合、体重も体脂肪も含めて、トリアシルグリセロールとジアシルグリセロールにまったく違いはなかったのです。

ふつうに考えればこれらの結果はジアシルグリセロールには発がん性も「脂肪がつきにくい」という効果もないという結果です。もし高濃度にジアシルグリセロールを含む食品に脂肪がつきにくいという効果があると主張するのであれば、そうした効果が見られていない実験結果を根拠に安全性を主張することはできません。動物実験の結果から言えることは「効果も悪影響もない」か「この実験はヒトにはあてはまらない」のどちらかです。データの確からしさという意味では前者のほうがありそうですが、僅かな可能性としては後者も否定できません。つまり科学的根拠があまり明確ではなくても採用するという立場なら「効果があるかもしれないし発がん性もあるかもしれない」になるし、しっかりした根拠のみを採用するという立場なら「効果も発がん性もない」になります。効果についての根拠は薄弱でよく、有害性については明確な根拠がなければ採用しないというのは都合がよすぎるでしょう。

高濃度にジアシルグリセロールを含む食品に含まれるグリシドール脂肪酸エステルについては、食品安全委員会が引きつづき安全性評価を行うと発表しています。二〇〇九年九月から特定保健用食品の担当になった消費者庁がこの件にどう対応するかについて注目されています（注：二〇〇九年一〇月に特保失効となり、評価依頼も取り下げられました）。

## 四　健康的な食生活とは

本章で見てきたように、いわゆる健康食品の科学的根拠は意外とあいまいなものです。健康食品に過度な期待はしないのが賢明でしょう。もし本当に血液検査や尿検査の値が異常で、病気であるのならなおさらのこと、健康食品でどうにかしようと考えるのではなく、医療機関に相談して適切な治療を受けるべきです。

それでは健康のために食生活上で注意すべきことはなんなのでしょうか。これについての世界中の保健担当機関の見解は一致しています。多種多様な食品からなるバランスのとれた食生活を送ること、です。

必要なエネルギーや各種栄養素が摂れ、健康的な体重を維持でき、特定のものに偏らない食生活がもっとも望ましくかつ多くの人にとって実現可能なものです。「多種多様」とは、食材のバラエティーもさることながら、産地や製造方法、調理法などあらゆる点で多様であることが結果的にリスクの分散につながるのです。

これまで述べてきたように、食品にはたくさんのリスクがあります。食材そのものにもリスクはありますし、産地によって含まれ得る汚染物質も違います。牧草地に放置された鉛バッテリーによる乳製品の鉛汚染や、飼料乾燥用のダクトの不具合によるダイオキシン汚染、工業用製品と食品用製品との混合など、意図しない食品の汚染事故は世界中のどこでも起こり得ます。乳児のミルクやペットフードのように、特定の食品しか食べないような条件ではなにかの事故があった場合に被害にあう確率が高くなります。さまざまな供給源から多様な食品を輸入して世界のあらゆる調理法を受け入れている現代の日本が、結果的にもっとも理想に近い食生活を送っているのです。健康にとって食事は大切です。しかしそれは特定のものだけをよしとする「こだわりの食生活」ではないのです。

健康食品で健康になろうとする場合、「特定のものを一定量以上毎日食べる」という事態になります。そのこと自体が「多種多様なものをバランスよく食べる」という、現在世界中で推奨されているもっともリスクの少ない食生活の有り様とは矛盾するのです。

世界各国の健康的な食生活のためのガイドを図4－2に例示しました。デザインや例として示されている代表的な食品に若干の違いはあるものの、どこも同じようなものになっていることがわかると思います。日本のガイドに特徴的なのは運動や水分、楽しみとしてのお菓子や嗜好品も加わっていることでしょうか。食事はいろいろなものがバランスよく、かつ美味しく楽しく食べられれば理想的です。

Enjoy a variety
of foods every day
MyPyramid
Eating
Well with
Canada's
Food Guide
Canada
The eatwell plate
Use the eatwell plate to help you get the balance right. It shows how
much of what you eat should come from each food group.

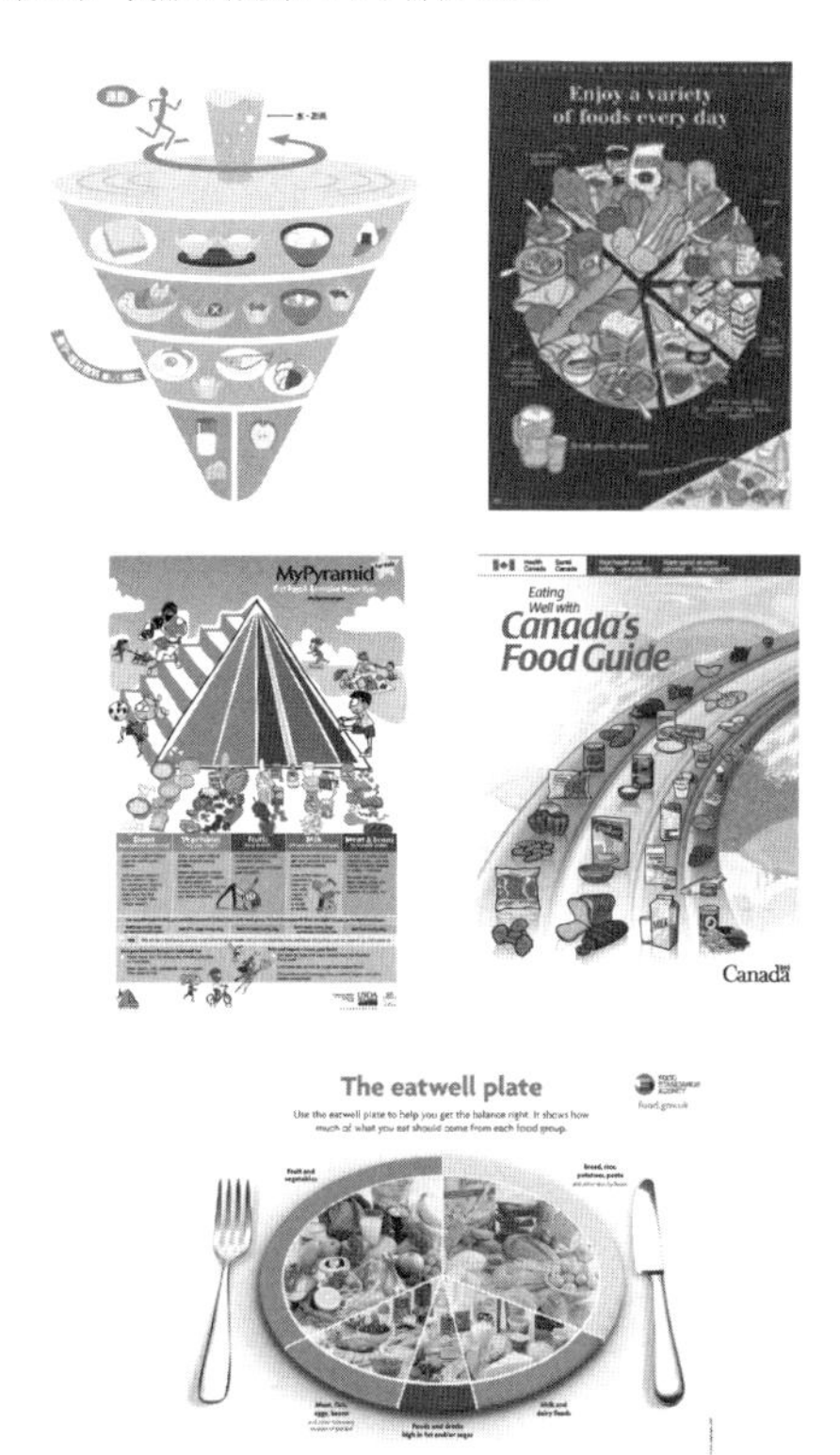

図4-2　世界各国の食生活ガイド（2009年当時）

上段左：食事バランスガイド（日本）、上段右：健康的な食生活ガイド（オーストラリア）、中段左：マイピラミッド子ども版（米国）、中段右：カナダフードガイド（カナダ）、下段：正しい食事プレート（英国）。最新のものは巻末の「参考文献およびサイト」に記載したURLから確認できる。

## コラム9 食品は効果も毒性も不明な多数の化学物質の塊

一般に「添加物」や「残留農薬」などの人工「化学物質」はよくわからない危険なもの、トマトや米などの「食品そのもの」はよくわかっていて安全なものという思い込みがあるようです。しかしながら食品添加物の合成色素のようなものは、その化合物の構造や物理化学的性質や使用濃度や毒性に関するデータなどがよくわかっています。逆に食品そのものの場合は、その中に含まれる成分のうちわかっているものはごく僅かで、毒性データはおろか構造すらわからないものが大量に含まれます。たとえば同じ品種の果物であっても、収穫された場所や年度が違えばその中に含まれる成分には違いがあります。同じ木に実って同じ時期に収穫されていても、虫食いや日光・風などの状況でまるで違う味になってしまうことがあります。味が違うということはすなわち含まれる化合物の組成が違うということです。

一例として、農産物としても重要なトマトの場合を紹介します。トマトはゲノム解析が行われており、代表的品種の遺伝子配列がわかっています。トマトゲノム解読国際共同プロジェクトによるとトマトには約三万五〇〇〇の遺伝子があるそうです。また Tomato Functional Genomics データベースによるとトマトに含まれる化合物は八〇〇以上はあるとされています。もちろん可食部であるトマトの実に含まれるのはそれらのうちの一部です。

トマトの可食部に含まれる主要成分についての分析結果も公表されていますので一部紹介してみます。表４－６に示したのは分析対象となった化合物のリスト、図４－３に示したのがそのうちのベータカロテンとサリチル酸メチルの含量比較です。サリチル酸メチルはトマトの風味を構成する成分のひとつですが、サリチル酸不耐の人にとってはアレルギー様症状を誘発する原因になる望ましくない物質でもあります。ベータカロテンはビタミンＡ前駆体で、野菜や果物から摂るべきビタミンとされています。数字ひとつひとつが品種の違うトマトに相当します。比較のための参照用に選んだトマトに含まれる量を一〇〇とした場合、同じ系統ではあるものの品種の違うトマトに含まれる量がどれだけ違うかをグラフにしたものです。数パーセントから一〇〇〇を超える値まで、一〇〇倍以上の違いがあることがわかると思います。

同じ品種のトマトでも栽培したのが野外かハウスか、あるいは栽培した土壌の性質やその土地の気候などによっても含まれる成分は変わってきます。当然味も違いますが、私たちはそれらをすべてトマトと呼ぶわけです。もしもトマトに全成分表示義務などというものがあったらどうなるでしょうか？　分量としては厚い本一冊

表4-6　測定対象トマト代謝物リスト

| | |
|---|---|
| 1,2,3-トリメチルベンゼン | メチオナール |
| 1-ニトロ-2-フェニルエタン | 安息香酸メチル |
| 1-ペンタノール | ジャスモン酸メチル |
| 1-ペンテン-3-オール | サリチル酸メチル |
| 1-ペンテン-3-オン | フェニルアセトアルデヒド |
| 2-イソブチルチアゾール | 可溶性固形物 |
| 2-メチル-1-ブタノール | トランス-2-シス-6-ノナジエナール |
| 2-メチルブタナール | トランス-2-ヘプテナール |
| 2-フェニルエタノール | トランス-2-ヘキセナール |
| 3-メチル-1-ブタノール | トランス-2-ペンテナール |
| 6-メチル-5-ヘプテン-2-オン | ペンタナール |
| ベンズアルデヒド | デルタトコフェロール |
| ベンジルアルコール | 280 nm フェノール類 |
| ベータダマセノン | 320 nm フェノール類 |
| ベータイオノン | 360 nm フェノール類 |
| シス-2-ペンテン-1-オール | アルファカロテン |
| シス-3-ヘキセン-1-オール | アルファトコフェロール |
| シス-3-ヘキセナール | ベータカロテン |
| シトラール | シスリコペン |
| クエン酸 | デルタカロテン |
| 果糖 | ガンマカロテン |
| ゲラニアール | ガンマトコフェロール |
| ゲラニルアセトン | ルテイン |
| ブドウ糖 | 酸素ラジカル吸収能 |
| 2-メトキシフェノール | フィトエン |
| ヘキサナール | フィトフルエン |
| ヘキシルアルコール | 還元型アスコルビン酸 |
| イソブチル酢酸 | 総アスコルビン酸 |
| 3-メチルブタナール | 総フェノール類 |
| イソバレロニトリル | 総トコフェロール |
| リンゴ酸 | トランスリコペン |

http://ted.bti.cornell.edu/cgi-bin/TFGD/metabolite/compound.cgi

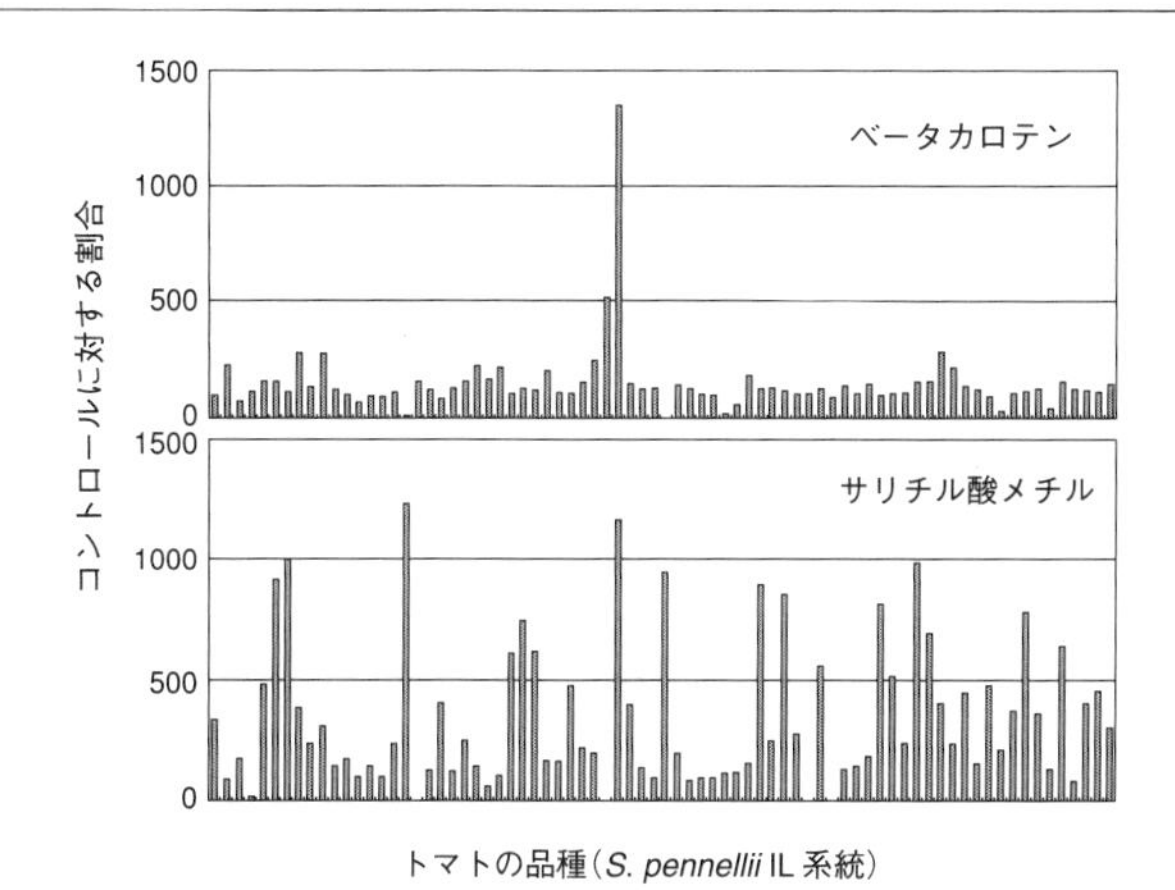


図4-3　トマトのベータカロテンとサリチル酸メチルの含量

にもなるでしょうし、その中に素人には訳のわからない暗号のような化合物名が延々と記述されることになります。中にはいわゆる発がん性が疑われるものもあります。市販の食品の成分表示を見て、たくさんの化学物質の名前が列挙されているから食品添加物が多いと判断する人もいるようですが、そもそも食品中の化学物質全体にくらべたら添加物の種類も量もごく僅かなものです。

医薬品の場合、五ミリグラム入り錠剤ならその錠剤に含まれる有効成分の量はほぼ正確に五ミリグラム前後であることが期待できます。しかし食品の場合、たとえば食品成分表にトマトのベータカロテン量は一〇〇グラムあた

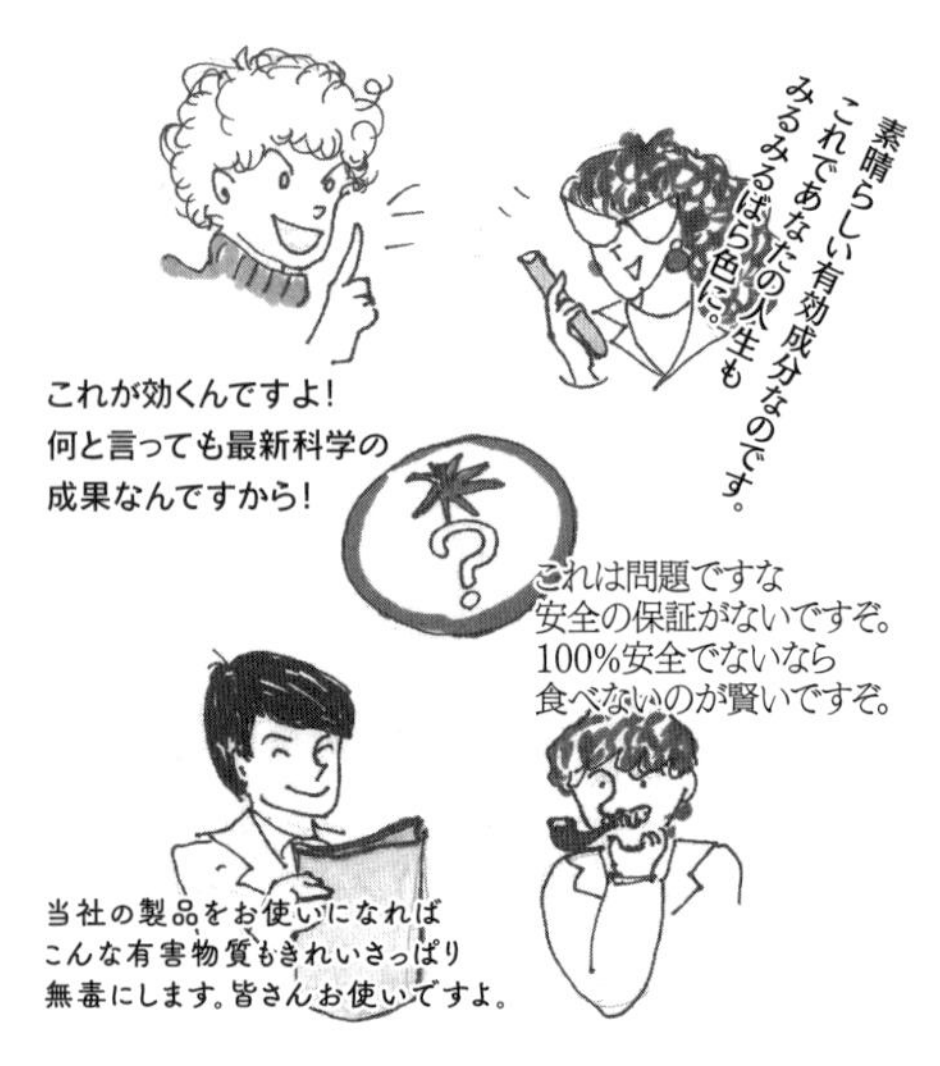


図4-4　本当に効果はあるのか?

り五四〇マイクログラムと記載されていたとしても、あなたが今食べようとしているトマトや昨日食べたトマトのベータカロテン量が一〇〇グラムあたり五四〇マイクログラムである可能性はかなり低いでしょう。しかしながらこれまでに食べてきたいろいろなトマトを平均すれば、それに近い値になるかもしれません。

トマトジュースのような、大量に均一のものをつくってその一部の成分を分析したような場合を除き、私たちが日常的に食べている個々の野菜や果物の成分は、それが栄養素であれ毒素であれ、正確にはわからないのが現実なのです。人間の身体はそれでも生きていけるように栄養素を蓄えたり毒素を無毒化したりできるのです。わからないことが多いからこそ、何度も繰り返しますが、いろいろなものをバランスよく食べることがもっとも安全性の高い食生活ということになるのです。

残留農薬や汚染物質も含めて、トマトに含まれる数多くの化合物の中の、含量が一定ではないたかだかひとつやふたつの物質についての、大量に摂った場合の毒性や薬理作用だけに注目して、トマトは健康によいとか悪いものが入っているとか主張することにどれだけの意味があるのでしょうか（図４－４）。

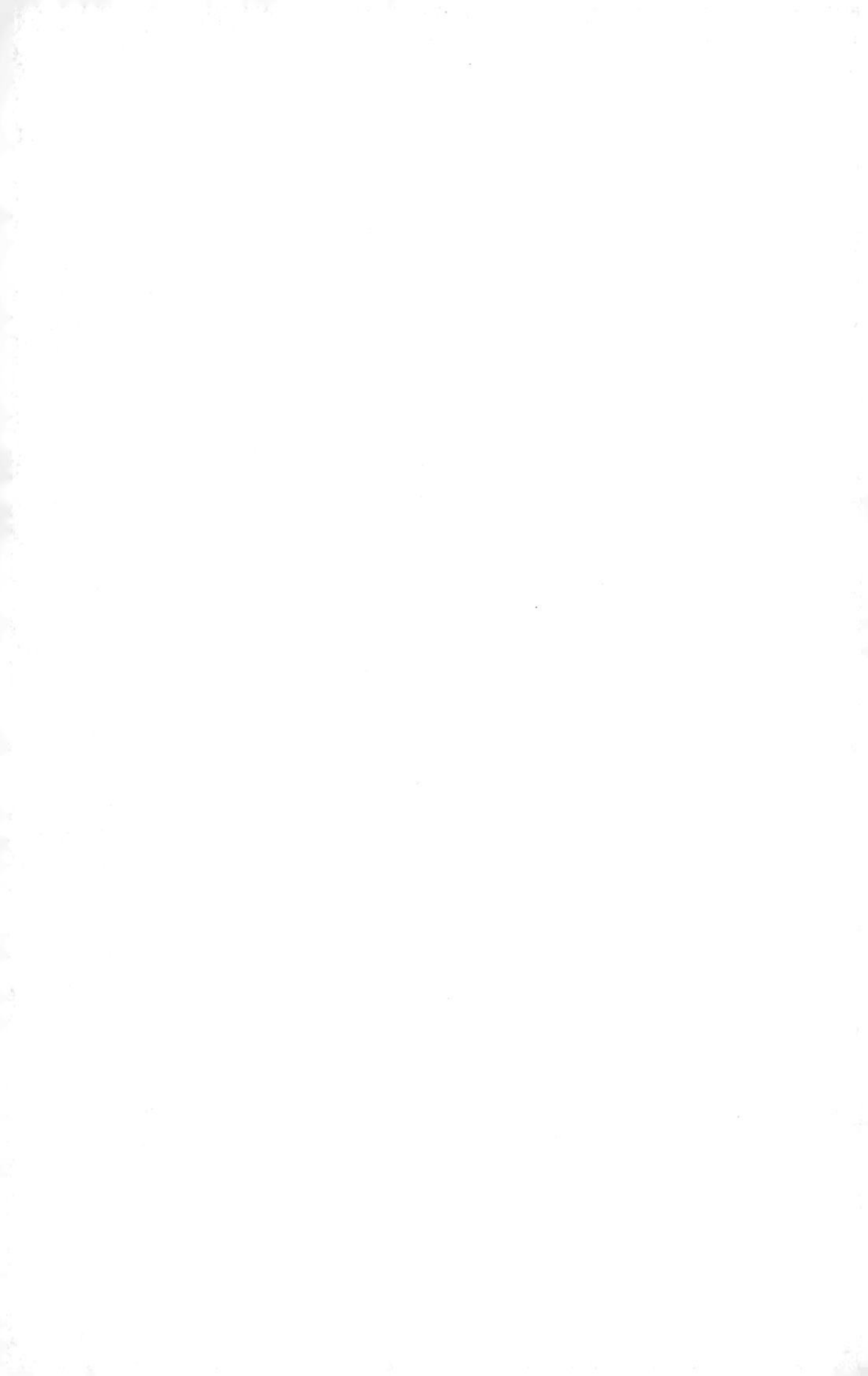

# 終章

# 健康的な食生活を送るために——科学リテラシーを育む

# 一　食の安全の本質はなにか？

## オーガニックは優れているか？

二〇〇九年七月末に、英国で食品基準庁（FSA）が「オーガニック食品」（いわゆる有機食品）の栄養価や健康への影響について、通常食品と意味のある違いはないという報告を発表したことをきっかけに、一連の騒動が巻き起こりました。英国ではソイル・アソシエーション（SA）が最大の有機農業推進団体として知られ、SAが積極的にオーガニック食品は通常農法の食品より栄養価が高くて健康によいという宣伝を行っていました。それを否定されたために有機製品を支持していた人びとが反発し、FSAの報告書を否定したり報告をまとめた研究者に嫌がらせのメールを出すなどの暴挙にすら出たのです。

もともとFSAは、オーガニック食品にはとくに食品安全上のメリットもデメリットもなく、個人の選択の問題であるという立場でした。消費者が情報を与えられたうえで選択をしているのならそれを尊重しようという自由主義の立場で、イスラム教徒のためのハラールやユダヤ教徒のためのコーシャー、菜食主義者のためのベジタリアン用食品といった表示が行われているわけです。

しかしながら消費者が与えられている情報は、ＦＳＡが把握している科学的根拠とはかけ離れたものであることがしばしばで、とくにオーガニックについてはいろいろな種類の間違った情報のほうがむしろ主流なのです。たとえば通常農法で使用される残留農薬が、がんなどの原因であるという主張はしばしば見られます。ふつうに市場に流通している食品について、かなりのものの残留農薬は検出限界以下ですし、検出されたとしても人体への悪影響は考えられないレベル（つまり実質的にゼロリスク）であることは何度も何度も確認されています。ＦＳＡはじめ、政府機関や公衆衛生分野の研究者らが常にそういう情報を発信しています。ところがメディアで好んで取り上げられるのは「農薬が危険だ」というニュースのほうがはるかに多いのです。結果的に政府機関がオーガニック食品にはとくに食品安全上のメリットもデメリットもないと言っているにもかかわらず、一般の人びとには安全性や健康のために高いお金を払ってもオーガニック食品を買うべきだと考えている人が多くなります。

健康にとって本当に大切なのはオーガニックかどうかより多様な野菜や果物を含むバランスの取れた食生活で、それは決して費用が嵩(かさ)むようなものではありません。旬の野菜や果物なら安価ですし、端境期や天候不順で生鮮野菜や果物が不足しているような場合には、缶詰めや冷凍品などを上手に組み合わせればいいのですから。加工品も上手に利用できれば手間暇を省きながらもバラエティー豊かな食卓になります。こういう誰にとっても有り難いはずの情報が主流にならないのです。

### 情報の本質を見抜く

これは英国だけの現象ではなく、先進国では程度の差はあれ、どこにでも見られる風景です。どこの国でも、公的機関やその分野の専門家は法に則って安全性が審査された農薬や食品添加物が一般の人びとの健康を損なうことはないと主張しているものの、メディアではそのような意見はむしろ劣勢で、食品添加物や農薬は危険で健康に悪いという報道のほうが注目を集めています。実際に高いお金を払ってオーガニック食品を買うかどうかは経済状態にもよるのでまた別の問題になるのですが、そうしたムードの中で、ふつうの人たちは高いものを買わないことに後ろめたさや不安を感じさせられているわけです。

本書で紹介してきたような、食の安全問題の背景にある科学をきちんと理解していれば、そのような不安や不安につけこんだ高価なものへの無駄な出費とは縁を切ることができます。しかしとくに専門知識がなくても、政府機関や公衆衛生専門家のほうにメディアの素人レポーターや芸能人などより大きな信頼を寄せるだけで、根拠のない不安に取り憑かれることはないはずなのです。世界中の先進諸国の平均寿命が毎年のように延びていることはみなさん知っているはずです。政府が機能を果たさず危険なものから国民を守ることができていないのなら、寿命が延びるという結果にはならないでしょう。メディアの情報を鵜呑みにせず、いったん冷静になってその他の情報との整合性を考えてみてください。

情報化社会と言われてもうずいぶん時間が経ちました。多くの人が扱いきれないほどのたくさんの情報に曝されるようになり、考えなければならないことが増えすぎて途方に暮れているのかもしれません。食の安全に関する情報もいろいろなメディアで大量に流通しています。玉石混淆の情報を見分けるのには高度の専門知識が必要だと思われるかもしれませんが、実際には食の分野においては義務教育で習うような簡単な知識さえあれば見破れるような情報がほとんどです。昔の人のほうが健康だったとか自然のものに有害なものはないなどという話は、小学校で習うことからだけ考えても嘘だとわかります。

ひとつだけ、おまけの豆知識を加えるとしたら、現在の日本で食品添加物や残留農薬が食の安全にとって問題だということを言っている専門家は信頼するに足りません。それ以上その人の書いたものを読んだり話を聞いたりする必要はありません。結局のところこれさえ食べれば（あるいは食べなければ）病気にならないとか、長生きできるというような魔法の健康食品や健康法は存在しないし、一〇〇パーセント悪いだけの食品もないという平凡でつまらない事実しか残らないのです。

## 二　ジャガイモから考える食の安全

最後に、ジャガイモを題材に食品の安全性や環境について考えてみるための材料をいくつか提供してみます。

**《八百屋で売っているジャガイモがあります。このジャガイモの安全性にとって、最大のリスクはなんでしょうか？》**

答えは第1章でも触れましたが、ソラニンやチャコニンなどのアルカロイドです。生だと消化が悪いのでたくさん食べるとお腹をこわすかもしれません。加熱するとデンプンが糊化して消化されやすくなりますが、アルカロイドは熱に安定ですので加熱しても毒性は弱くなりません。

フライドポテトやポテトチップをつくる場合のように高温で加熱すると、第2章で説明したアクリルアミドという発がん物質ができます。アクリルアミドの量を減らすには、調理の際の温度と時間を正確に管理する必要があります。

**《ジャガイモに「有機」と表示されているものがありました。これはふつうのジャガイ**

モとどう違うのでしょうか?》

いわゆる有機栽培では通常栽培にくらべて農薬と化学肥料の使用が少ないとされます。

スウェーデンで行われた有機栽培と通常栽培のジャガイモを比較した研究があります。この研究では一九九六～九九年の四年間にわたって八品種のジャガイモを国際有機農業運動連盟(IFOAM)基準という有機栽培基準と農業生産工程管理(GAP)準拠の通常栽培でそれぞれ育てて、収穫されたジャガイモを調べたものです。

できたジャガイモは平均して有機栽培のほうが重さで量った量が半分となり、小さいものが多くなったということです。アルカロイドや硝酸、各種ミネラル、ビタミンなどの量は両者で明確な違いはなく、むしろ品種や収穫された年度による差のほうが大きかった、味覚検査の結果も両者では差がなかった、という結果でした。

この研究では残留農薬は検査していませんが、もともとジャガイモは残留農薬が検出されることがきわめて希なのです。理由は簡単で、ジャガイモが実るのは地下ですから直接農薬がかかることはないからです。収穫は通常地上部が枯れた後ですから、収穫直前に農薬を使用する理由もありません。

そうすると有機栽培と通常栽培のジャガイモの安全性や食味には違いはないわけです。それではどうして有機栽培をするのでしょうか?　畑の中にいる生物の種類が多いので環境によいという主張がしばしばされます。しかし収穫量が重さで二分の一なので同じ量のジャガイモが必要なら耕作面積が二倍必要です。原野を切り開いて畑にしてしまったらそのほうがよほど環境影響が大きくなるでしょう。さらに収穫されたジャガイモ一個一個が小さいということは、皮を剝く手間が余計かかるうえに廃棄率が高いということでもあります。球の体積と表面積の関係を考えてみましょう。結果的に有機栽培では投入した資源も少ないかもしれませんが得られるものも少ないため、単純に環境負荷が少ないとは断言できないのです。

《ジャガイモには放射線が照射されている場合があるそうですが食べても大丈夫？》

ジャガイモは芽が出るとアルカロイドがたくさんできますので食べられなくなります。そこで芽が出ないように放射線照射することが認められています。このとき使う放射線量はジャガイモを放射化するような強力なものではなく（最大一五〇グレイ）、芽が出なくなるだけで加熱よりは弱い処理方法です。EUではハーブやスパイスに殺菌目的で一〇キログレイ（一万グレイ）まで照射が認められています。ごく弱いエックス線は異物検査などにも使われています（〇・一グレイ）が、検査用の放射線を浴びた食品には照射表示はありません。もちろん食べても大丈夫です。

ほかに芽を出させないよう冷蔵で保管するなどの方法があります。冷蔵にはエネルギーを使いますから、保存期間が長いほど環境負荷が大きくなります。さらに冷蔵したジャガイモは糖分が増え、高温で調理した場合にできるアクリルアミドの量が増えるという欠点があります。

環境負荷が低くて安全なのはどの方法でしょうか？　当然のことながら、条件によって変わります。

《ジャガイモの品種にはどのようなものがありますか？》

日ごろ見かけることが多いジャガイモは男爵とメークイーンだと思いますが、ほかにどのような品種があるか、品種改良はどうして必要なのか、どのような方法で行われているのかわかりますか？

日本で生産されている品種にもキタアカリ、トヨシロ、インカのめざめ、デジマなどがあります。それぞれ色や成分が異なります。

一般的に品種改良というのは遺伝子の変化を伴います。通常の交配ではどの遺伝子がどう変化したのかはわかりませんし、望ましいものを得るには何度も試行錯誤が必要で新品種の開発には時間がかかります。GMは新しい品種改良技術で従来法より効率よく望みの性質を得ることができますが、現時点では承認のための手続きのほうが遥かに時間とお金がかかるものになっています。従来の交配などにより改良された品種では日本では安全性評価は必要とされないため、なにが変わったかを詳細に調べる必要はありません。

現在世界中でGM技術を使って品種改良したジャガイモが開発されています。害虫や病気に対して強いもの、収穫量の多いもの、栄養を改善したもの、工業原料供給用のもの、人間の経口ワクチンなどの医薬品に利用できるものなどさまざまです。気候変動に耐えられる植物の開発も盛んです。日本はGM作物を大量に輸入し利用していながら栽培はしないという方針のままでいいのでしょうか？

米国では二〇一五年以降、加熱によりできるアクリルアミドの少ないGMジャガイモが、食品としての安全性を確認されて販売されています。

現在日本では、ゲノム編集技術により天然毒素を減らしたジャガイモの開発が進められています。ゲノム編集はこれまでの遺伝子組換え技術からさらに進歩したもので、遺伝子の狙った場所に正確に変異を入れることが可能になりました。令和元年から、自然に起きる突然変異と区別できないタイプのものは届け出によって、流通させることができます。

いわゆる食育が盛んに言われるようになっていますが、せっかく学校の菜園でジャガイモを育てて収穫しても、調理して食べて集団で食中毒になったというニュースが毎年のように報告されます。小中学校の家庭科や理科の先生が、子どもたちに対して農薬を使わないのがよいことのような指導をし、本当に注意すべき食中毒の危険性をないがしろにしているケースがしばしばあるようです。ここで示したような議論を含めて、総合的な考察が学校でも活発に行われるようになると、もう少し事態はよくなるのではないでしょうか。

大切なのは、「○○は××が入っているからよい（悪い）」というような単なる知識ではなく、なぜそうなるのか、なにを根拠にそのような結論を導き出したのかを理解することです。

# あとがき

最近ある雑誌で、妊婦さんの食生活上の注意点についての記事に対する読者の感想を読む機会がありました。厚生労働省やほかの公的機関から公式発表までされている本当に注意すべきポイント（未殺菌チーズなどからのリステリア感染への注意）が意外に知られておらず、別の気にしなくていいことに注意してかえってリスクの高い行動をとっている（ハーブなどの天然とされる製品の有害性に無防備）という実態を改めて認識しました。

妊娠から始まる子育ての現場では、先輩である母親や義理の母に始まり、看護師さんや助産師さん、保育士さん、保護者会やＰＴＡにいたるまで、とにかく女性が圧倒的に多い中での密な情報交換が行われています。私にとって子育ての経験というのは、そうした中で言われる〝育児の常識〟が、医療や学問の世界での常識とはまるで違っている、ということを思い知らされることでした。

予防接種は受けないほうがよいという本を信じて子どもが麻疹に罹(かか)って何カ月もお休みすることになった人、プラスチック製品は危険だから使わないでと保育園に要望を出してきた保護者、水道水は危険だからと何十万円もする浄水器を保育園に売りに来る業者、子どもたちに配られるおやつのお菓子類を「発がん性のある添加物が使われている危険なもの」と言って子どもの目の前でゴミ箱に捨ててしまう保護者、そして小学校では水にありがとうと言うときれいな結晶ができるという授業。

　子どもが元気で順調に育っていて親も余裕があればあまり問題にはならない場合もありますが、たまたま個性の強い子どもだったりアトピーなどの持病があったりすると、母親の苦悩は大変なものです。子どもになんらかの問題がある場合こそお母さんへの手助けが必要なのに、母親が悪いから子どもが病気になったのだと責められ、加工品は一切食べてはいけないとか毎日何時間も掃除機をかけないといけないなどの〝助言〟に、必要以上に追い詰められてしまいます。生まれつきの発育障害などがある場合にはさらに大変で、藁(わら)にもすがりたいという思いの保護者の必死な気持ちにつけこんで、悪徳業者が効果のない食事療法やサプリメントなどの代替療法を売り込んでいるという実態があります。私が実際に経験した例では、小児科の待合室にお孫さんを連れて来ていたご婦人――子どもたちの父親である息子さんを病気で失った――が、その病気はアルミ鍋を使っていたせいだと訪問販売業者に言われ、何十万もする鍋セットを買ったと話していました。子どもを亡くした悲しみと、お孫さんこそは必死で守ろうとする気持ちにつけ込む悪徳業者のやり方には憤りしか感じません。しかしそのような詐欺に騙されやすい環境をつくっているのは、○○が悪い、××がいいらしいと大した根拠もなく〃お役立ち情報〃を垂れ流しているメディアや自称情報通のオピニオンリーダー、そして口コミ情報として伝えている悪意のない一般の人たちなのです。

本当に困ったり余裕のないときにはじっくり情報収集をして冷静に判断するということは困難です。だから困ったときに落とし穴に落ちないように、周りの人間が支えてあげられるようにしておきたいのです。若いお母さんたちが、必要のない不安に悩まされることなく本当に大切なことにリソースを割くことができるように、一人でも多くの人が適切な情報をもっていて欲しいと思います。今より未来のほうが少しでもよくなるように努力するのが大人の責任だと思います。そのために本書が少しでも役に立てればこのうえない喜びです。

最後に執筆の機会を与えてくださり、内容についても助言・提案してくださった株式会社化学同人の津留貴彰さんにお礼申しあげます。

二〇〇九年九月

畝山智香子

# 文庫版あとがき

『ほんとうの「食の安全」を考える』（ＤＯＪＩＮ選書）は二〇〇九年に出版され、当時話題になっていたテーマを多く扱っています。当時は（今でもですが）食品安全に関する書籍といえば「〇〇が危険」、「××がよい」といったようなものが多く、一般の人が手に取れるまっとうなテキストがなかなかみつからない状況だったため、多くの方に歓迎していただいたと思います。とくに大学の先生方に参考書として勧めていただくことが多く、私自身は教鞭（きょうべん）をとっていないにもかかわらず、学生さんに読んでもらっていたようです。大学入試の二次試験の問題の作成に利用されたりもしました。

今回、文庫化のお話をいただいて改めて内容を確認しましたが、中核となるテーマは今も変わらず、現在の読者や学生さんにも十分役に立つだろうと思いました。当時と大きく変わったのはおそらくインターネット環境で、スマートフォンの普及やＳＮＳの利用者増加により、多くの人が気軽に情報を受信・発信するようになり、情報を読み解く力はさらに重要になっています。今の時代のテキストとして使えるように、用語を現在の食品安全委員会の用語集に準拠して更新し、いくつかの項目でその後の経緯等を簡単に追記しました。数値やＵＲＬ等は必要に応じて更新しました。文庫のため、単行本で巻末に掲載されていた小さい文字の数字が並ぶ表はウェブ掲載になっています。

この本を入門書として手に取り、さらにもっと新しい事例を知りたいと思った方向けに以下の書籍を紹介したいと思います。二〇〇九年以降の日本の食品分野での大きな出来事と言えば、東日本大震災と原子力発電所事故による食品の放射性物質汚染問題があります。これについては『「安全な食べもの」ってなんだろう？―放射線と食品のリスクを考える』（日本評論社、二〇一一年）で、がんリスクの考え方について説明しています。そして機能性表示食品という新しい制度が二〇一五年から始まり、いわゆる健康食品についての全体像を考えたのが『「健康食品」のことがよくわかる本』（日本評論社、二〇一六年）です。『ほんとうの「食の安全」を考える』の後継としての最近の食品分野の話題については、『食品添加物はなぜ嫌われるのか―食品情報を「正しく」読み解くリテラシー』（化学同人、二〇二〇年）で扱っています。

化学同人の津留貴彰さんには最初の本の出版のときから長い間ご指導いただいていま

す。津留さんが勧めてくださらなければ、その後の出版物は世に出ていませんでした。改めてお礼申しあげます。

二〇二一年九月

畝山智香子

終章　健康的な食生活を送るために

FSA. (2009). Organic review published. (現在はその報告書〔外部サイト〕Comparison of putative health effects of organically and conventionally produced foodstuffs: a systematic review. http://centerforinquiry.org/wp-content/uploads/sites/33/quackwatch/health.pdf)

Comparison of composition (nutrients and other substances) of organically and conventionally produced foodstuffs: a systematic review of the available literature. http://centerforinquiry.org/wp-content/uploads/sites/33/quackwatch/nutrient.pdf

Hajslova, J. (2005). Quality of organically and conventionally grown potatoes: four-year study of micronutrients, metals, secondary metabolites, enzymic browning and organoleptic properties. *Food Addit. Contam.*, **22**(**6**). 514-34.

and Retinol Efficacy Trial (CARET) in high-risk smokers and asbestos-exposed workers. *IARC Sci. Publ.*, **136**: 67-85.

Hemilä, H., E. Chalker, et al. (2007). Vitamin C for preventing and treating the common cold. Cochrane Database of Systematic Reviews. https://www.cochranelibrary.com/cdsr/doi/10.1002/14651858.CD000980.pub3/full/ja（最新版は2013年1月31日. https://www.cochranelibrary.com/cdsr/doi/10.1002/14651858.CD000980.pub4/full/ja）

Ishihara, A., A. Kanatani, et al. (2006). "A neuropeptide Y Y5 antagonist selectively ameliorates body weight gain and associated parameters in diet-induced obese mice." *Proc. Natl. Acad. Sci. USA*, **103(18)**. 7154-8.

PLANT GENOME RESEARCH PROJECT. Tomato functional genomics database. http://ted.bti.cornell.edu/

厚生労働省．いわゆる「健康食品」のホームページ．https://www.mhlw.go.jp/stf/seisakunitsuite/bunya/kenkou_iryou/shokuhin/hokenkinou/index.html

消費者庁．特定保健用食品について．https://www.caa.go.jp/policies/policy/food_labeling/foods_for_specified_health_uses/

健康な食生活のためのガイド．（現在は農林水産省．健全な食生活の実現．https://www.maff.go.jp/j/syokuiku/nozomasiisyokuseikatu.html）

Enjoy a variety of food every day.（現在は Australian Dietary Guidelines. https://www.eatforhealth.gov.au/）

Canada's Food Guide. http://www.hc-sc.gc.ca/fn-an/alt_formats/hpfb-dgpsa/pdf/food-guide-aliment/view_eatwell_vue_bienmang-eng.pdf（最新版は https://food-guide.canada.ca/en/）

My Pyramid for kids.（現在は MyPlate. https://www.myplate.gov/）

The eatwell plate.（現在は The Eatwell Guide. https://www.gov.uk/government/publications/the-eatwell-guide）

CDC. Adult Obesity Facts. https://www.cdc.gov/obesity/data/adult.html

消費者庁．機能性表示食品について．https://www.caa.go.jp/policies/policy/food_labeling/foods_with_function_claims/

EU. Nutrition and Health claims. https://ec.europa.eu/food/safety/labelling_nutrition/claims/register/public/?event=search

FAO. Food-based dietary guidelines. https://www.fao.org/nutrition/education/food-based-dietary-guidelines

Varying species of fish twice a week. https://www.ruokavirasto.fi/globalassets/tietoa-meista/julkaisut/esitteet/elintarvikkeet/varying_species_of_fish_twice_a_week.pdf

A healthy fish message for women planning pregnancy and mums to be...（現在は Mercury and fish. https://www.foodauthority.nsw.gov.au/consumer/life-events-and-food/pregnancy/mercury-and-fish）

これからママになるあなたへ. http://www.mhlw.go.jp/topics/bukyoku/iyaku/syoku-anzen/suigin/dl/051102-2a.pdf（改訂版. https://www.mhlw.go.jp/topics/syokuchu/06.html）

FDA. Advice about Eating Fish. https://www.fda.gov/food/consumers/advice-about-eating-fish

食品安全委員会. 食品に含まれるトランス脂肪酸の食品健康影響評価の状況について. https://www.fsc.go.jp/osirase/trans_fat.html

### 第4章　食品の有効性をどう評価するか

ATBC study group（1994）. The effect of vitamin E and beta carotene on the incidence of lung cancer and other cancers in male smokers. The Alpha-Tocopherol, Beta Carotene Cancer Prevention Study Group. *N. Engl J. Med.*, **330**（15）. 1029-35.

Bjelakovic, G., D. Nikolova, et al.（2008）. Antioxidant supplements for preventing gastrointestinal cancers. Cochrane Database of Systematic Reviews. https://www.cochrane.org/ja/CD004183/LIVER_xiao-hua-qi-yan-noyu-fang-nihakang-suan-hua-sapurimentowotui-jiang-sinai（日本語表示の URL）

EFSA. Bisphenol A. https://www.efsa.europa.eu/en/topics/topic/bisphenol

EFSA. Nutrition and Health Claims. http://www.efsa.europa.eu/EFSA/ScientificPanels/NDA/efsa_locale-1178620753812_1178684448831.htm

Health Claims. https://www.efsa.europa.eu/en/topics/topic/health-claims

Nutrition. https://www.efsa.europa.eu/en/topics/topic/nutrition

Erondu, N., I. Gantz, et al.（2006）. Neuropeptide Y5 receptor antagonism does not induce clinically meaningful weight loss in overweight and obese adults. *Cell Metab.*, 4(4). 275-82.

FDA. Qualified Health Claims. https://www.fda.gov/food/food-labeling-nutrition/qualified-health-claims

Omenn, G. S. et al.（1996）. Chemoprevention of lung cancer: the beta-Carotene

Cancer Research UK. Can cancer be prevented? https://www.cancerresearchuk.org/about-cancer/causes-of-cancer/can-cancer-be-prevented-0

## 第3章　食品のリスク分析はどのようになされているか

Administration, S. N. F. (2008). "Fett och fettsyror i den svenska kosten - Analyser av Matkorgar inköpta 2005."

Health Canada. Trans Fat.（現在は Fats. https://www.canada.ca/en/health-canada/services/nutrients/fats.html）

NZFSA Chief Executive (2008). Consultation produces better rules.（現在は以下のサイトから．http://www.nzfsa.govt.nz/publications/ce-column/ce-column-3.htm）

FAO/WHO (2007). Food Safety Risk Analysis: A guide for national food safety authorities. http://www.fao.org/3/a0822e/a0822e00.htm

FDA (2009). Melamine. https://www.fda.gov/food/chemical-contaminants-food/melamine

FSA (2007). Board recommends voluntary approach for trans fats.（現在はアーカイブサイト．https://webarchive.nationalarchives.gov.uk/20120412130937/http://www.food.gov.uk/news/newsarchive/2007/dec/trans）

FSAI (2008). Trans-Fatty Acid Content of Food Low - FSAI Study Show. http://www.fsai.ie/details.aspx?id=3286&terms=trans＋fat

New York City Department Of Health and Mental Hygiene. Healthy Heart - Avoid Trans Fat.（現在の情報は Trans Fat. https://www1.nyc.gov/site/doh/health/health-topics/trans-fat-in-new-york-city.page）

FSANZ (2008). Trans fatty acids. https://www.foodstandards.gov.au/consumer/nutrition/transfat/Pages/default.aspx（2017年5月時点に更新）

WHO (2009). Melamine.（現在は Melamine-contaminated powdered infant formula in China - update 2. https://www.who.int/emergencies/disease-outbreak-news/item/2008_09_29a-en）

豊福肇，畝山智香子訳　林裕造監修（2008）.『食品安全リスク分析―食品安全担当者のためのガイド』（FAO 食品・栄養シリーズ），日本食品衛生協会．

食品安全委員会．意見募集の結果について．http://www.fsc.go.jp/iken-bosyu/iken-kekka/kekka.html

畝山智香子（2004）.『厚生労働省医薬食品局食品安全部基準審査課への報告書』「メチル水銀のリスク評価のための文献収集および食品中のメチル水銀含量についての文献収集」

食品安全委員会農薬専門調査会.（案）農薬評価書　フェンプロパトリン. http://www.fsc.go.jp/iken-bosyu/pc1_no_fenpropathrin_020205.data/pc1_no_fenpropathrin_020205.pdf

厚生労働省. 自主回収報告制度（リコール）に関する情報. https://www.mhlw.go.jp/stf/seisakunitsuite/bunya/kenkou_iryou/shokuhin/kigu/index_00011.html

消費者庁食品表示企画課. 食品表示基準の一部改正について. https://www.cao.go.jp/consumer/kabusoshiki/syokuhinhyouji/doc/200525_shiryou1_1.pdf

厚生労働省. ゲノム編集技術応用食品等. https://www.mhlw.go.jp/stf/seisakunitsuite/bunya/kenkou_iryou/shokuhin/bio/genomed/index_00012.html

### 第2章　発がん物質のリスクの大きさをどう考えるか

Carcinogenic Potency Database. https://files.toxplanet.com/cpdb/index.html（更新停止）

IARC（2006）. IARC Monographs on the Evaluation of Carcinogenic Risks to Humans Preamble. http://monographs.iarc.fr/ENG/Preamble/CurrentPreamble.pdf（現行バージョンは2019年改定. https://monographs.iarc.who.int/iarc-monographs-preamble-preamble-to-the-iarc-monographs/）

JECFA（2005）. JOINT FAO/WHO EXPERT COMMITTEE ON FOOD ADDITIVES Sixty-fourth meeting. http://www.fao.org/documents/card/en/c/f95956a6-c4ac-4843-bd48-b6a1fbe3afac/#:~:text=A%20meeting%20of%20the%20Joint,a%20series%20of%20similar%20meetings

NTP（2004）. NTP Technical Report on the Toxicity Studies of Malachite Green Chloride and Leucomalachite Green（CAS Nos. 569-64-2 and 129-73-7）Administered in Feed to F344/N Rats and B6C3F1 Mice. http://ntp.niehs.nih.gov/ntp/htdocs/ST_rpts/tox071.pdf

RIVM（2006）. Our food, our health-Healthy diet and safe food in the Netherlands. http://www.rivm.nl/bibliotheek/rapporten/270555009.pdf

UICC（2008）. Global survey highlights need for cancer prevention campaigns to correct misbeliefs.（オリジナルページは存在しないがニュースサイトから閲覧可能. https://www.sciencedaily.com/releases/2008/08/080826190940.htm）

国立がん研究センターがん対策情報センター. がんを防ぐための新12か条. https://ganjoho.jp/data/reg_stat/statistics/brochure/2013/topics1.pdf

食品安全委員会. 加熱時に生じるアクリルアミドに関連する情報. https://www.fsc.go.jp/osirase/acrylamide1.html

# 参考文献およびサイト

＊引用したURLは，2021年9月時点のものであり，変更される可能性があります。

## 第1章 「基準値」はいかに決まるか


Pesticide Residues Committee Reports 2007. Pesticide Residues Committee Second Quarter Report 2007. https://webarchive.nationalarchives.gov.uk/20151023235426/http://www.pesticides.gov.uk/guidance/industries/pesticides/advisory-groups/PRiF/PRC-Pesticides-Residues-Commitee/PRC_Results_and_Reports/PRC_Reports_by_Year/pesticides-residues-committee-prc-reports-2007.htm（国のアーカイブサイト．現在のモニタリング報告は以下から．https://www.gov.uk/government/collections/pesticide-residues-in-food-results-of-monitoring-programme）

EU. Rapid Alert System for Food and Feed（RASFF）．https://ec.europa.eu/food/safety/rasff-food-and-feed-safety-alerts_en

JECFA（1993）．Solanine and chaconine. http://www.inchem.org/documents/jecfa/jecmono/v30je19.htm

JMPR（1998）．ENDOSULFAN. http://www.inchem.org/documents/jmpr/jmpmono/v098pr08.htm

JMPR（2002）．METHAMIDOPHOS. http://www.inchem.org/documents/jmpr/jmpmono/2002pr10.htm

JMPR（2006）．FENPROPATHRIN（185）．http://www.fao.org/fileadmin/templates/agphome/documents/Pests_Pesticides/JMPR/Report12/Fenpropathrin.pdf

OECD. OECD Series on Principles of Good Laboratory Practice and Compliance Monitoring. https://www.oecd.org/chemicalsafety/testing/oecdseriesonprinciplesofgoodlaboratorypracticeglpandcompliancemonitoring.htm

Thomsona, M., M. A. Alnaqeebb, et al.（1998）．“Effects of aqueous extract of onion on the liver and lung of rats.” *Journal of Ethnopharmacology,* **61**（**2**）．91-99.

食品安全委員会（2008）．農薬評価書　メタミドホス．http://www.fsc.go.jp/hyouka/hy/hy-tuuchi-methamidophos_k_200501.pdf

Takayama, S., S. Sieber, et al.（1998）．“Long-term feeding of sodium saccharin to nonhuman primates: implications for urinary tract cancer.” *Journal of the National Cancer Institute,* **90**（1）．19-25.

- TWI（Tolerable Weekly Intake）：耐容週間摂取量
- UICC（International Union Against Cancer）：国際対がん連合

 世界のがん対策を支援するための NGO。
- USDA（United States Department of Agriculture）：米国農務省
- WHO（World Health Organization）：世界保健機関

 国連の専門機関として1948年に設立された。目的は「全ての人民が可能な最高の健康水準に到達すること」。
- WTO（World Trade Organization）：世界貿易機関

 可能な限り、貿易の円滑化、自由化を実現するため、交渉を通じて多国間の貿易ルールを策定する国際機関。
- Y5R：NPY の受容体の一種

 ほかに Y1や Y2など番号で区別される。R は受容体（receptor）の意味。
- YLD（years lived with disability）：障害による相当生命損失年数

 障害や年齢により各種重み付け係数が使われる。
- YLL（Years of life lost）：早世による生命損失年数

 その年齢で、当該疾患により死亡しなければ生きられた余命の年数。

カナダの農薬規制担当機関。

- ppb(parts per billion)：10 億分の 1
- ppm(parts per million)：100 万分の 1
- PRC(Pesticide Residues Committee)：残留農薬委員会

英国の食品中の残留農薬について、モニタリングやその結果の評価を行い、さらに分析法などについて保健担当大臣や局に助言を行うのが任務の独立した機関。残留農薬モニタリング報告書を四半期ごとに発表している。

- PTWI(Provisional Tolerable Weekly Intake)：暫定耐容週間摂取量
- QOL(quality of life)：生活の質
- RASFF(Rapid Alert System for Food and Feed)：欧州連合の食品および飼料に関する迅速警告システム

食品や飼料に関する危害情報を EU 域内に迅速に伝達するためのシステム。40年以上の実績がある。食品以外の消費者製品については RAPEX (Rapid Alert System for Non-Food Products) というシステムで情報が伝えられる。

- RIVM(Dutch National Institute for Public Health and the Environment)：オランダ国立公衆衛生環境研究所
- SA(Soil association)：ソイルアソシエーション、または土壌協会

英国の有機農業推進団体。

- TCDD(Tetrachlorodibenzodioxin)：テトラクロロジベンゾダイオキシン
- $TD_{50}$：50％発がん用量
- TDI(Tolerable Daily Intake)：耐容 1 日摂取量

ADI とほぼ同義。非意図的に食品中に存在する汚染物質などに使われる。

10% of animals in chronic cancer tests)：発がん性試験で10%の動物にがんを誘発する用量の95%信頼下限

- MOE(Margin of Exposure)：ばく露マージン
用量—反応評価の結果から導き出した無毒性量などの閾値やそれに相当する用量(NOAELやBMDL）と摂取量の大きさの違いを数的に示す指標。
- MRL(Maximum Residue Limit)：最大残留基準値
食品中に残留することが許される、農薬、動物用医薬品、飼料添加物などの最大濃度。
- NOAEL(No Observed Adverse Effect Level)：無毒性量
複数の動物群を用いて被験物質の投与量を変えて毒性試験を行い、生物学的なすべての影響が対照群に対して統計学的に有意な差を示さなかった最大投与量。
- NPY(Neuropeptide Y)：ニューロペプチドY
36アミノ酸からなる神経伝達ペプチド。脳に存在し、食欲調節に関与する。
- NTP(National Toxicology Program)：米国国家毒性計画
- NZFSA(New Zealand Food Safety Authority)：ニュージーランド食品安全局〔現在はMPI（Ministry for Primary Industries：ニュージーランド第一次産業省)〕
- OECD(Organization for Economic Co-operation and Development)：経済協力開発機構
先進国間の自由な意見交換・情報交換を通じて、経済成長、貿易自由化、途上国支援に貢献することを目的とする。
- PMRA(Pest Management Regulatory Agency)：カナダ有害生物管理規制局

どをめざし活動。

- IFOAM（International Federation of Organic Agricultural Movement）：国際有機農業運動連盟
  有機農業を推進する国際 NGO。
- *in vitro*：体外で。試験管内で。
- *in vivo*：生体で。生きた動物を使って。
- IU（international unit）：国際単位
- IVIS（International Veterinary Information Service）：国際獣医情報サービス
  獣医向けの出版物や情報をオンライン発行している出版社。
- JECFA（Joint FAO / WHO Expert Committee on Food Additives）：FAO / WHO 合同食品添加物専門家会議
  FAO と WHO が合同で開催する専門家会合として1956年から活動を開始。FAO と WHO の加盟国およびコーデックス委員会に対する科学的な助言機関として、添加物、汚染物質、動物用医薬品などの安全性評価を行う。
- JMPR（Joint FAO / WHO Meeting on Pesticide Residues）：FAO / WHO 合同残留農薬専門家会議
  FAO と WHO が合同で開催する専門家会合として1963年から活動を開始。FAO と WHO の加盟国およびコーデックス委員会に対する科学的な助言機関として、農薬の評価を行う。
- $LD_{50}$（lethal dose 50%）：半数致死量
- LDL（low-density lipoprotein）：低密度リポタンパク質
- LOAEL（Lowest Observed Effect Level）：最小毒性量
  毒性影響が認められた最小の投与量。
- $LTD_{10}$（lower 95% confidence limit on the dose to induce tumors in

国連の専門機関として1945年に設立された。目的は世界各国の国民の栄養水準と生活水準の向上、農業生産性の向上および農村住民の生活条件の改善を通じて貧困と飢餓の緩和を図ること。

- FDA（Food and Drug Administration）：米国食品医薬品庁
- FSA（Food Standards Agency）：英国食品基準庁
- FSANZ（Food Standards Australia New Zealand）：オーストラリア・ニュージーランド食品基準庁
- GAP（Good Agricultural Practice）：優良農業規範、農業生産工程管理手法

農業生産現場において、食品の安全確保などへ向けた適切な農業生産を実施するための管理のポイントを整理し、それを実践・記録する取り組み。

- GLP（Good Laboratory Practice）：優良試験所基範

動物実験を主体とした安全性試験を適切に実施するための基準。

- GM（Genetically Modified）：遺伝子組換え
- HACCP（Hazard Analysis and Critical Control Point）

食品の原料の受け入れから製造・出荷までのすべての工程において、危害の発生を防止するための重要ポイントを継続的に監視・記録する衛生管理手法。

- HDL（high-density lipoprotein）：高密度リポタンパク質
- HERP（Human Exposure / Rodent Potency）：ヒトばく露量と齧歯類での発がん用量との比
- IARC（International Agency for Research on Cancer）：国際がん研究機関

WHO の一機関で、発がん状況の監視、発がん原因の特定、発がん性物質のメカニズムの解明、発がん制御の科学的戦略の確立な

体重(kg)÷(身長(m)の2乗)で求める。

- BSE(Bovine Spongiform Encephalopathy)：ウシ海綿状脳症
- CAC(Codex Alimentarius Commission)：コーデックス委員会

消費者の健康の保護、食品の公正な貿易の確保などを目的として、1962年にFAOおよびWHOにより設置された国際的な政府間機関で、国際食品規格の作成などを行っている。日本は1966年より参加。

- CARET(Carotene and Retinol Efficacy Trial)：カロテンとレチノールの有効性試験

米国で行われた成人男女にβカロテンとビタミンAを与えた場合のがん予防効果を調べた研究。

- CFIA(Canadian Food Inspection Agency)：カナダ食品検査庁

食品、動物および植物の検査を担当する政府機関。

- CHD(coronary heart disease)：冠動脈系心疾患
- CPDB(Carcinogenic Potency Database)：発がん性の強さデータベース
- DAG(Diacylglycerol)：ジアシルグリセロール

グリセリンに脂肪酸2分子がエステル結合したもの。一般の食用油は脂肪酸が3分子のトリアシルグリセロールが主。

- DALYs(Disability Adjusted Life Years)：障害調整生存年
- EFSA(European Food Safety Authority)：欧州食品安全機関

欧州委員会とは法的に独立した機関として2002年1月に設立された。食品の安全性に関するリスク評価を行っている。

- EPA(Environmental Protection Agency)：米国環境保護庁
- EU(European Union)：欧州連合
- FAO(Food and Agriculture Organization)：国連食糧農業機関

# 略語一覧

- ADI(Acceptable Daily Intake)：1日許容摂取量
  ヒトが毎日一生涯にわたって摂取し続けても、健康への悪影響がないと推定される一日あたりの摂取量。
- ADME(absorption, distribution, metabolism and excretion)：吸収・分布・代謝・排泄
- ALARA(as low as reasonably achievable)：合理的に達成可能な限り低く
- ARfD(Accute Reference Dose)：急性参照用量
  ARfDは、ヒトの24時間またはそれより短時間の経口摂取により健康に悪影響を示さないと推定される一日あたりの摂取量。
- ASPCA(The American Society for the Prevention of Cruelty to Animals)：米国動物虐待防止協会
  米・ニューヨーク州のNPO。州の動物虐待防止法にのっとって動物保護のための幅広い活動を行っている。
- ATBC研究(Alpha-Tocopherol, Beta-Carotene Cancer Prevention Study)：αトコフェロール、βカロテンがん予防研究
  フィンランドで行われた男性喫煙者にαトコフェロールとβカロテンサプリメントを与えてがん予防効果を調べた研究。
- BfR(Bundesinstitut för Risikobewertung)：独連邦リスク評価研究所
- BMD(Benchmark Dose)：ベンチマーク用量
- BMDL(Benchmark Dose Lower Confidence Limit)：ベンチマーク用量信頼下限
- BMI(body-mass index)：肥満度指数

本書は、二〇〇九年一一月に刊行された『ほんとうの「食の安全」を考える――ゼロリスクという幻想』（DOJIN選書）を加筆・修正し文庫化したものです。

畝山智香子　うねやま・ちかこ
宮城県生まれ。東北大学大学院薬学研究科博士課程前期2年の課程を修了。薬学博士。現在、国立医薬品食品衛生研究所安全情報部長。専門は薬理学、生化学。
著書に『食品添加物はなぜ嫌われるのか』、『「健康食品」のことがよくわかる本』、『「安全な食べもの」ってなんだろう？』などがある。
「食品安全情報 blog2」(https://uneyama.hatenablog.com/)では、食品や健康などに関する国内外の情報を紹介している。

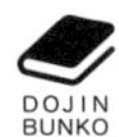


ほんとうの「食(しょく)の安全(あんぜん)」を考(かんが)える
ゼロリスクという幻想(げんそう)

2021年12月25日第1刷発行

著者　畝山智香子
発行者　曽根良介
発行所　株式会社化学同人
600-8074　京都市下京区仏光寺通柳馬場西入ル
電話　075-352-3373(営業部)／075-352-3711(編集部)
振替　01010-7-5702
https://www.kagakudojin.co.jp　webmaster@kagakudojin.co.jp
装幀　BAUMDORF・木村由久
印刷・製本　創栄図書印刷株式会社



本書のご感想をお寄せください

ISBN978-4-7598-2507-7

# はじめに

本書はフェイクニュースの科学に関する入門書です。二〇一六年以降、嘘やデマ、陰謀論やプロパガンダ、こうした虚偽情報がソーシャルメディアを介して大規模に拡散し、現実世界に混乱や悲劇をもたらす事象が次々と発生しています。「フェイクニュース」と呼ばれているこれらの一連の現象は、人間とデジタルテクノロジーの相互作用が生み出す複雑な現象であり、私たちの日常生活や民主主義を脅かす深刻な社会問題です。

フェイクニュースはなぜ生まれ、どのようにして拡散し、われわれ人類の脅威となるのでしょうか。その仕組みを理解することは、情報と虚偽情報が混在する複雑化社会を生きていくうえで重要です。本書では、フェイクニュース現象を、情報の生産者と消費者がさまざまな利害関係の中でデジタルテクノロジーによって複雑につながりあったネットワーク、つまり、「情報生態系（Information Ecosystem）」の問題として捉え、その仕組みについて紐解いていきます。その目的を達成するために、伝統的な社会科学だけでなく、計算社会科学という新しい学際科学の知見を取り入れながら、できるだけ平易な言葉でフェイクニュースに関わる科学の重要な要素とそれらの関係を解説しました。また、理解の手助けになるようなコラムも用意しました。

まず第1章では、二〇一六年の米大統領選挙からフェイスブック社のデータスキャンダルまでのフェイクニュース小史を振り返り、フェイクニュース現象の全体を俯瞰（ふかん）します。第2章から第4章では、フェイクニュースの拡散に関わる人間の認知特性、情報環境、情報量の問題について説明します。これら三つの問題は独立ではなく、相互に影響しあうことでフェイクニュース現象をより一層複雑にしていることが明らかになります。第5章では、フェイクニュース対策の現状を概観し、個人や社会が取り組むべき今後の方向を探ります。最後の第6章では、本書の内容を情報生態系の観点から整理して締め括ります。そして追補では、二〇一八年以降に起きた主要な出来事を振り返り、情報生態系で生じている新たな変化について解説します。

本書の内容が、話を単純化しすぎたり、一般化しすぎたりしていると感じられる部分があるかもしれません。しかし、入門書という性格上、正確さを多少犠牲にしてでもわかりやすさを優先しました。また、フェイクニュースを題材とするため、どうしても文調がネガティブになりがちですが、この問題の理解と克服の先に新しい人間社会があることを意識して、できるだけポジティブな書き方を心掛けました。

なお本書では、以降、現象や問題を指し示すときは「フェイクニュース」、コンテンツを指し示すときは「偽ニュース」または「虚偽情報」という表現を主に用います。

本書が複雑極まるフェイクニュース現象の見通しをよくし、客観的な事実よりも個人的な信条や感情が重視される「ポスト真実（Post-truth）」の時代を乗り越えていくためのヒントとなれば幸いです。

# フェイクニュースを科学する　目次

はじめに　3

**第1章　フェイクニュースとは何か**――13

一　フェイクニュースの全体像　14
フェイクニュースの定義　フェイクニュースの生態系
フェイクニュースの三要素
**コラム1　ソーシャルメディア**　22

二　フェイクニュース小史　24
フェイクニュースの起源　トランプ大統領の誕生とフェイクニュース
ピザゲート事件　フェイクニュース工場
ロシアのサイバー攻撃　フェイスブックのデータスキャンダル
**コラム2　計算社会科学**　37

三　フェイクニュースの科学　39
フェイスブック上での陰謀論の拡散　ツイッター上での偽ニュースの拡散
偽ニュースは速く遠くまで拡散する

**まとめ　求められる情報生態系の理解**　49

第2章　見たいものだけ見る私たち――51
一　認知の癖　52
認知バイアスとは　見たいように見る
みんなと同じようにする
コラム3　認知バイアス・コーデックス　60
二　みんなからの影響　62
社会的影響とは　流行が生まれるわけ
感情は伝わる　道徳的感情も伝わる
類は友を呼ぶ
まとめ　私たちの認知特性と情報拡散　75
コラム4　噂の公式　76

第3章　見たいものしか見えない情報環境――79
一　嘘がこだまする部屋　80
エコーチェンバーとは　オンラインに見られるエコーチェンバー
現実世界で生じるエコーチェンバー　エコーチェンバーの計算モデル
意見の分極と社会的ネットワークの分断

エコーチェンバー化を加速するSNS
コラム5　エコーチェンバーを疑似体験　94
二　フィルターに囲まれた世界　96
フィルターバブルとは　パーソナライゼーション技術
「いいね！」であなたを言い当てる　ツイートが運ぶ個人情報
アルゴリズムは悪さをしない？
コラム6　フィルターバブルを潰す　108
まとめ　フェイクニュースの温床を理解する　109

## 第4章　無限の情報、有限の認知――111

一　情報過多世界　112
情報オーバーロードとは　プラットフォームの功罪
人と対話するボット　知能テストをパスするAI
ソーシャルボット　フェイクを創造するAI
コラム7　ボットらしさの測定　125
二　希少資源としての注意力　128
アテンション・エコノミーとは　フェイクニュースというミーム

アテンションをめぐるミームの競争　低品質なニュースでもバズる
まとめ　注意力の隙をつくフェイクニュース　138

## 第5章　フェイクニュースの処方箋　141

一　偽ニュースを見抜くスキル　142
メディアリテラシーとは　世界のメディアリテラシー教育
メディアリテラシーの実践
コラム8　ゲームで学ぶメディアリテラシー　149
二　フェイクに異を唱える社会づくり　151
ファクトチェックとは　ポリティファクトの取り組み
バズフィード・ジャパンの取り組み　ファクトチェックの自動化
コラム9　フェイクニュース対ファクトチェック　161
三　法による規制　163
フェイスブック法　表現の自由と法規制の狭間
まとめ　フェイクニュースに騙されないために　166

第6章　情報生態系の未来――169

追補　インフォデミックの時代へ――175
パンデミックとインフォデミック　ワクチン陰謀論の再燃
武器化したソーシャルボット　Qアノンの陰謀論とトランプ大統領の敗北
情報生態系の進化

あとがき　191
文庫版あとがき　195
さらに詳しく知るために　206

# 第１章

# フェイクニュースとは何か

この章では、辞書的、歴史的、科学的な視点からフェイクニュースを解説し、フェイクニュース現象の全体を俯瞰します。そして、本書の問題意識を明らかにします。

# 一　フェイクニュースの全体像

### フェイクニュースの定義

二〇一六年の英国のＥＵ（欧州連合）離脱の国民投票や米大統領選挙、その翌年のフランス大統領選挙やドイツ連邦議会選挙では、人々を惑わす虚偽情報がインターネット上を大規模に拡散し、大きな社会問題になりました。二〇一六年一二月には、パキスタンの国防相が偽ニュースを信じて、イスラエルへの核攻撃を示唆するという事態にまで発展しました。二〇一八年一月二四日、このような状況を憂慮したローマ法王フランシスコは、「フェイクニュースの拡散は人々を分断させようとする悪魔の所業だ」と強く非難しています。

二〇一六年に全世界的に生じた偽ニュースの氾濫とそれが引き起こした混乱をきっかけとして、事実かどうかわからない情報の代名詞として「フェイクニュース」という言葉が使われ始めました。一部の人たちによって、都合の悪い事実や否定的な記事などに対してもこの言葉が用いられることがあります。

嘘やデマ、陰謀論やプロパガンダ（政治的な宣伝行為）、誤情報（ミスインフォメーション）や偽情報（ディスインフォメーション）、扇情的なゴシップやディープフェイク〔人工知能（AI）の技術で合成した偽動画〕、これらの情報がインターネット上を拡散して現実世界に負の影響をもたらす現象は、フェイクニュースという言葉で一括りにされています。

ここでまず、フェイクニュースの辞書的な定義を確認してみましょう。虚偽情報の問題を受けて、言葉の番人たる辞書がフェイクニュースという言葉を定義し始めました。代表的な英語辞書の一つであるコリンズ辞書では、「Fake News（フェイクニュース）」は「二〇一七年の言葉」に選ばれました（ちなみに、二〇一六年の言葉に選ばれたのは、英国のEU離脱を意味する「Brexit（ブレグジット）」でした）。コリンズ辞書では次のように定義されています[1]。

**フェイクニュース**　名詞
ニュース報道の体裁で拡散される、虚偽の、しばしば扇情的な内容の情報
(false, often sensational, information disseminated under the guise of news reporting)

この定義のポイントは二つあります。フェイクニュースは「ニュースに擬態した（感情を刺激する）偽情報」だということ。そして、「拡散する」ということです。

しかし、この辞書的な定義は、フェイクニュースの複雑性を的確に捉えているとは言えません。噂（うわさ）や都市伝説の類はインターネット発明以前から存在しましたし、献血を呼びかける嘘のメールの拡散はインターネット初期からありました。もちろん、これらはフェイクニュースの一種には違いありませんが、フェイクニュースらしさを特徴づけるためには、内容や伝達だけでなく、他の側面も考える必要がありそうです。

### フェイクニュースの生態系

フェイクニュースとは何かと尋ねたならば、百人百様の答えが返ってきます。しかし、研究者やジャーナリストたちの間で合意がとれていることが一つだけあります。それは、「フェイクニュースという言葉は役に立たない」ということです。先ほど述べたように、混乱を引き起こすという点以外ではさまざまな点で異なっている情報に対して、この言葉が使われているからです。

代わりになる別の言葉を探すべきなのですが、それは本質的に難しい問題を抱えています。ハーバード大学ショレンスタイン・センターのプロジェクト「ファースト・ドラフト（First Draft）」のディレクターを務めるクレア・ウォードルは、その難しさの理由を次のように述べています。[2]

別の言葉を見つけるのに苦労している理由は、これ（フェイクニュース）は単なるニュースだけの問題ではなく、情報生態系の全体に関わるものだからです。

私なりに言い換えると、フェイクニュースは、ニュースの内容や伝達の問題としてだけでなく、情報の生産者と消費者がデジタルテクノロジーによってさまざまな利害関係の中で複雑につながりあったネットワークの問題として捉えるべきだということです。この情報生態系を駆動しているものは、人々の興味関心、共感や偏見、経済的あるいは政治的な思惑、メディアやジャーナリズムなどさまざまです。

## フェイクニュースの三要素

ウォードルは、フェイクニュースの情報生態系を理解するためには、虚偽情報の種類、動機、拡散様式の三つを理解する必要があると述べています。[2] この分類に沿って、フェイクニュースの特徴を詳しく見ていきます。

まず、虚偽情報の種類と動機についてです。ウォードルは、二〇一六年の米大統領選挙の最中にインターネット上に出回った虚偽情報を整理し、「騙（だま）そうとする意図」の大きさに応じてそれらを分類しました。騙そうとする意図が最も小さい「風刺・パロディ」から最も大きい「捏造（ねつぞう）」まで七種類に分類されています（図1－1）。また、これらの虚偽情報がどのような動機でつくられているのかを、「質の悪いジャーナリズム」や「金儲け」などの八つの動機との関係でまとめました（表1－1）。「風刺・パロディ」を除けば、ほとんどの虚偽情報が複数の動機によってつくられていることがわかります。

「風刺やパロディ」は、フィクションであるという前提をみんなが共有していれば問題にはなりません。例えば、〈虚構新聞〉というサイトは「ノーベル平和賞にノーベル財団」や「人工知能、内定勝ち取る　就活業界に波紋」など、ありそうでなさそうな記事を掲載していますが、読者がパロディニュースだと知っていれば問題にはなりません。

しかし、風刺やパロディが文脈から切り離されて、一人歩きする可能性はゼロではありません。二〇一八年五月一四日に、「五〇人分の料理を用意したら、ドタキャンされた。国際信州学院大学の教職員の皆さん、二度と来ないでください」という投稿がツイッター上で拡散されましたが、これは電子掲示板〈5ちゃんねる〉のユーザたちによるデマであることが判明しました。しかも、国際信州学院大学の公式を装ったウェブサイトまでありました。パロディというには度が過ぎると言えるでしょう[3]。

ウェブサイトを閲覧していて、気になる記事を見つけてタイトルや画像をクリックすると、全く内容の異なるページに飛ばされてしまって、戸惑うことがあります。こうし

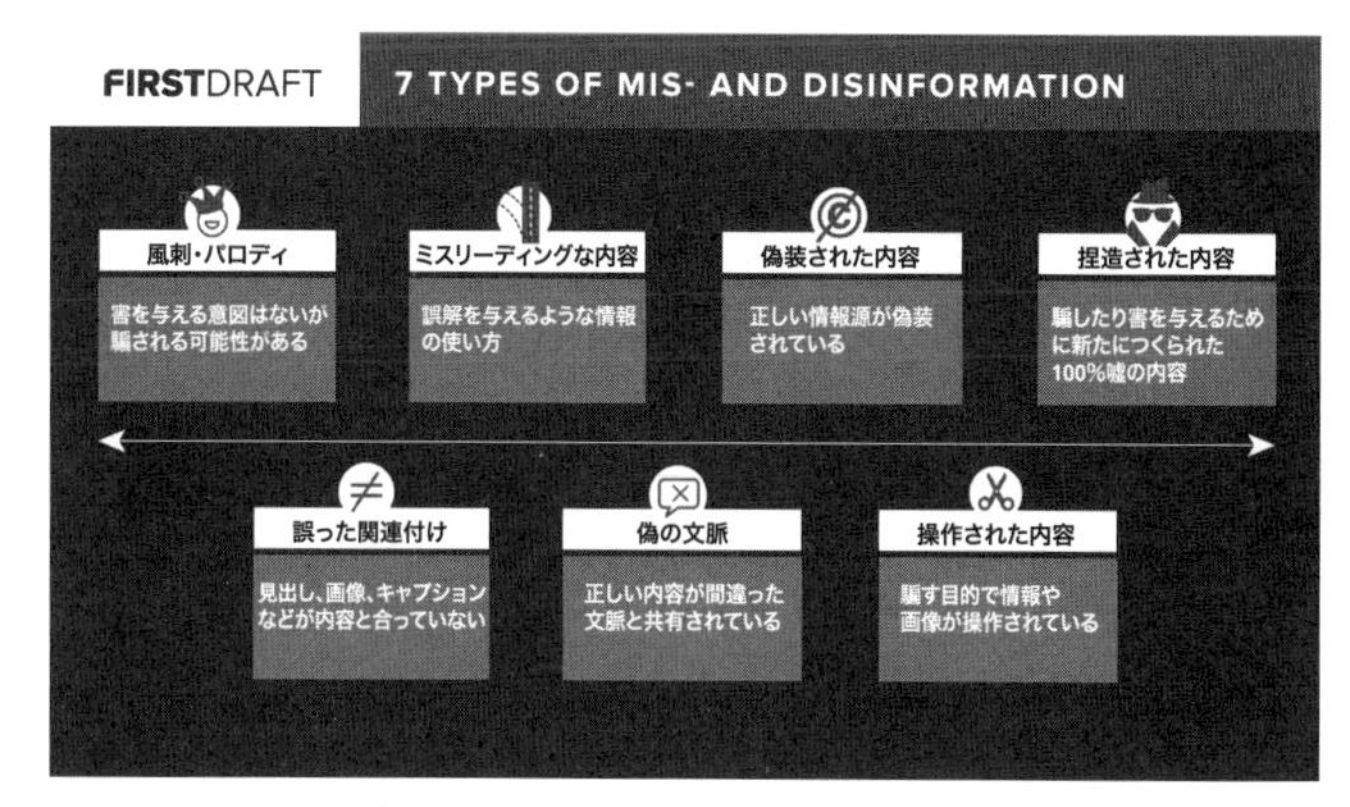


図1-1　フェイクニュースの7タイプ
文献2より許可を得て転載。

| | 風刺・パロディ | 誤った関連づけ | ミスリーディングな内容 | 偽の文脈 | 偽装された内容 | 操作された内容 | 捏造された内容 |
|---|---|---|---|---|---|---|---|
| 質の悪いジャーナリズム | | ○ | ○ | ○ | | | |
| うけねらい | ○ | | | | ○ | | ○ |
| 扇動・いたずら | | | | | ○ | ○ | ○ |
| 感情 | | | | ○ | | | |
| 党派心 | | | ○ | ○ | | | |
| 金儲け | | ○ | | | ○ | | ○ |
| 政治的影響力 | | | ○ | ○ | | ○ | ○ |
| プロパガンダ | | | ○ | ○ | ○ | ○ | ○ |

表1-1　フェイクニュースをつくる動機
文献2より許可を得て転載。

た「誤った関連づけ」は、コンテンツの作者の不注意による間違いの場合もあれば、意図的なものもあります。特に問題なのは後者です。

本文の内容とかけ離れた刺激的なタイトルをつけて、ユーザをサイトへ流入させる「釣り記事」や「クリックベイト」はこの種の虚偽情報と言えます。多くの場合、その目的は広告収入ですが、中には詐欺サイトへ誘導する悪質なものもあります。「〇〇の秘密」とか「天使すぎる〇〇」などの見出しには要注意です。

事実を装飾したり改竄（かいざん）したり、事実を元の文脈から引き剥（は）がして別の文脈で使用したり、偽の事実をでっちあげたりと、残りの五種類のコンテンツ（「ミスリーディングな内容」、「偽の文脈」、「偽装された内容」、「操作された内容」、「捏造された内容」）は明らかに読者を騙そうという意図があります。今問題になっているのは、まさにこれらのニュース群です。次節でこれらの具体例を紹介します。

次は、虚偽情報の拡散様式についてです。ソーシャルメディアは、コミュニケーションや情報共有のあり方を劇的に変化させました（コラム1を参照）。〈フェイスブック〉や〈ツイッター〉などのＳＮＳ（ソーシャル・ネットワーキング・サービス）を使えば、誰もがコストをかけずに情報発信をすることができ、ボタン一つで瞬時に、友人や知人たちとコンテンツを共有することができます。みんなが「いいね！」や「リツイート」

などの反応を示せば、そのコンテンツはSNSのアルゴリズムによってさらに目立つ場所に表示されるようになります。ソーシャルメディアは効率の良い情報拡散装置なのです。

こうしたソーシャルメディアの仕組みを悪用すれば、社会的混乱や政治的介入を意図したデマの拡散も可能になってしまいます。また、「ボット（Bot）」と呼ばれるコンピュータプログラムがデマを拡散させることもあります（第4章を参照）。情報過多で注意散漫になり、同じ情報を何度もソーシャルメディアで目にするようになると、よく確かめもせずにその情報を事実だと信じやすくなります。その情報が自分の慣れ親しんでいる価値観と一致する場合はなおさらです（第2章および第3章を参照）。

このように、人間とデジタルテクノロジーの相互作用がいかにしてフェイクニュースの拡散を引き起こすのかが、本書の中心となるテーマです。この具体的な仕組みについては第2章から第4章で解説しますので、いったんこの話題を離れて、フェイクニュースの歴史を振り返ってみましょう。

## コラム1　ソーシャルメディア

ソーシャルメディアとは、個人や個人間のつながりによってコンテンツを生み出すという社会的要素をもったメディアです。一言でいえば、ユーザが主役のメディアです。テレビや新聞・雑誌などのマスメディアと対比させて考えると、情報のリアルタイム性や双方向性などのソーシャルメディアの特徴が際立つと思います。

ソーシャルメディアという言葉が使われ始めたのは二〇〇〇年代半ばぐらいで、ウェブ2・0という言葉とともに雨後の筍のようにさまざまなサービスが現れ、そして消えていきました。二〇二一年現在、世界には約三八億人のソーシャルメディア・ユーザがいると推定されています。[4] SNSのフェイスブック、ツイッター、〈インスタグラム〉、動画共有サイトの〈ユーチューブ〉や〈ニコニコ動画〉、メッセージングアプリの〈ライン〉などは、現在も生き残っているソーシャルメディアです。

二〇〇九年以降のページビュー（ウェブサイト内の特定のページが開かれた回数）に基づくソーシャルメディアの利用状況の変化を見てみると、世界的にはフェイスブックが圧倒的に使われています（図1 - 2）。しかし、偽ニュースへの不十分な対応や個人情報流出の不祥事を受けて、世界でも日本でもフェイスブックの利用率は

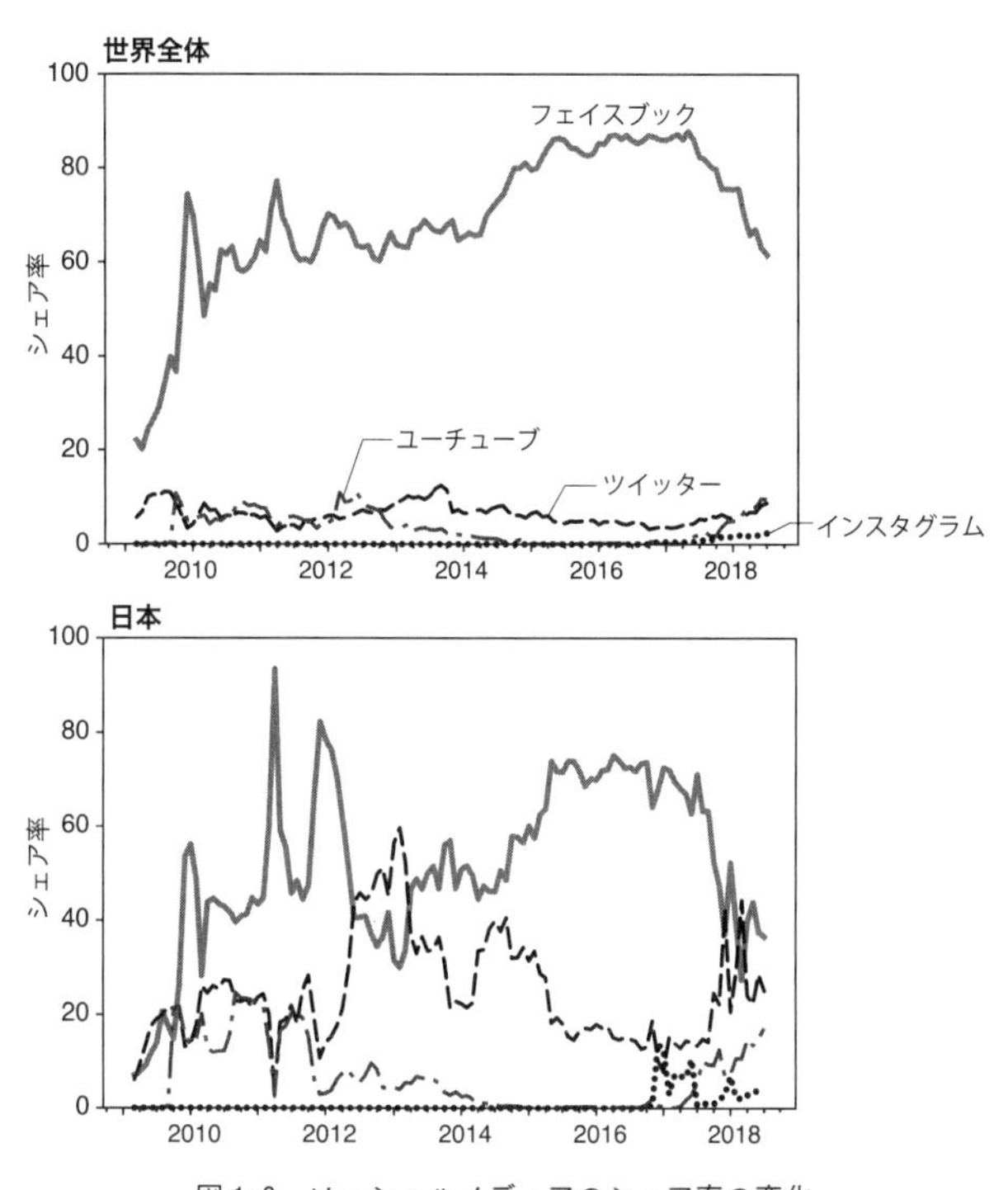


図 1-2　ソーシャルメディアのシェア率の変化
上は世界全体、下は日本。シェア率の計算はページビューに基づく。StatCounter（http://gs.statcounter.com/）より作成。

急激に減少したことがわかります。

現在のソーシャルメディアのほとんどは広告収入によるビジネスモデルで、ユーザは無料でこれらのサービスを使用できますが、その代償として自分の個人情報を差し出すかたちになっています。そして、その個人情報は、ユーザにマッチした広告を表示するターゲッティングに使われるという循環が基本になっています。

偽ニュースはこの仕組みを悪用しているという側面があるので、ソーシャルメディアのビジネスモデルはこのかたちを続けるのか、別の発展を遂げるのかが今後の課題です。

## 二　フェイクニュース小史

### フェイクニュースの起源

フェイクニュースの起源をいつとするかについてはさまざまな考え方があり、定義によってもそれは変わってきます。

政治的なプロパガンダにその起源を求めるのならば、ローマ帝国初代皇帝のアウグストゥスが政敵に勝つために虚偽情報を利用したとされ、それは紀元前に遡ります。メディアを利用したプロパガンダということになれば、第一次および第二次世界大戦があった二〇世紀、英国やナチス・ドイツなどの政府は、国民を欺くためにマスメディアを利用した大がかりなプロパガンダを展開しました。

噂やデマにその起源を求めるのならば、言語の起源にまで遡る可能性があるので、諸説ありますが、約一〇万年前ということになります。虚偽情報を巧みに利用する擬態や托卵などの「だまし」行動は動物にも見られるので、言語すら必要のない虚偽情報の起源はさらに進化的に遡ることになります。

しかし、ここで問題にしているのは、テクノロジーを悪用することで虚偽情報を効果的に生み出し、拡散し、日常生活だけでなく民主主義にまで影響を与えるようなソーシャルメディア時代の偽ニュースです。その歴史の最初のページは、「ツイッター大統領」の誕生にまつわる話から始めるのがよさそうです。

### トランプ大統領の誕生とフェイクニュース

フェイクニュースの歴史を振り返るうえで最も重要な出来事は、二〇一六年の米大統領選挙です。当初、ニューヨーク・タイムズやCNNなど主要メディアは、民主党候補のヒラリー・クリントンが「ガラスの天井」を打ち破って、初の女性大統領になると予想していました。しかし、それを覆して、共和党候補のドナルド・トランプが歴史的な勝利をおさめました。そして、この大統領選をめぐって、根も葉もない嘘やデマ、政治

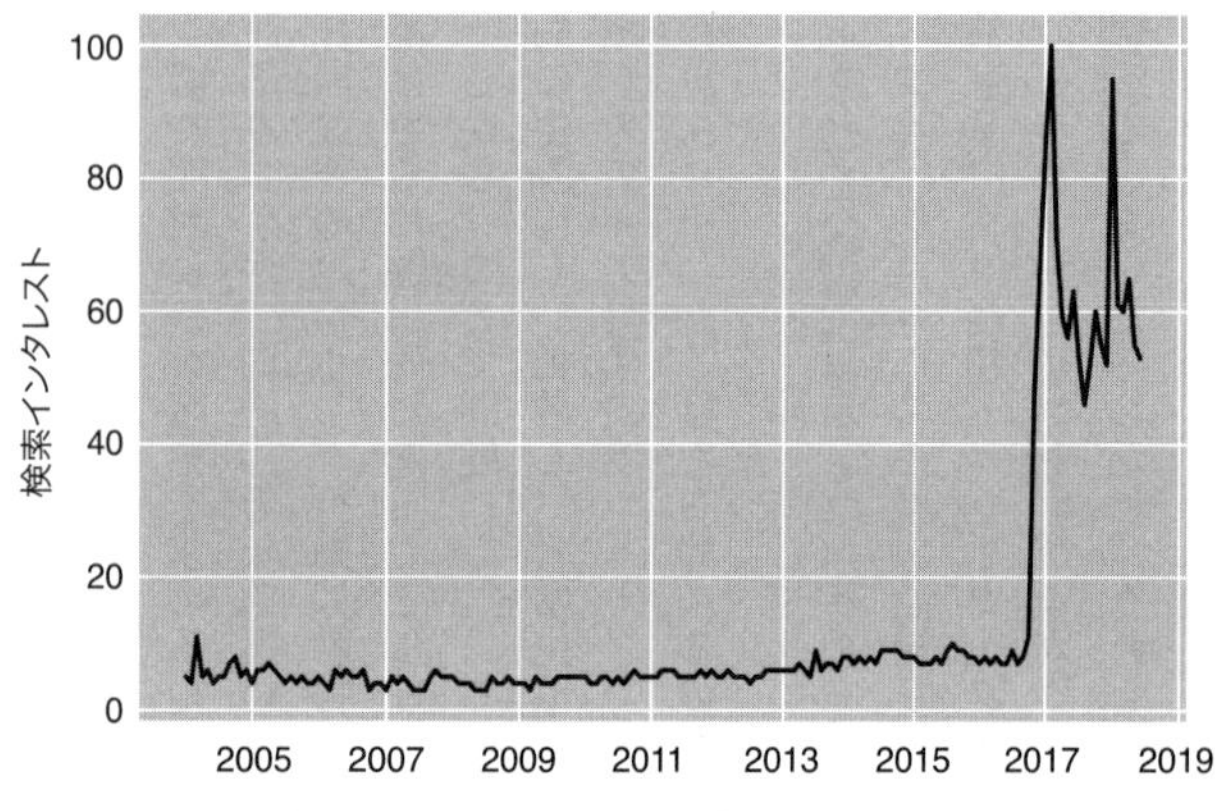


図 1-3　グーグルトレンドにおける「fake news」の検索動向
Google Trends（https://trends.google.co.jp/）より作成。

的なプロパガンダがソーシャルメディアを通じて大量に拡散し、米国社会は大きく混乱しました。こうした虚偽情報の多くが反クリントンの内容だったことから、偽ニュースが選挙結果を左右したのではないか、ということも大きな問題になりました。

これをフェイクニュースの起源と呼ぶかどうかは別として、この言葉が広まる大きなきっかけとなったことには間違いありません。グーグルトレンドで「fake news」というキーワードの検索動向を調べてみると、選挙戦が佳境に入った二〇一六年一一月から、バースト的に検索インタレスト（最大値を100としたときの相対的な検索回数の値）が高まっていることがわかります（図1-3）。ち

| | フェイクニュース | フェイスブックの総リアクション数 |
|---|---|---|
| 1 | オバマ大統領が学校での『忠誠の誓い』朗誦を禁じた | 2,177,000 |
| 2 | ローマ法王フランシスコが声明で米大統領選でのドナルド・トランプを支持 | 961,000 |
| 3 | ドナルド・トランプ、米国を離れたい人に、アフリカとメキシコへの片道チケットを無料で提供 | 802,000 |
| 4 | ヒラリー・クリントンの電子メール流出事件を捜査中だったFBI捜査官が無理心中で死亡 | 567,000 |
| 5 | レイジ・アゲインスト・ザ・マシーンが再結成、反ドナルド・トランプのアルバムをリリース | 560,000 |

表1-2　フェイクニュース・ランキング2016
BuzzFeed News（https://www.buzzfeed.com/craigsilverman/top-fake-news-of-2016?utm_term=.opnnAoNxA#.vkBXyNY5y）より作成。

なみに、検索インタレストが最大になったのは、二〇一七年一月のトランプ大統領の就任式の日です。

この選挙戦中には、さまざまな偽ニュースがインターネット上に出回りました。例えば、「ローマ法王がトランプ氏の支持を表明」や「クリントン氏を捜査中のＦＢＩ捜査官が無理心中」のようなデマです。もともと、これらの記事はパロディサイトで発信されたものでしたが、ソーシャルメディアで大規模に拡散されました。どちらも二〇一六年の〈バズフィード〉が発表したフェイクニュース・ランキングの上位に入っています（表１－２）。

また選挙戦終盤には、主要メディアのニュースよりも偽ニュースのほうがフェイスブックでのエンゲージメント（「シェア」や「いいね！」などのリアクションやコメントの合計数）が高かったことがわかっています。主要メディアが掲載した上位二〇記事のエンゲージメントは約七三七万件だったのに対して、フェイクニュースの上位二〇記事はそれを上回る約八七一万件でした[5]。

では、どれぐらいの人がこれらの偽ニュースを信じたのでしょうか。選挙直後に行われた調査によると、「ローマ法王がトランプ氏の支持を表明」や「クリントン氏を捜査中のFBI捜査官が無理心中」の偽ニュースは、フェイスブックを主要なニュース源にしていると回答した人々のうち、トランプ候補に投票した人たちのほうがクリントン候補に投票した人たちよりも信じたことがわかっています[6]。常識的に考えればあり得ないようなこれらのデマを、多くの人が信じた（と答えた）というのは驚きです。そして、ここにはトランプ支持者（共和党派）とクリントン支持者（民主党派）の党派心の違いも表れています。

「ツイッター大統領」などと揶揄（やゆ）されるトランプ氏は、選挙戦中も選挙後もツイッターを使って不確実な発言を繰り返し、たびたび大きな混乱を招いています。二〇一八年一月には、トランプ大統領が自らフェイクニュース大賞を発表するなど、不都合な真実や自身に批判的な報道をするニュースメディアを「フェイクニュース」と呼んで口撃を続けています。それに対して、二〇一八年八月一六日、米国の三五〇以上の新聞社がトランプ大統領を批判する社説を一斉に掲載し、反論をしています。

偽ニュースがトランプ大統領を誕生させたという直接的証拠はありませんが、民主主義とデジタルテクノロジーを牽引してきた米国で生じたこの偽ニュースの氾濫からは、フェイクニュースを科学するうえで学ぶべきことがたくさんあります。

## ピザゲート事件

二〇一六年のフェイクニュース現象を象徴するもう一つの出来事が「ピザゲート事件」です。当時、米国ワシントンDCのあるピザレストランが児童売春の拠点になっていて、ヒラリー・クリントンがそれに関わっているという陰謀論がインターネット上を飛び交っていました。

これは、クリントン陣営の選挙対策委員長ジョン・ポデスタのメールがハッキングされて、告発サイト〈ウィキリークス（WikiLeaks）〉に暴露され、思い込みの激しい人たちが憶測をもとにでっちあげたデマでした。ピザゲート陰謀論はインターネット掲示板の〈4チャン（4chan）〉や〈レディット（Reddit）〉でオルタナ右翼（伝統的な保守思想とは異なる新たな右翼）と呼ばれる人たちの目に留まり、さらにSNSを介して拡散されました。

二〇一六年一二月三日、この陰謀論を信じたエドガー・ウェルチという男が、事の真相を確認するために、米南部のノースカロライナ州から約五〇〇キロ離れたワシントン

DCへと車を走らせ、噂のピザレストランに銃をもって押し入り、発砲するという事件が起きました。幸いなことに負傷者は出ませんでしたが、偽ニュースが銃撃事件を引き起こしたとして世間に衝撃を与えました。

ウェルチの屈折した正義感、インターネットに氾濫するピザゲート陰謀論、それを拡散する人々とボット、これらのさまざまな要因が絡み合いフェイクがリアルを動かす事件が生じたのです。

二〇一七年六月にウェルチ被告は禁錮四年の実刑判決を受けています。

## フェイクニュース工場

二〇一六年の米大統領選挙に関するデマの情報源となったウェブサイトは、〈インフォウォーズ（Infowars）〉や〈ナチュラルニュース（NaturalNews）〉などのような陰謀論サイトだけなく、広告収入を目的とするものが多く存在しました。その中には、東欧の小国マケドニア（二〇一九年二月以降、「北マケドニア共和国」あるいは「北マケドニア」と表記されるようになった）などの米国以外の若者たちが、お金儲けのためにつくったサイトが一〇〇以上もあったことがわかっています。

彼らは、インターネットで見つけた記事をもとにデマの記事を捏造し、偽ニュースサイトをつくりました。これらの偽ニュースサイトには、〈ワールド・ポリティカス

〈WorldPoliticus.com〉や〈トランプ・ビジョン365（TrumpVision365.com）〉など、いかにも政治系サイトのようなドメイン名がつけられていました（現在は閉鎖）。そして、作成した記事やサイトをSNSで人々に周知し、サイトを閲覧した人々が広告をクリックすることで利益を得ていました。サイトが人気を集め、クリック回数が増えれば増えるほど収入も増えました。偽ニュースづくりだけで、半年で七〇〇万円も稼いだ人がいたと言われています。

これといった産業のないマケドニアの若者たちの動機は、あくまでもお金儲けで、トランプ大統領の当選を後押ししようなどという政治的意図があったわけではなかった。ヒラリー・クリントンやバーニー・サンダースなどの他の候補者よりも、トランプに関する偽ニュースを掲載したほうが効果的だったため、結果的に反クリントン的な偽ニュースを大量生産することになった。これが当初の見立てでした。

ところが、その後の調査で別の関連が見えてきました[7]。マケドニアのメディア弁護士と数名の米国人が米大統領選挙の期間中に緊密に活動し、偽ニュースサイトづくりに関与したことが報じられています。つまり、「マケドニアの若者たちの小遣い稼ぎ」という単純な話ではすまない可能性が出てきました。

この騒動に火付け役がいたにせよ、それが草の根運動的なものだったにせよ、英語を母国語としない東欧の若者たちが即席でこしらえたデマが、まさかこれほど多くの米国人に拡散され、本当にトランプ大統領が誕生するなんて、デマを流した当人たちでさえ思いもつかなかったことでしょう。ソーシャルメディアの出現によって、若者たちは簡単にお金を手にする方法を得ましたが、その行動は民主主義を壊しかねないほどの危険性をはらんでいます。

## ロシアのサイバー攻撃

二〇一六年の米大統領選挙において、トランプ候補が有利になるような偽ニュースをばらまいていたのは、広告収入を狙ったデマサイトの運営者や東欧の若者たちだけではありませんでした。

米国議会は、「インターネット・リサーチ・エージェンシー（IRA）」というロシア政府に近いとされる組織を主なプロパガンダの発信源として断定しました。IRAには、インターネット上の世論の操作を目的とした「トロール部隊」と呼ばれる組織があり、ロシア各地に数千人いる部員たちが、社会の分断と対立を煽(あお)るような内容をウェブやSNSに書き込み、拡散する「荒らし」行為を行っています。フェイスブック社の発表によると、この組織が二〇一五年六月から二〇一七年八月にかけてフェイスブックに行った投稿は八万回以上にのぼり、それらを閲覧した人はおよそ一億二六〇〇万人いたと推定されています。また、ロシア政府系メディアのスプートニクやRT（旧称ロシア・トゥデイ）は政治的プロパガンダに加担したことが指摘されています。

この選挙期間中、ロシアは偽ニュースの拡散以外のサイバー攻撃にも関与していたことがわかっています。先述したピザゲート事件のきっかけとなったジョン・ポデスタのメールのハッキングにはロシアの組織が関与したとされ、民主党陣営の情報が選択的にリークされました。二〇一六年一〇月、米国政府は、ロシアが大統領選への介入を目的として政治団体に対するサーバー攻撃を指示していたという旨の声明を発表し、同年一二月にロシアに対する制裁措置を命じています。

以上の経緯から、この大統領選挙においてロシア政府とトランプ陣営が共謀したのではないかという疑惑が持ち上がり、この一件は「ロシアゲート」と呼ばれています。[8] ロシア政府は、米大統領選挙に影響を与えようとした事実はないと繰り返し否定しています。また、トランプ大統領もロシア当局と自陣営の結託はなかったと否定しています。ロシアゲートの捜査は、ロバート・モラー特別検察官によって進められましたが、ロシア政府とトランプ陣営の共謀についてははっきりとした証拠が示されないまま、二〇一九年五月に捜査は終結しました。

ロシアは、二〇一六年の英国のブレグジットに関する投票や二〇一七年のフランス大統領選においても、インターネットを使ったプロパガンダやサイバー攻撃を仕掛けていたと報じられています。また、米国の国家安全保障を担う政権高官らは、ロシアが二〇一八年一一月の中間選挙に介入しようという動きがあったと警告しました。

### フェイスブックのデータスキャンダル

世論調査機関のピュー・リサーチセンターが二〇一七年九月に発表した調査結果によると、米国人の六七パーセントがソーシャルメディアをニュース源とし、そのうちの四五パーセントが主にフェイスブックを使っています[9]。米国においてフェイスブックは、CNNやFOXニュースなどに匹敵する重要なニュースメディアになっています。

偽ニュースの流布に効果的な対策を打ち出していないフェイスブック社は厳しく批判されています。当初、それらの批判に対して最高経営責任者のマーク・ザッカーバーグは、自身のフェイスブックへの投稿で次のように述べていました。

「フェイスブックのすべてのコンテンツのうち九九パーセント以上のものは本物です。フェイクニュースや捏造はとても少ないのです。捏造は確かに存在しますが、それは一つの党派の視点に限られたものではありませんし、政治関係のものだけでもありません」

フェイスブックはあくまでもプラットフォームであって、メディアではないので、コンテンツにまで責任を負う必要はないという意識だったわけです。しかし、このような姿勢を見直さなければならないような事件が起こりました。それがデータ流出スキャンダルです。

発端はケンブリッジ大学のアレクサンドル・コーガンが行った実験でした。コーガンは二〇一三年にフェイスブック用の性格診断アプリ「これが私のデジタルライフ（This is My Digital Life)」を開発し、二〇一四年にインターネット上で募った二七万人の参加者のフェイスブックのデータを収集しました。

一つ目の問題は、当時のフェイスブック連携アプリは、各ユーザの情報だけでなく、その友人の情報まで取得できたことです（現在はできません)。フェイスブックのずさんな個人情報管理のため、コーガンは参加者の友人の情報にアクセスすることができ、結果的に八七〇〇万人のユーザのデータを取得しました。ただし、この行動自体は必ずしも当時のフェイスブックの規則に違反していません。

二つ目の問題は、取得したフェイスブックの個人情報のデータを、コーガンが英国の選挙コンサルティング会社のケンブリッジ・アナリティィカ社に横流ししたことです。これは明らかにフェイスブックの規則に違反しています。米大統領選時、ケンブリッジ・アナリティィカ社はトランプ陣営に雇われていて、横流しされたフェイスブックの個人情報のデータは各ユーザの政治的意見を推測し、トランプ候補が有利になるようなカスタム選挙運動のために利用されたのではないかと疑われています。さらに、英国の個人情報規制当局の情報コミッショナー事務局（ＩＣＯ）の調査によると、ロシアがこのデータにアクセスした形跡があり、選挙介入に利用したのではないかという疑惑が持ち上がっています。個人情報がこのように悪用できてしまう背景として、ソーシャルデータから個人属性を推定する技術の進歩があげられます（第3章を参照）。

このデータスキャンダルが発覚したのが二〇一八年三月で、四月にはザッカーバーグが米議会で証言を求められる事態にまで発展しました。データスキャンダル直後には株価の暴落によって、フェイスブック社は約三七〇億ドル（約四兆円）の時価総額を失ったと報じられています。また、ケンブリッジ・アナリティカ社は、この問題発覚後から資金繰りに行き詰まり、同年五月に破産手続きを申請しています。

二〇一八年九月末には、フェイスブック社はサイバー攻撃によって約二九〇〇万人のユーザの個人情報が流出したことを明らかにしました。このうち一五〇〇万人は名前や電話番号、メールアドレスなどの個人情報が盗まれ、残りの一四〇〇万人はさらに詳細な個人情報が盗まれたということです（二〇一八年一〇月一二日現在）。これらの個人情報が悪用される恐れもあるため、今後の動向を注視する必要があります。

トランプ大統領の誕生からフェイスブックのデータスキャンダルまでを振り返るだけでも、偽ニュース、政治、お金、メディア、デジタルテクノロジーなど、これらの要素が情報生態系の中で複雑に絡みあっていることがわかります。

次節では、「計算社会科学（Computational Social Science）[10]」と呼ばれる新しい学際科学の研究事例をもとに、フェイクニュースの科学について説明します（コラム2も参照）。

### コラム2　計算社会科学

この本では、フェイクニュース現象のしくみを科学的に読み解くために、「計算社会科学」の重要な研究成果を取り上げます。

コーネル大学のマイケル・メイシーによると、計算社会科学とは「コンピュータが可能にする人間行動と社会的相互作用」に関する学際科学です。次の三つの手法を駆使して、人間行動や社会現象の謎を定量的に解き明かそうとしています（図1-4）。

- 計算モデルとコンピュータシミュレーション
- オンラインの行動や相互作用の電子的記録（ビッグデータ）の分析
- ウェブを使った大規模な行動実験（バーチャルラボ）

計算社会科学が誕生した背景には、ソーシャルメディアやＩｏＴ（Internet of Things、モノのインターネット）の登場によって、人間行動やコミュニケーションがデジタルに記録・蓄積されるようになったことや、ビッグデータを扱う数理・情報技術の発達によって、これまでは不可能だったような「社会現象の要素」の測定が可能になったことがあげられます。さらに、デジタルテクノロジーの発達によって人間社会そのものが複雑化し、新しい理解の仕方が求められているという事情もあります。

計算社会科学は、既存の社会科学を定量的に補強するのみならず、社会科学の射程を方法論の面から大幅に拡張しようとしています。

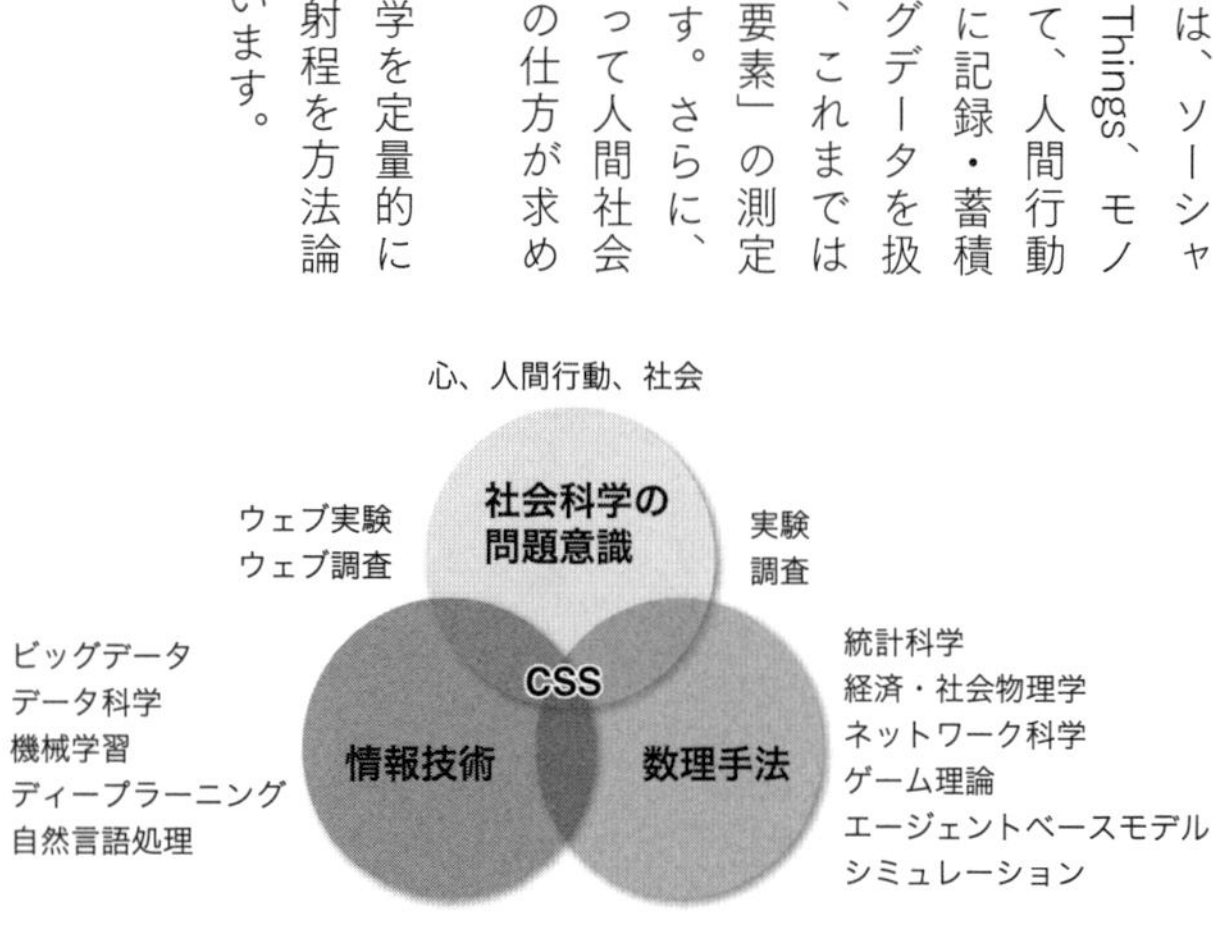


図 1-4　計算社会科学（CSS）と関連領域

## 三　フェイクニュースの科学

### フェイスブック上での陰謀論の拡散

「予防接種をすると自閉症になる」や「エボラウィルスは米国が開発した」などのデマや陰謀論は、どのようにしてSNS上を拡散するのでしょうか。イタリアのIMTルッカ高等研究所のウォルター・クアトロチョッキの研究グループは、フェイスブックのビッグデータを使ってこの問題に取り組みました[11]。

具体的には、陰謀論と科学ニュースがユーザにどのように消費されシェアされるのかを、「カスケード」のサイズを測定して比較しました。フェイスブックにおけるカスケードとは、あるユーザの投稿が別のユーザによってシェアされ、それがさらに別のユーザによってシェアされるという形で、シェアが連鎖する現象のことです（図1－5）。

この研究で陰謀論と科学ニュースに着目したのは、これらのトピックには大きな違いがあるからです。科学ニュースは、研究者が学術論文として公表したものに基づいているため情報の発信者が明確で、コンテンツも科学的な手続きによって検証されたものです。一方、陰謀論は情報の発信者が不明で、コンテンツには不確定要素が多く含まれています。したがって、陰謀論を好んで読む人と科学ニュースを好んで読む人の行動の違

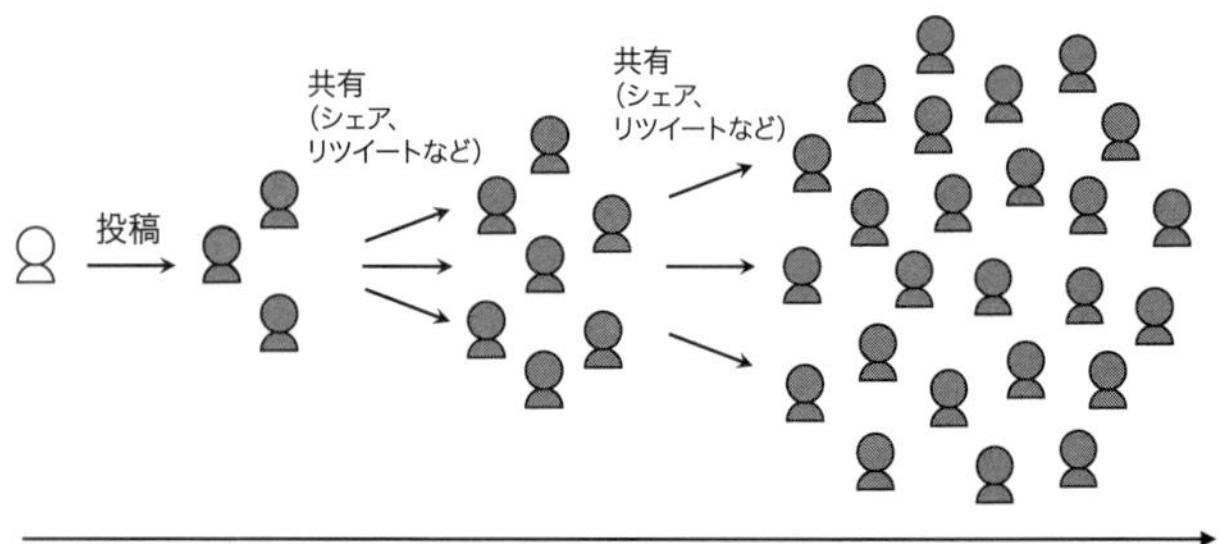


図 1-5　カスケードの模式図

いを明らかにすることで、前述の問いの答えに近づくことができるのです。

同研究グループは、フェイスブック上の六七の公式ページを対象として、二〇一〇年から二〇一四年の四年間、これらのページに訪れたイタリア人ユーザのプロファイルや投稿データを収集しました。六七の公式ページの内訳は、三二が陰謀論、三五が科学ニュースに関するページです。得られた大量の行動データを分析したところ、とても興味深いことがわかりました。

まず、科学ニュースと陰謀論のSNS上の情報拡散には二つの共通点がありました。科学ニュースを読む人はあまり陰謀論のコンテンツは読まず、逆に陰謀論を好むユーザはあまり科学ニュースを読まないという傾向がありました。つまり、どちらの話題も似た者どうしの集団内を拡散する（シェアが連鎖する）という特徴があります。そして、コンテンツが公開されてから約二時間後に情報拡散はピークを迎え、その後は減少するというパターンはどちらのトピックも同じでした（図1－6A）。

しかし、各コンテンツが読まれ続ける期間（寿命）を調べたところ、科学ニュースと陰謀論のカスケードのサイズ（情報拡散の規模）には大きな違いがありました。陰謀論のコンテンツは陰謀論好きの集団内で時間とともに広まっていき、最終的には科学ニュースよりも多くの人々に行き渡りました（図1－6B）。一方、科学ニュースは公開されてからすぐに広まるのですが、シェアする人が少ないため、多くの場合、情報拡散はすぐに沈静化しました（図1－6C）。

これらの結果は、情報拡散は自分の考えや価値観に一致する情報の場合に起こりやすいことや、反証する情報は拡散しないということを示しています。したがって、デマや陰謀論をなくすためには、それを信じる人々に科学的根拠を提示すればよいという単純な話ではないのです。このことは人間がもつ認知の癖（認知バイアス）と関係します（第2章を参照）。

## ツイッター上での偽ニュースの拡散

偽ニュースの拡散に関して、ツイッターのビッグデータを使った計算社会科学の研究も行われています。ここでは二つの研究事例を紹介します。

韓国科学技術院（KAIST）とソウル大学の共同研究グループは、ツイッターから

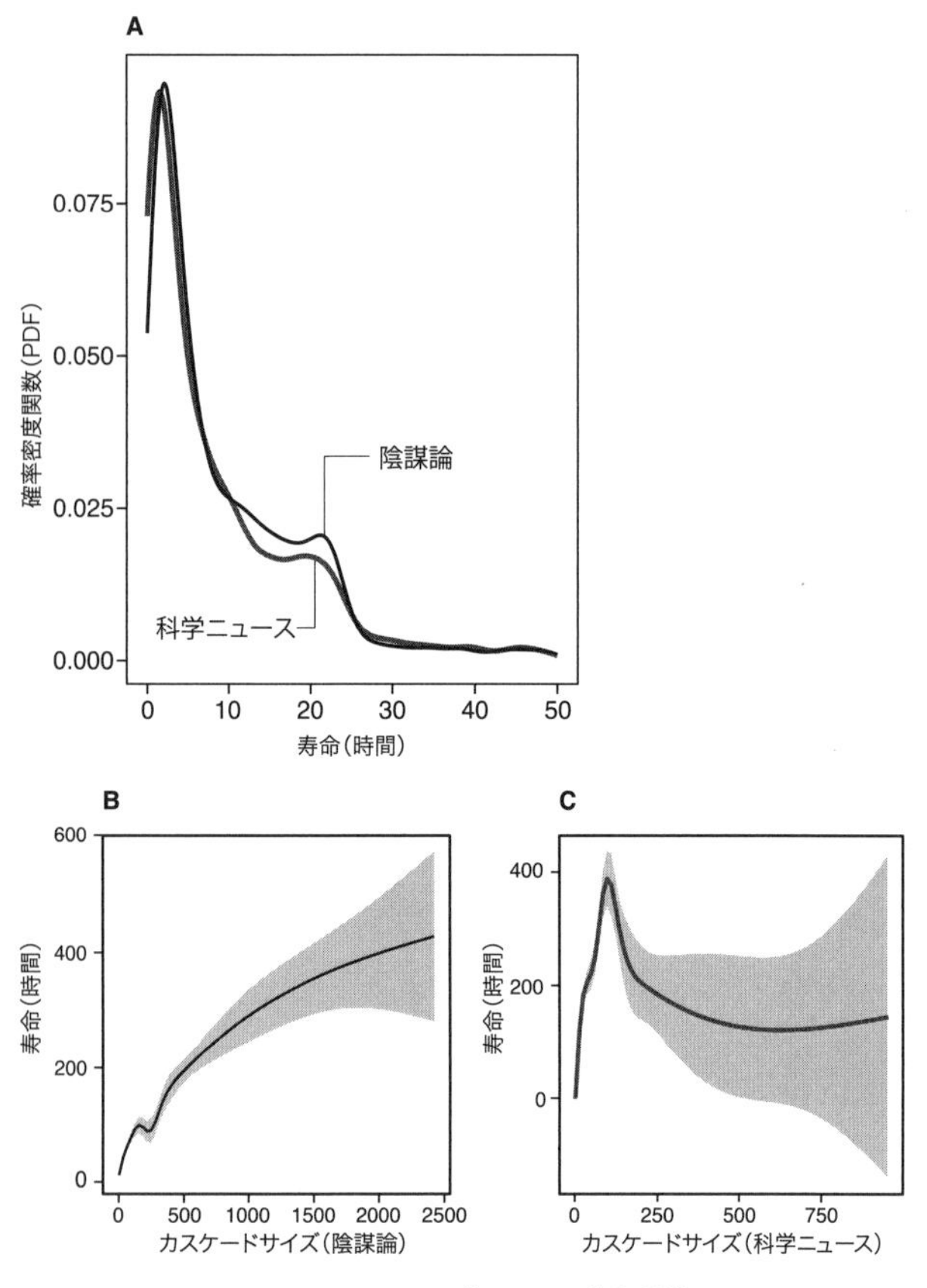


図 1-6　フェイスブック上の情報拡散
A は陰謀論と科学ニュースの寿命の分布。B と C はそれぞれ陰謀論と科学ニュースのカスケードサイズと寿命の関係。文献 11 より許可を得て転載。

五四〇〇万人のユーザの約一七億の投稿（ツイート）と約一九億のフォロー関係のデータを網羅的に収集し、偽ニュースと一般的なニュースの情報拡散の特徴を時間発展や伝播パターンの側面から比較しました[12]。その結果、偽ニュースの拡散には三つの特徴があることがわかりました。

一つ目は、ツイート数の時間的変化のパターンです。一般的なニュースの場合、最初はバースト的に急増して、その後は急激に減少しました。一方、偽ニュースは時間とともに不自然な増減を繰り返すギザギザした時間変化をしました（図1-7A）。これは、偽ニュースの発信者が所定の目標を達成しようと、人為的に投稿や共有を行っているためだと考えられます。

二つ目は、ツイートの拡散のネットワーク構造が違うということです。偽ニュースの場合は、情報拡散に参加するのは特定のユーザだけだったのに対して、一般的なニュースの場合は、フォロワーが多いユーザ（著名人や有識者）も情報拡散に関与し、情報拡散のネットワークがより密につながっていました（図1-7B）。

三つ目は、偽ニュースの場合、「〇〇で聞いたのだけれど」などの伝聞形や「嘘かもしれないけれど〇〇」のような責任回避の言語表現の割合が多かったということです。

同研究グループは、これらの結果に基づいて偽ニュースを識別するコンピュータモデルをつくり、その性能評価も行っています。過去に出回った偽ニュースを用いて検証し

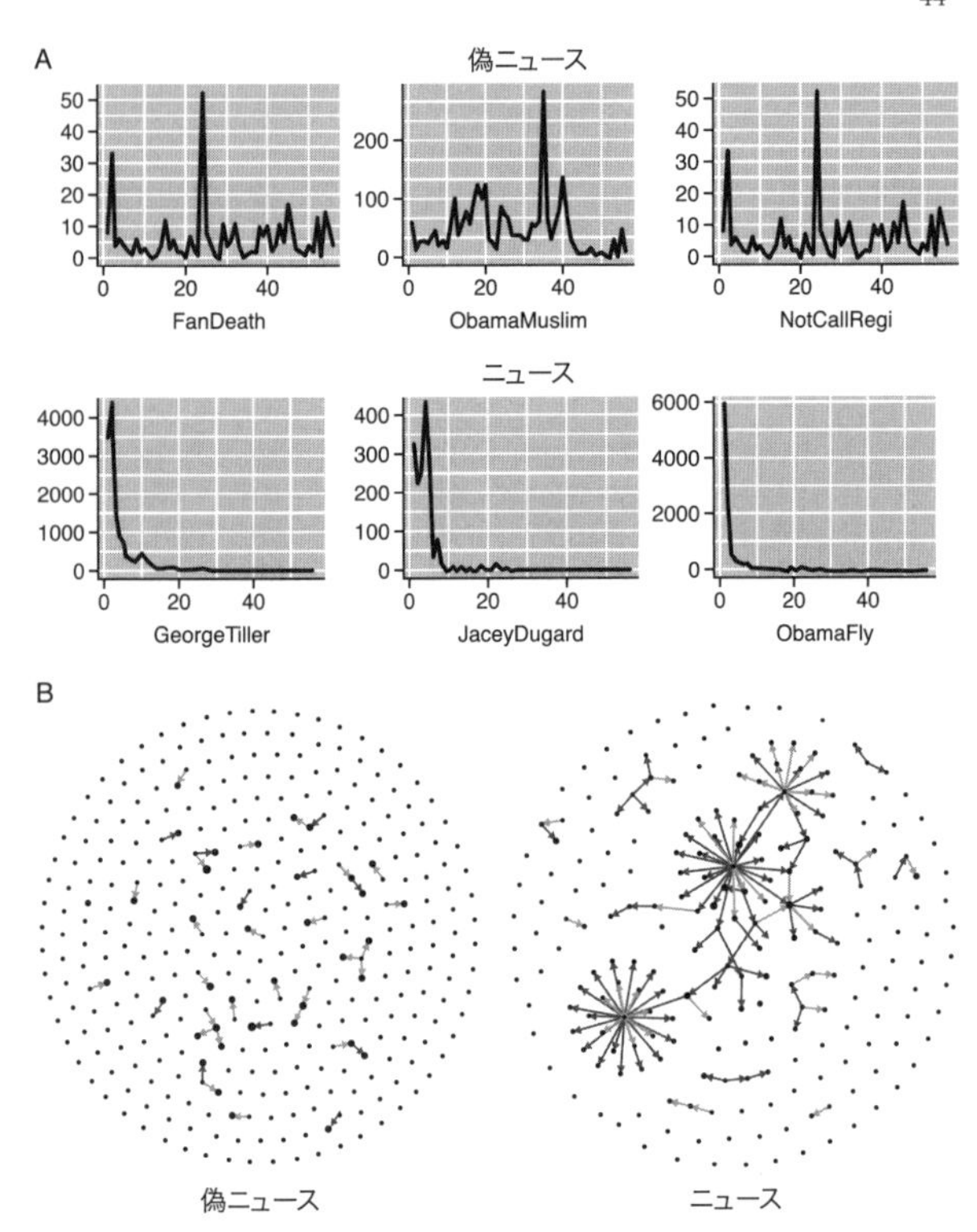


図 1-7　ツイッター上の偽ニュースの拡散

Aは投稿頻度の時間変化。Bは拡散のネットワーク（点はユーザー、矢印はリツイート）。Aの上段は左から、韓国人のファンが死亡したという偽ニュース、オバマ前米大統領がイスラム教徒だという偽ニュース、携帯電話に関する偽ニュース。Aの下段は左から、ティラー医師殺害のニュース、少女誘拐に関するニュース、オバマ前米大統領のインタビューに関するニュース。文献 12 より。

たところ、コンピュータモデルは九〇パーセントの精度で偽ニュースを見抜くことに成功しました。人間の被験者にも同じ課題をやってもらいましたが、フェイクだと見抜く確率は平均で六六パーセントでした。人間はメッセージの内容を見て真偽を判断する傾向がありますが、コンピュータモデルはそれに加えて情報拡散のパターンを識別に利用するため、精度が向上するのだと考えられます。

これらの結果から、ある程度のデータがあれば、ＡＩが偽ニュースの検出に役立つ可能性があることがわかりました。しかし、新種の偽ニュースや「半分は本当で半分は嘘」というような複雑な虚偽情報にこの技術を応用することは、現時点では困難です。

## 偽ニュースは速く遠くまで拡散する

二〇一八年三月に、ツイッター上での偽ニュースの拡散に関するさらに大規模な研究結果が発表されました[13]。マサチューセッツ工科大学メディアラボのソロウシュ・ヴォスーギらの研究グループは、二〇〇六年（ツイッター創業の年）から二〇一七年にかけてツイッターに投稿された英語のツイートのうち、六つのファクトチェック団体（ニュースの事実検証を行う団体。第5章参照）によって真偽が明らかにされているニュースに関するツイート約一二万六〇〇〇件（事実は二万四四〇〇件、誤情報は八万二六〇〇件）を対象として、事実と誤情報のカスケードの性質を定量化しました。偽ニュースのすべてを分析対象にしているわけではないため、著者たちは意図的に「誤情報」という言葉を論文の中で用いています。

この研究におけるカスケードとは、簡単にいうと「リツイートのリレー」のことです(図1-5)。あるユーザがリツイートすると、そのユーザのフォロワーにその情報が伝播します。したがって、フォロワーが複数いればリツイートのリレーは一対多になります。あるユーザの投稿を別のユーザがリツイートし、それをさらに別のユーザがリツイートしという具合にリレーすることで、情報の滝が枝分かれしながら上流から下流へと流れていきます。

データ分析の結果、ツイッター上での情報のカスケードに関して、次のような特徴が明らかになりました(図1-8)。

- 深さ:事実が連続でリツイートされる回数はせいぜい一〇回だったのに対し、誤情報はさらに多くリツイートされ、中には一九回も連続でリツイートされたものもあった。
- サイズ:事実は一〇〇〇人以上にリツイートされるのは稀(まれ)だったのに対し、誤情報はもっと多くの人にリツイートされ、中には数万人規模のものもあった。
- 最大幅:事実は一〇〇〇人以上にリツイートが枝分かれすることは稀だったのに対し、誤情報にはさらに多くの分岐があり、中には数万人規模のものもあった。

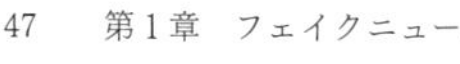


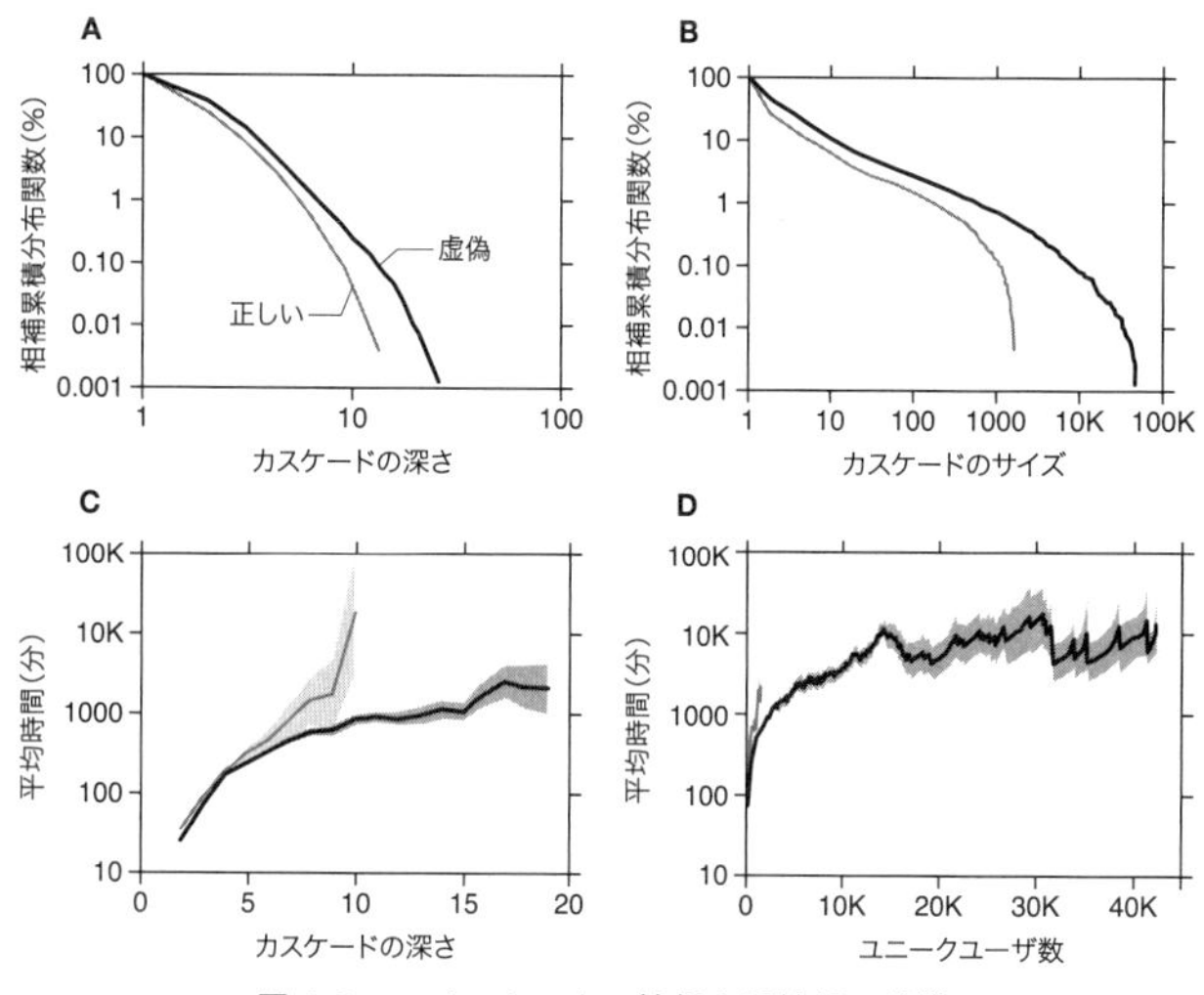


図1-8　ツイッター上の情報と誤情報の拡散
文献13より(Reprinted with permission from AAAS)。

●速さ：最初の投稿が深さ一〇までリツイートされるまでの速さは誤情報のほうが事実の二〇倍速く、一五〇〇人に届くまでにかかる時間も誤情報のほうが事実の六倍速かった。

つまり、「誤情報は事実よりも遠く、深く、速く、幅広く拡散する」ということがわかりました。

どのような話題の誤情報が拡散しやすいのかを調べたところ、政治に関する話題が圧倒的に多く、次いで都市伝説、ビジネス、テロと戦争、科学と技術、エンターテインメント、自然災害の順でした。

また、誤情報がリツイートされる

確率は事実と比べて七〇パーセント高く、誤情報をリツイートする傾向は、年齢やフォロワーの数などのユーザの特徴にはよらないことがわかりました。興味深いことに、誤情報の拡散にはボットよりも人間の影響が大きいことがわかりました。

同研究グループは無作為に抽出したツイートの内容を分析して、拡散される誤情報の内容についても調べました。その結果、誤情報に対する反応には「驚き」や「恐れ」や「嫌悪」などの感情を表す言葉が含まれている割合が高いのに対し、事実に対する反応には「悲しみ」や「不安」、「喜び」、「信頼」などに関わる言葉が多く含まれる傾向がわかりました。

これらの結果を踏まえ、同研究グループは誤情報が真実より拡散しやすい理由を、虚偽情報のほうが新奇性を感じやすく、噂になりやすいからだとしています。また、誤情報に接した人が驚きや恐れや嫌悪などの感情を抱いて、情報共有を求める傾向があるのではないかと推測しています。

この研究が英語のツイートのみを対象にしていることや、誤情報の対象に含めているのはファクトチェック機関が検証したニュースのみであることなど、データの偏りの問題があるため、結果を過度に一般化することは禁物です。しかし、ツイッター創業以来の全データを対象とする大規模データ分析はこれが初めてで、フェイクニュースの科学にとって示唆に富む結果です。

## まとめ　求められる情報生態系の理解

この章では、フェイクニュースは情報生態系の問題として捉える必要があることを、二〇一六年以降の偽ニュース問題の経緯や研究事例とともに見てきました。

この情報生態系は、情報の生産者と消費者がさまざまな利害関係の中でつながりあったネットワークを形成し、人々の興味関心、共感や偏見、経済的あるいは政治的な思惑、メディアやジャーナリズム、デジタルテクノロジーなど、さまざまな要因が絡みあって進化しています。フェイクニュースの真の複雑性は、辞書的な定義からはみ出た部分にこそあります。

フェイクニュース現象を科学的に理解するためには、自ずと学際的な研究が必要になります。そのような試みを計算社会科学の研究から紹介しました。フェイスブックやツイッターは偽ニュースの拡散装置だとして非難されていますが、それを改善するためのヒントもここにあります。これらのSNSに残された大量の行動の「電子的痕跡」（ビッグデータ）は、人々が虚偽情報をどのように消費し、共有し、拡散するのかを定量的に教えてくれます。

情報生態系を単なるメタファー（比喩）として表面的な理解に止めるのではなく、これを深掘りし、定量的にアプローチすることで、フェイクニュース現象の科学がはじめて可能になります。

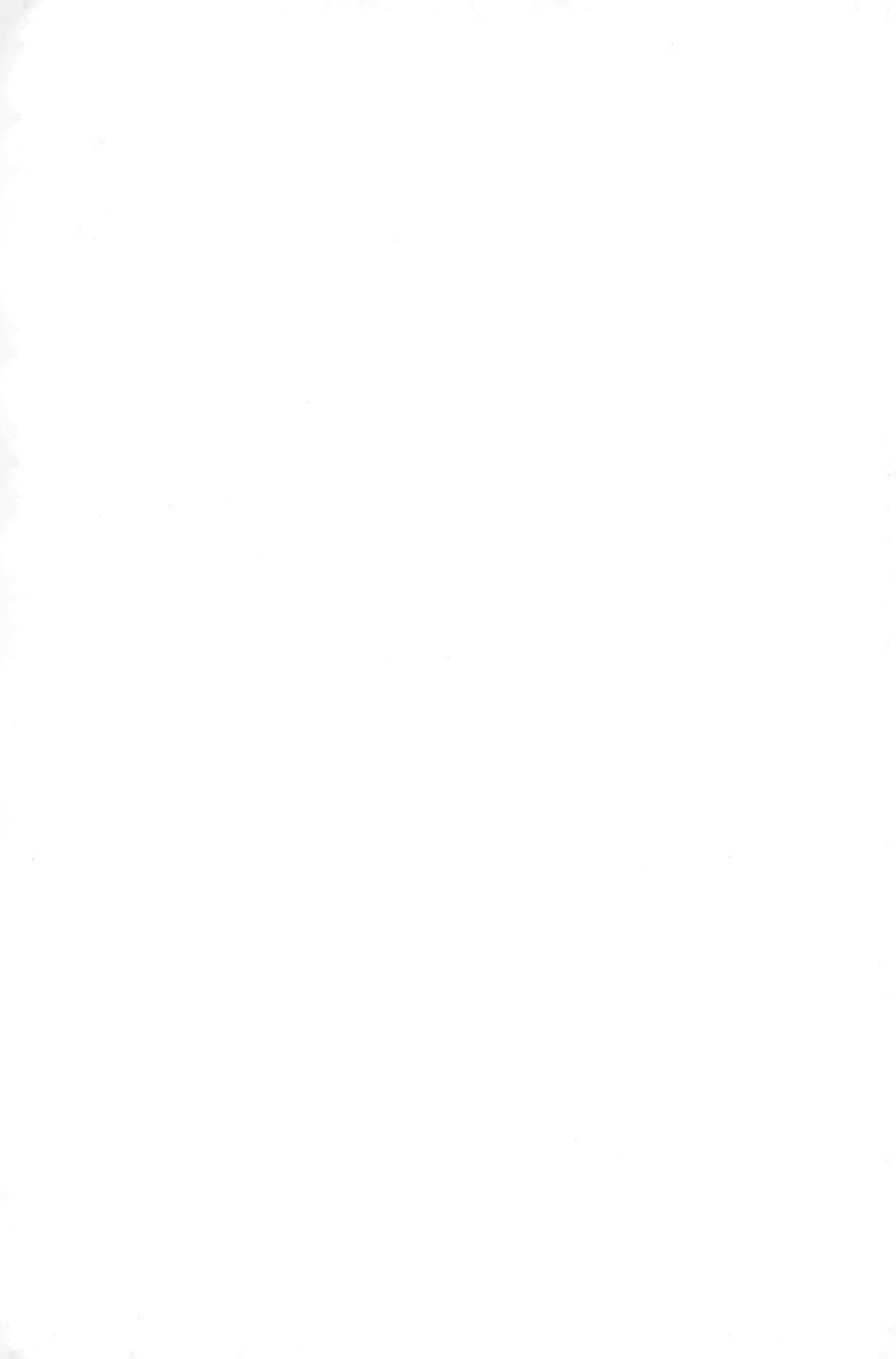

# 第２章

# 見たいものだけ見る私たち

この章では、偽ニュースの拡散に関わる人間の認知特性を取り扱います。人はなぜ、インターネット上の真偽不明の情報を簡単に信じてしまうのでしょうか。そこには、嘘やデマを信じがちな私たちの思考や判断の「癖（くせ）」が関係しています。さらに、人は感情や他者からの影響を強く受けて、非合理的な判断や行動をしてしまうことがあります。

## 一　認知の癖

### 認知バイアスとは

世界は情報で溢（あふ）れています。すべての情報を精査してから、最適な判断や行動をするというのは不可能です。そんなときに私たちがすることは、直感や先入観に基づいて注目すべき情報を限定し、過去にうまくいった行動パターンを選択するということです。私たちがもつこのような傾向を「認知バイアス（Cognitive Bias）」と言います。認知バイアスは人類進化の過程で獲得されたものだと考えられていて、たいていの場合はうまく機能し、脳の情報処理の負荷を軽減するのに役立ちます。しかし、真偽不明の怪しい情報に出会ったときに認知バイアスは誤作動を引き起こし、それを信じやすくさせてしまいます。

認知バイアスにはよく知られているものだけでも二〇〇以上の種類があり、その一つ

| ① 情報過多 | ② 意味不足 | ③ 時間不足 | ④ 記憶容量不足 |
| --- | --- | --- | --- |
| だから気がつくのは… | だから ギャップを埋める… | だから思い込む… | だから 記憶容量を節約する… |
| ● 変化 | ● パターン | ● 私たちは正しい | ● 記憶を編集して減らす |
| ● 奇妙さ | ● 一般性 | ● 私たちにはできる | ● 一般化する |
| ● 繰り返し | ● 疑わしきは罰せず | ● 手近なものがベスト | ● 例を記憶する |
| ● 先入観との一致 | ● より簡単な問題 | ● 始めたものは終わらせる | ● 外部メモリを使う |
| | ● 現在の考え方 | ● 選択肢を残しておく | |
| | | ● 簡単なのはベター | |

表 2-1　認知バイアスの 4 タイプ

Medium（https://medium.com/thinking-is-hard/4-conundrums-of-intelligence-2ab78d90740f）より作成。

ひとつに名前がつけられています。[1] これらをすべて覚えることは難しいので、便宜的に、認知バイアスを四つに分類して大雑把な特徴を説明します（表2-1。コラム3も参照）。

①情報過多タイプ：多すぎる情報に何とか対処するための癖。場合によっては、自分にとって都合の良い情報だけをつまみ食いし、本当に重要な情報を隠してしまう可能性もある。

②意味不足タイプ：さまざまな手がかりを利用して、データから何か意味のあるものをつくる癖。情報を勝手に補完し、過度に単純化した意味をつくってしまう恐れもある。

③時間不足タイプ：限られた時間の中で迅

速に判断し、行動するための癖。場合によっては、短絡的な反応や非合理的な行動を促す可能性もある。

④記憶容量不足タイプ：重要な情報を優先的に記憶するための癖。つじつま合わせのために、記憶を編集したり過度に一般化をしてしまうこともある。

いずれのタイプも、状況によっては偽ニュースの拡散を引き起こす原因となりますが、この章では、①と②からとりわけ関係の深い認知バイアスを取り上げて説明します（③と④は第4章の内容と深く関係します）。

**見たいように見る**

「人は見たいように見る」というのは、古代ローマの軍人・政治家のユリウス・カエサルの言葉で、これは人間の認知バイアスの特徴を端的に表現しています。自分の意見や価値観に一致する情報ばかりを集め、それらに反する情報を無視する傾向を「確証バイアス（Confirmation Bias)」と言います。簡単に言うと、「見たいものを見て、信じたいものを信じる」ということです。

確証バイアスの存在を示した有名な研究があります。[2]

一九五一年一一月二三日、米大学フットボールリーグのシーズン最終戦に、プリンストン大学対ダートマス大学が行われ、両チームから怪我人が出るほどの大荒れの試合になりました。結局、このシーズン無敗だったプリンストン大学が勝利を収めましたが、試合後も両校が相手チームを非難し続ける事態となりました。

心理学者のアルバート・ハストーフとハードリー・キャントリルは、この試合における両校の認識の違いを調査しました。両校からこの試合を見ていない学生を集め、この試合の録画ビデオを見せて、それぞれのチームが反則した回数を数えさせました。その結果、同じビデオを観たにも関わらず、両校の学生の認識には大きな違いが見られました。プリンストン大学の学生たちは、ダートマス大学のほうが約二倍多く反則したと答えました。一方、ダートマス大学の学生たちは、その逆だと答えました。調査に参加した大学生たちは、自分たちの大学に愛校心があるため、その先入観によって反則の認知が歪められてしまったのです。

自分の世界観に合わない情報に出会ったとき、確証バイアスの場合のようにそれを無視するだけではなく、自分の世界観にさらに固執するようになる現象もあります。これは「バックファイアー効果（Backfire Effect）」と呼ばれ、認知バイアスの一種に数えられます。バックファイアー効果の存在は実験的に確認されています。

ダートマス大学のブレンダン・ニーハンとエクセター大学のジェイソン・エイフラー

が行った実験では、被験者に、例えば、「イラクに大量破壊兵器が存在する」というようなデマの情報を与え、その後で「大量破壊兵器は見つからなかった」というような訂正の情報を与え、被験者の態度の変化を調べました[3]。その結果、政治的な考え方がリベラルな人は訂正を受け入れましたが、保守系の人は新しい情報を受け入れないばかりか、さらに強く大量破壊兵器の存在を信じるようになりました。中には、「米国が侵略する直前までイラクは大量破壊兵器を所有していた」とか「見つからなかったのはサダム・フセインが隠したか破壊したからだ」などと主張する人も現れました。

デューク大学のクリストファー・ベイルらの実験でも、同様の結果が得られています[4]。実験では、リベラル系（民主党支持者）と保守系（共和党支持者）の人たちに、自分たちとは政治的な考え方が反対の政治家などのツイッター上の書き込みを一カ月毎日読んでもらい、政治的な考え方に変化があったかどうか調べました。その結果、リベラル系と保守系の両方ともに、反対の政治的立場を受け入れる傾向は見られず、保守系の人たちはかえって自分たちの意見に固執する傾向が見られました。

偽ニュースを信じるのは誤解や知識不足のせいなので、真実を伝えれば問題が解決すると思われがちです。しかし、これらの実験結果は、何かを深く信じる人々に対してその根拠となる事実を提示することは、かえって逆効果になる可能性があることを示しています。

バックファイアー効果と関係する考え方に「認知的不協和（Cognitive Dissonance）」があります。認知的不協和とは、自分の信念と矛盾する事実に出会ったときに不快感を覚えるというものです。事実は変えられず、自分の信念は変えたくないため、これを解決するために人は「事実に対する認識」を捻じ曲げてしまいます。先述のニーハンらの研究において、イラクで大量破壊兵器が見つからなかった理由を憶測で主張した人々には、認知的不協和が生じていたのだと考えられます。

この世界に溢れかえる情報のほとんどは自分と無関係ですから、確証バイアスに代表されるような認知的な「ショートカット」を使うことで、自分に関係のある情報に素早くアクセスできることは適応的だと言えます。しかし、これらの認知バイアス（いずれも①「情報過多タイプ」）は、自分の意見や価値観に合った情報ばかりに注意を向けさせ、私たちの視野を狭めてしまいます。これが、私たちが偽ニュースを信じやすい理由の一つです。

### みんなと同じようにする

私たちが偽ニュースを信じやすいのには、「みんなと同じようにする」という行動選択を後押しする認知バイアスの存在もあります。

そのようなものとしてまずあげられるのが、「利用可能性ヒューリスティック(Availability Heuristic)」と呼ばれるものです。怪しい情報であっても繰り返し報道されたり、インターネット上で繰り返し見聞きしたりすると、その情報は正しいという認識が生まれ、強化されてしまう傾向です。ソーシャルメディアでは、他者の興味関心が「いいね！」やリツイートの数として「見える化」されるので、みんなの反応が大きいことがわかると、利用可能性ヒューリスティックによってその情報を信じやすくなってしまいます。そして、そのような反応がSNS上で連鎖していきます。

虚偽情報の拡散に関与するもう一つの認知バイアスが、「バンドワゴン効果(Bandwagon Effect)」と呼ばれるものです。バンドワゴン効果は、経済学者のハーヴェイ・ライベンシュタインが、購買行動における他者からの影響を説明するために用いた考え方です。[5]「みんなが選ぶものはいいものである」という先入観があるため、大勢の人がある製品や事柄を選択している場合、それを選択する人がますます増える現象のことを指します。日本語では、「勝ち馬に乗る」という表現がこれにあたります。

同様の効果を社会的圧力の観点から捉えた考え方に「同調圧力(Peer Pressure)」があります。この言葉は、少数派が暗黙のうちに多数派の意見に迎合するようになることを指しています。

心理学者のソロモン・アッシュによる同調圧力を示した有名な実験があります。[6] アッシュは八人の参加者を集めて、カードを用いた実験を行いました。実は、被験者となるのは一人のみで、残りの七人はアッシュの指示通りに行動するように仕込まれた「サクラ」でした。参加者たちには二枚のカードが提示されました。カードAには一本の線が描かれて、カードBにはそれぞれ長さの異なる三本の線が描かれています（図2-1）。そして、参加者一人ひとりに「カードBの三本の線のうち、カードAの線と長さが同じものはどれか」という問いに答えさせました。アッシュはサクラにわざと間違った回答をさせ、それによって被験者がどのように回答するのかを調査しました。ちなみに、一人でこの実験を行った場合の正解率はほぼ一〇〇パーセントです。

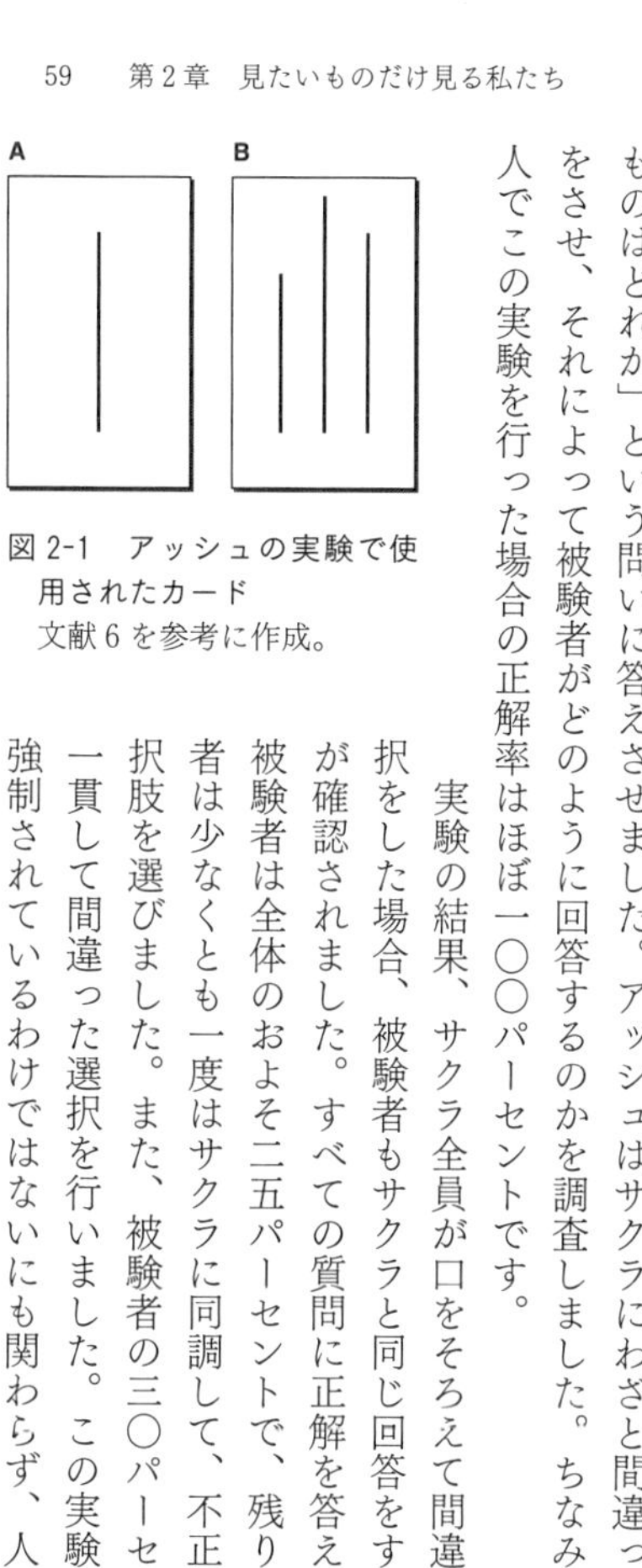

図2-1　アッシュの実験で使用されたカード
文献6を参考に作成。

実験の結果、サクラ全員が口をそろえて間違った選択をした場合、被験者もサクラと同じ回答をする傾向が確認されました。すべての質問に正解を答え続けた被験者は全体のおよそ二五パーセントで、残りの被験者は少なくとも一度はサクラに同調して、不正解の選択肢を選びました。また、被験者の三〇パーセントは一貫して間違った選択を行いました。この実験結果は、強制されているわけではないにも関わらず、人々は同調圧力によって自ら多数派を選択する傾向があることを示しています。

ここで紹介した認知バイアス（ほとんどが②「意味不足タイプ」）は、みんなの情報を自分の行動決定に利用するという点で共通しています。利用可能性ヒューリスティックやバンドワゴン効果は、ブームやベストセラーなどが生まれる原動力になる一方で、株価暴落やデマの拡散なども引き起こす要因にもなります。同調圧力が適度に働けば集団内の議論の収束に役立ちますが、同調圧力が強すぎると、意見が賛成派と反対派に偏る「集団極性化（Group Polarization）」を引き起こす原因にもなります。

ソーシャルメディアで嘘やデマが大量に拡散されてしまうのは、他者からの情報を過剰に評価してしまう私たちの認知の癖も関係しているのです。

## コラム3　認知バイアス・コーデックス

偽ニュースの拡散に特に影響する認知バイアスとして、「確証バイアス」などを取り上げました。これ以外にも数多くの認知バイアスが知られており、それらはさまざまなかたちで偽ニュースに関係すると考えられます。

企業家のバスター・ベンソンは、英語版ウィキペディアに掲載されている約一八〇種類の認知バイアスを、機能や類似点に基づいて整理し、問題ごとに二〇種類に分類しました。さらに、これらを本文でも紹介した四つの大きな分類（情報過多、意味不足、時間不足、記憶容量不足）にまとめ、認知バイアスのリストを作成しました。

これはあくまでも便宜的な分類で、科学的には、認知バイアスの機構や機能、発達や進化を明らかにしたうえでまとめる必要があります。

ベンソンがこのリストを

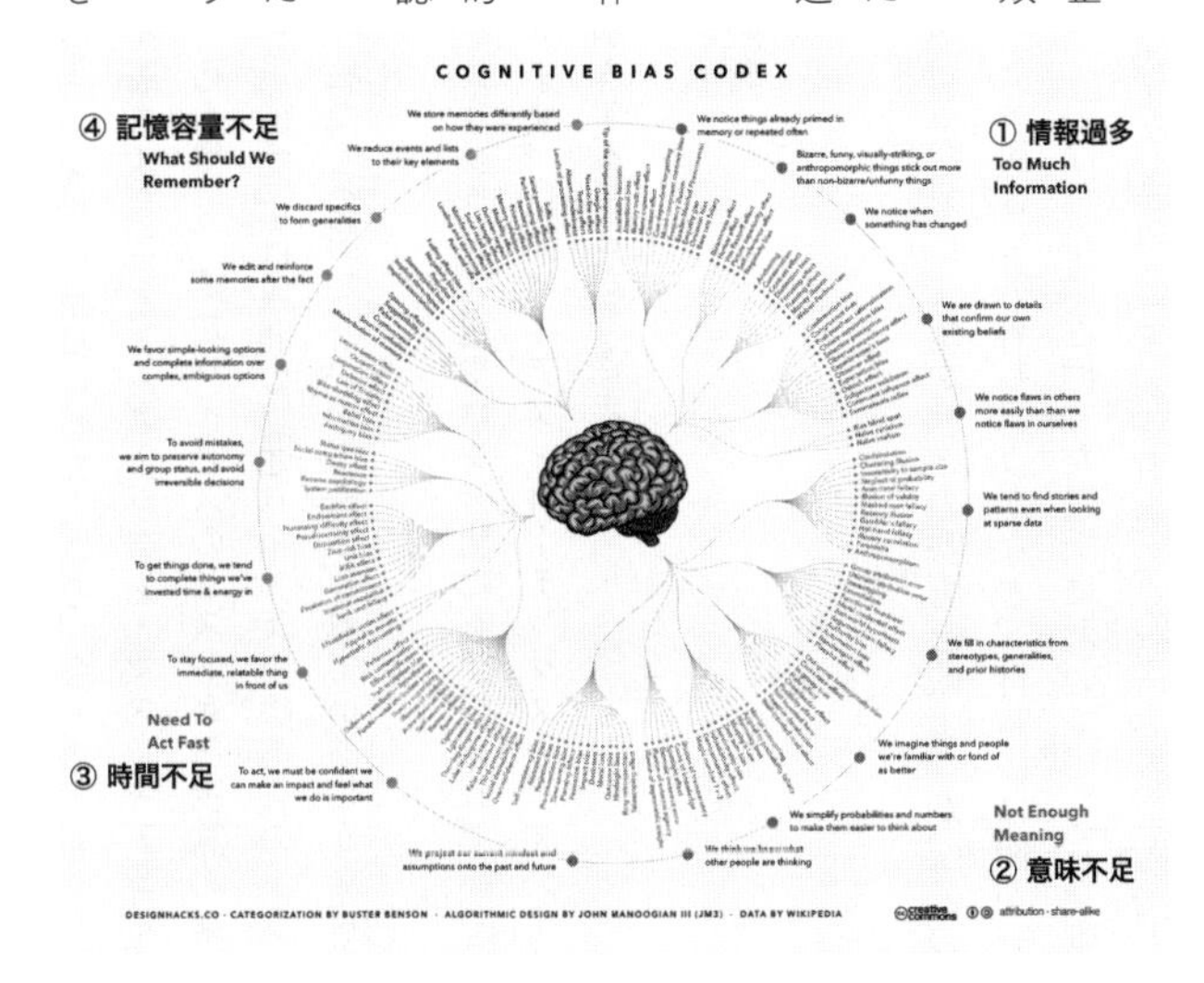


図2-2　認知バイアス・コーデックス
Wikipedia（https://en.wikipedia.org/wiki/List_of_cognitive_biases）より。

〈ミディアム（Medium）〉というサイトに投稿にしたところ、多くの読者から注目を集めました。その一人が起業家およびエンジニアのジョン・マヌーギアンです。マヌーギアンはベンソンから許可を得て、認知バイアスのリストから視覚的な地図を作成しました（図2-2）。この地図には人間の認知バイアスが曼荼羅（まんだら）のように描かれています。これを見ると、私たちの認知がいかに歪められているのかを視覚的に知ることができます。

　認知バイアス・コーデックスはフランス語やロシア語にも翻訳されていて、ウィキペディアで見ることができます。認知バイアス・コーデックスのポスターはデザイン・ハックスのサイトで購入することができます。

## 二　みんなからの影響

### 社会的影響とは

　あなたは最近どのような選択をしたでしょうか。どの映画を観ようか、どの政党に一票を投じようか、どのニュースをSNSで共有しようかなど、日常には何かを選択する場面がたくさんあります。では、あなたが最近行った選択において、それを選んだ理由は何でしょうか。おそらく多くの人たちは、「それが好きだから」と答えるでしょう。個人の価値観は間違いなく重要です。しかし、本当に個人の価値観だけが判断理由でしょうか。

実は気がついていないだけで、私たちは生活の多くの場面において、他者から大きな影響を受けています。友人と一緒だとついついお酒を飲みすぎてしまい、知り合いが勧めるからそのレストランに行き、みんなが「いいね！」しているからその記事をクリックする。このような周囲の人たちからの影響を「社会的影響（Social Influence）」と言います[7]。

前節で説明したバンドワゴン効果や同調圧力など、他者を過剰に参照する認知バイアスは、社会的影響を生む一つの要因になっています。それに加え、他者との関係性が社会的影響に関係しています。私たちは誰からも等しく影響を受けるわけではなく、自分と似た人たちからはより強い影響を受けます。また、自分と他者がどのようにつながっているか、つまり「社会的ネットワーク（Social Networks）」も社会的影響に効いてきます。

ここからは、社会的ネットワークが社会的影響をどのように生み出し、それが偽ニュースの拡散にどのように関わるのかを見ていきます。

流行が生まれるわけ

社会的影響がベストセラーやヒットソングを生み出す原動力になることは前述した通りです。まず、ヒットソングの誕生における社会的影響の役割を調べた人工音楽市場実験を紹介します。当時、コロンビア大学の大学院生だったマシュー・サルガニック（現プリンストン大学教授）とその共同研究者のピーター・ドッズ（現バーモント大学教授）、ダンカン・ワッツ（現ペンシルベニア大学教授）たちが行った大規模なオンライン行動実験の先駆け的な研究です。[8]この三名は、現在の計算社会科学を牽引する研究者たちです。

サルガニックたちは、誰でも無料で曲をダウンロードできる実験用のウェブサイトを構築しました。ただし、有名な曲や有名なアーティストの曲はそこには含めず、活動を始めたばかりの無名のアーティストの曲や結成間もないバンドの知られていない曲などをそこに含めました。実験用のウェブサイトには各曲がリスト状に表示され、クリックすればその曲を聴くことができ、気に入ればダウンロードすることもできました。

この実験には約一万四〇〇〇人が参加し、参加者たちは「独立条件」と「社会条件」のどちらかに割り振られました。もちろん参加者は自分がどちらの条件にいるかはわかりません。独立条件に割り振られた参加者たちは、曲名だけが並んでいるサイトに誘導され、そこでは曲名はランダムな順番で表示されました。一方、社会条件に割り振られた参加者たちは、さらに八つのグループに分けられ、各グループ専用のサイトに誘導されました。そこでは、曲名だけでなく、曲が何回ダウンロードされたかを知ることができ、ダウンロード回数の多い順に曲名が表示されました。八つのグループのそれぞれのサイトは、実験開始時はどの曲もダウンロード回数ゼロという全く同じ条件で、参加者は自分のサイト以外の情報を知ることはできません。いわば、初期状態が同じ八つのパラレルワールドをつくったのです。

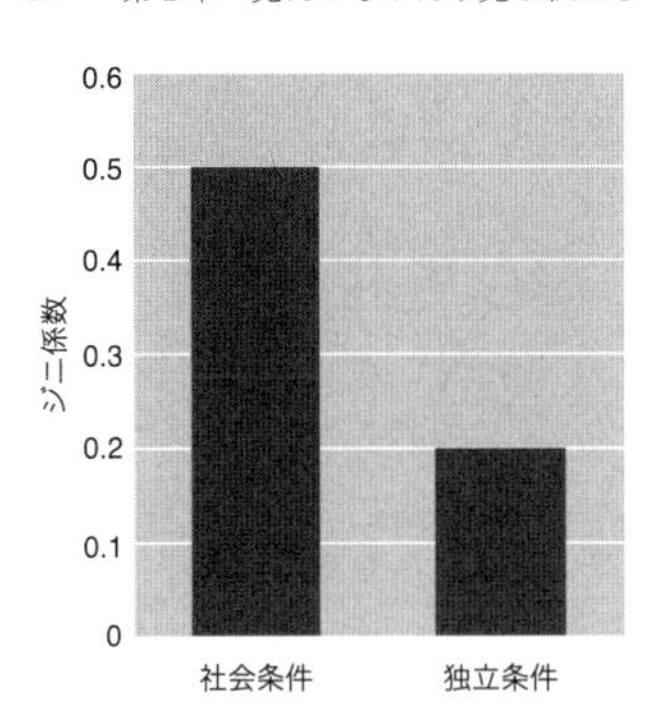


**図2-3　ヒットソングにおける社会的影響の効果**

社会条件は八つのグループの平均値。ジニ係数は不平等さを測る指標で、この値が大きいほど、人気がある曲とそうでない曲のダウンロード回数の格差が大きいことを示す。文献8に掲載されたデータから作成。

二つの実験条件のどちらもダウンロード可能な曲数は四八曲で、決定的な違いは「みんながどのぐらいダウンロードしたかを見ることができるかどうか」だけです。したがって、曲のダウンロード行動における二つの条件間と八つのグループ間の比較を行うことで、社会的影響が流行現象にどう働くかを知ることができます。

実験結果は興味深いものでした。

社会条件では、多くの人にダウンロードされた曲はますますダウンロードされるようになり、逆にほとんどダウンロードされなかった曲は、全く注目されなくなっていきました(図2-3)。そして、この効果は独立条件よりも顕著でした。この実験結果は、ヒットソングの誕生には社会的影響が働いていることを示しています。

八つのグループを調べた結果、初期条件と実験条件が同じであるにも関わらず、ヒットソングはグループごとに異なっていました。もし曲のクオリティーだけで人気が決まるのならば、どのグループでも同じ曲がたくさんダウンロードされていたはずです。しかし、あるグループで人気のあったロックは、別のグループではあまり人気がありませんでした。

社会条件では、誰かが曲をダウンロードするとその行動がダウンロード回数として可視化されるため、それが別の人の目に留まり、同様の過程が繰り返されることで最初の差異が雪だるま式に膨れ上がって、ヒットソングに違いが生じたのだと考えられます。曲の人気が偶然によって左右される度合いは、社会的影響によって増幅されるのです。

これらの実験結果は、流行は質よりも偶然とみんなからの影響を受けて生まれる可能性があり、質が良いだけでは成功するには不十分であることを意味しています。ただし、出来の良い曲が著しく不人気になったり、一番質の悪い曲が一番人気になったりといった極端なことは起こらなかったと報告されています。

この実験は、社会的影響という観点から偽ニュースが流行する仕組みを理解するうえで示唆を与えるものです。

### 感情は伝わる

私たちは周囲の人たちの感情からも影響を受けます。友人が笑っているとつられて自分も笑顔になり、恋人が泣いていれば自分も悲しくなります。応援しているチームが優勝すればみんなで喜び、相手チームの悪質なプレーには怒りをもってみんなで抗議します。これらは「情動感染（Emotion Contagion））」と呼ばれる現象で、私たちは日常的な経験から、喜怒哀楽が人から人へ伝染することを知っています。

このようなことが起こるのは、人間には進化の過程で身につけた感情を読み取る能力が備わっているからです。感情を他者と共有することは、人と人の絆を深めたり、行動を一致させたり、情報を伝えたりすることで、集団生活を円滑に送ることを可能にしたと言われています。

さらに最近の研究で、情動感染は現実世界の対面のコミュニケーションだけでなく、オンライン・コミュニケーションでも生じることがわかってきました。そして、このことが偽ニュースの拡散にも関係します。

ペンシルベニア大学のジョーナ・バーガーとキャサリン・ミルクマンは、ニューヨーク・タイムズのウェブサイトで最も共有された話題を約三カ月間にわたって調査しました。[9]その結果、ポジティブなコンテンツ、感動的なコンテンツ、実用的で役に立つコンテンツは多くの人に共有され、これら三つの中ではポジティブなコンテンツが一番多く共有されました。さらに、ポジティブでかつ感動的なコンテンツは最も共有されました。

中国の北京航空航天大学の研究グループは、中国版ツイッターとも言われる〈ウェイボ（微博）〉という短文投稿サービスの投稿を六カ月間にわたって調査しました。[10]二〇万人のユーザによる約七〇〇〇万件の投稿を収集して、「喜び」、「悲しみ」、「怒り」、「嫌悪」という四つの感情のそれぞれが、最初の投稿者から他のユーザにどの程度伝わるのかを分析しました。その結果、「悲しみ」と「嫌悪」はあまり拡散しませんでしたが、「喜び」はこれらよりは拡散しました。喜びの投稿を目にしたユーザは、その後、自らもポジティブな投稿をするケースが多かったことがわかりました。しかし、SNS上を最も拡散したのは「怒り」で、怒りの投稿は、最初の投稿者から社会的ネットワーク上を少なくとも三次先（友人の友人の友人）まで広がっていくことが確認されました（口絵①）。怒りの情報は感染力が大きく、ソーシャルメディア上をより拡散するのです。

フェイスブック社のデータサイエンティストのアダム・クラマーたちの研究からは、さらに衝撃的なことがわかりました。クラマーと共同研究者たちは、フェイスブックのニュースフィードを操作して、投稿内容に含まれる感情がユーザに与える影響を実験しました[11]。ニュースフィードとは、友人たちが投稿した記事や自分に関係がありそうな記事が、フェイスブック独自のアルゴリズムに基づいて表示されるページです。約六九万人のユーザを対象として、ニュースフィードに掲示される友人などからの投稿を感情に応じて調整しました。ポジティブな印象を与える投稿の表示を減らしたところ、ユーザの投稿もネガティブな内容が増え、逆にネガティブな印象を与える投稿をニュースフィードから減らすと、ユーザの投稿はポジティブな内容が増えました。これはフェイスブック上で情動感染が生じたことを示しています。

ただし、この実験は倫理的に問題があるとして論争の的になりました。実験は二〇一二年一月一一日から一週間行われ、対象となったユーザには、事前に実験内容が知らされていませんでした。フェイスブックの見解は、「ユーザが同意しているデータの使用に関するポリシーの条項の範囲内である」というものでしたが、この説明は不十分だとして激しく非難されました。

ここまでに紹介した研究から、ソーシャルメディア上でも私たちは周囲の人たちの感情から影響を受ける（感情は伝染する）ことがわかりました。そして、喜びや怒りなどの感情は他のものより伝わりやすいため、偽ニュースにこれらの感情が紛れ込んでいると、事実かどうかとは無関係に拡散する恐れがあります。

トランプ大統領は選挙戦中から大衆との対話を、新聞やテレビなどの伝統的なメディアでなく、ツイッターなどのＳＮＳを利用するスタイルを取っていました。同氏はしばしば人々の怒りを誘発するようなツイートをし、人々の怒りを意図的に煽っています。怒りが拡散されやすいことを考えれば、このやり方は理にかなっているのです（褒められたものではありませんが）。

## 道徳的感情も伝わる

最近の研究によって、感情のポジティブとネガティブの違いだけでなく、それが道徳的な感情かどうかが情報拡散に影響を与えることがわかりました。

ニューヨーク大学の研究者たちは「銃規制」、「同性婚」、「気候変動」の三つのトピックに関する約五六万の投稿をツイッターから収集し、分析しました。[12] これらのトピックに着目したのは、米国では保守派の人は「銃規制と同性婚は反対で、気候変動には懐疑的」、リベラル派の人はすべてその逆という具合に、政治的立場によって賛否がはっきりしているからです。

論文の著者たちは、三つのトピックに関する投稿に含まれる「感情語」、「道徳語」、「道徳感情語」の割合を調査しました。感情語は「リングイスティク・インクワイアリー・アンド・ワード・カウント（Linguistic Inquiry and Word Count、略してＬＩＷＣ）」というテキスト分析用のソフトウェアで使用されている辞書に掲載されている単語を、

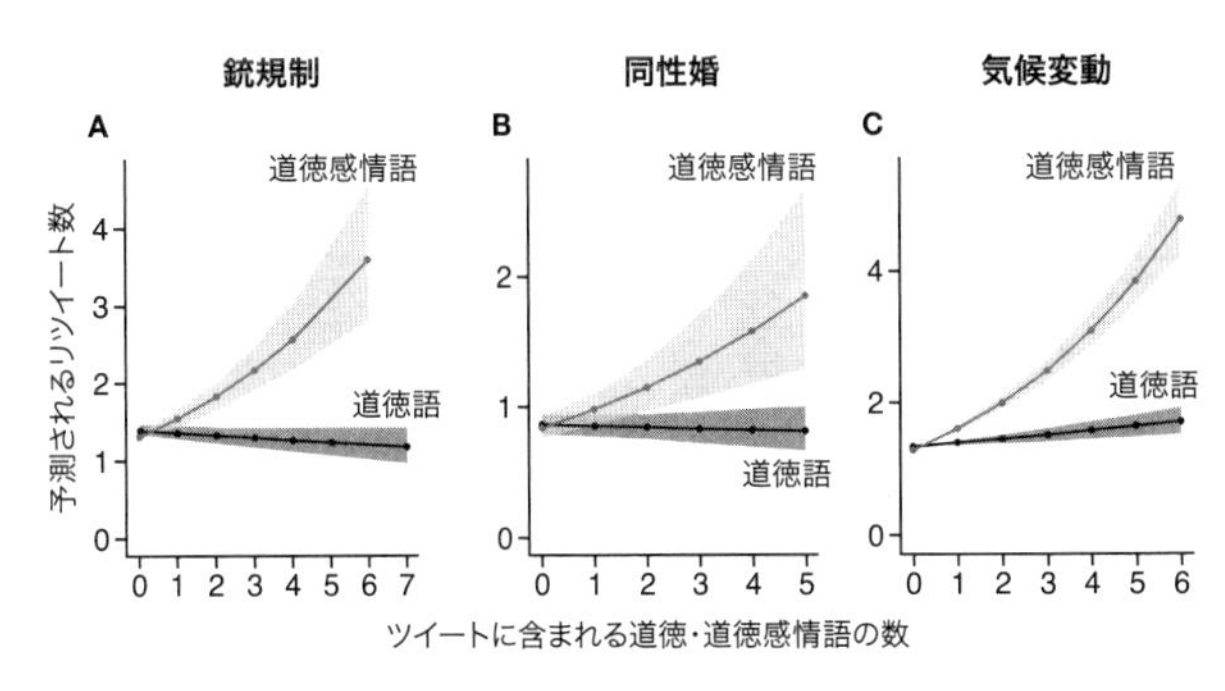


図2-4　道徳・道徳感情語とリツイートの関係
文献12より許可を得て転載。

道徳語は「道徳基盤辞書（Moral Foundations Dictionary、略してMFD）」に掲載されている単語を用いました。そして、LIWCとMFDに共通して含まれる単語を道徳感情語と定義しました。「安心」や「信頼」、「暴力」や「憎悪」などが道徳感情語の例です。

データ分析の結果、興味深い傾向が二つ発見されました。銃規制、同性婚、気候変動のどのトピックにおいても、投稿に含まれる道徳感情語が一つ増えるごとにリツイートされる確率が約二〇パーセント増大することがわかりました（図2-4）。つまり、私たちの道徳観に結びついた感情は情報拡散を促進することを示唆しています。さらに、リツイートの拡散が起こるのは同じ政治的イデオロギーの人たちの間ばかりで、異なるイデオロギーをもつ人たちへはほとんど到達しないこともわかりました。

これらの知見を偽ニュースの文脈で考えると、道徳観に根ざした感情的な偽ニュースは、似た者どうしのつながりの中を拡散しやすいということになります。

類は友を呼ぶ

「類は友を呼ぶ」という言葉があるように、性格や価値観が似ているとか、出身や住まいが同じとか、何らかの共通点がある人たちは社会的につながりやすい傾向があります。これを「同類性（Homophily）」といいます。これまでの研究によって性別、人種、年齢などの生まれつきの属性だけでなく、教育や職業などの後天的に獲得した地位、さらには考え方や態度などのさまざまな特徴において同類性が確認されています。

同類性と社会的影響は相互に影響します。同類性は類似した人々の社会的なつながりを増やし、社会的影響はつながった人々に影響を与えます。この過程が繰り返されると、同質性の高い集団の形成や特徴的な情報拡散を生み出します。そして、社会的影響は直接の知り合いで止まらず、知人の知人、さらにその先へと伝わっていく可能性があります。

同類性と社会的影響に関連する有名な研究を二つ紹介します。

一つ目は、（先述の情動感染のように）肥満が伝染することを明らかにした研究です。ハーバード大学のニコラス・クリスタキスとカリフォルニア大学サンディエゴ校のジェイムズ・ファウラーは、米国公衆衛生局によるマサチューセッツ州フラミンガム市の住民を対象とした一九七一年から二〇〇三年までの疫学調査のデータを利用して、人々の身長や体重などの情報と社会的つながりの関係について大規模な調査を行いました[13]。合計一万二〇〇〇人からなる社会的ネットワークの中の主要グループに着目して、そこに含まれる五万を超える社会的つながりを調べ、どのようなBMI（肥満度を表す指標）をもった人どうしがつながっているのかを定量化しました。BMIとは体重（キログラム）を身長（メートル）の二乗で割った値で、世界保健機関（WHO）の基準ではBMIが三〇以上だと肥満とみなされます。

調査の結果、肥満者どうしが社会的に密につながっていることがわかりました。肥満者どうしがつながることで、つながった相手の不健康な生活様式の影響を知らず知らずのうちに受けていたのだと考えられます。逆に、非肥満者は非肥満者どうしで集団を形成していました。そして、肥満者の友人（一次の隔たり）、友人の友人（二次の隔たり）、友人の友人の友人（三次の隔たり）も肥満者である確率が単なる偶然とはみなせないほど高いことがわかりました。もし、あなたの体重が増えたとすると、それは友人の友人の友人（おそらく他人）のせいかもしれないのです。

二つ目は、健康に関する行動の伝染の研究です。ペンシルベニア大学のデイモン・セントラは、健康に関する情報を共有する実験用のSNSをつくり、七一〇人がこれに参加しました。実験の参加者は、つながりがランダムな社会的ネットワークとクラスター性が高い（似た者どうしがつながっている）社会的ネットワークのどちらかに割り当てられ、そこで健康関連の情報の交換や共有を行いました。もちろん、参加者には自分がどちらの条件かは知らされていません。健康関連の活動に関しては、実験用のSNSでつながった友人経由でしか情報が手に入らず、このSNS上でしか情報伝達もできないようになっていました。実験参加者が、ダイエット日記をつけるといった活動にどのように参加し、そのような健康関連の行動がSNS上をどう伝播していくのかを計測しました。[14]

その結果、クラスター性が高い（同類性の高い）社会的ネットワークのほうがランダムなネットワークよりも、ダイエット日記の活動への参加率や伝播率が高く、健康関連の行動を促す可能性が高いことがわかりました。これはつまり、人間は自分と似た人からのほうが影響を受けやすいということを示しています。興味深いのは、同類性の影響は非肥満者より肥満者のほうが高かったということです。

これら二つの研究は、人間の行動を変化させるほど大きな社会的影響を与える情報拡散には、同類性の高い社会的ネットワークのほうが効率的であることを示唆しています。同類性は人間の生まれつきの傾向であることから、現実世界やオンラインで形成されるコミュニティーは、自ずと同類性が高くなります。それはすなわち、偽ニュースが伝わりやすい情報の伝播経路（社会的ネットワーク）を私たちが自らつくっていることに他なりません。

## まとめ　私たちの認知特性と情報拡散

この章では、偽ニュースの拡散に影響する人間の認知バイアスや社会的影響について見てきました。

「見たいように見る」という認知バイアスは、偽ニュースの拡散を生み出す要因になっていると同時に、偽ニュースを訂正する事実の流布を妨げる要因にもなっています。なぜならば、人は先入観をもって情報を処理し、自分の世界観と一致するものだけを受け入れるからです。また、「みんなと同じようにする」という傾向は、偽ニュースがさらに拡散されやすい状態をつくり出します。似た者どうしが社会的につながる傾向があり、このつながりの上を親和性の高い情報が伝わっていくからです。しかも、その情報を見れば見るほど、そして刺激的な情報であればあるほど、共有され拡散されます。

これらの知見に基づくと、人々に拡散されやすい偽ニュースは、次のような性質を一つ以上もっていると考えられます。

● 受け手の意見や価値観、思い込みや偏見に合致するニュース

- 受け手の（道徳）感情を刺激するニュース
- みんなが評価しているニュース

拡散のしやすさに関するこれらの性質は、ニュースの真偽とは関係がないことに注意する必要があります。また、「それは偽ニュースだよ」と他者に指摘しても、全く効果がないどころか逆効果になることさえある、ということも覚えておく必要があります。

私たちの生まれつきの傾向を正しく理解することは、フェイクニュース現象を科学するうえで重要です。これらの傾向はデジタルテクノロジーと相互作用することで増幅されるからです。デマの流布に関する研究は古くからありますが（コラム4を参照）、それらが扱ってこなかった情報環境の特殊な問題を次章で見ていきます。

### コラム4　噂の公式

心理学者のゴードン・オルポートとレオ・ポストマンが書いた『デマの心理学』は噂研究の古典と呼ばれています[15]。オルポートたちは「伝達行為としての噂」を研究し、噂が伝播される過程で情報がどのように単純化され、強調され、都合よく編集されていくのかを調べました。

この本の中で「噂の公式」というものが紹介され、それは次式で定義されています。

噂の流布量＝話題の重要さ×状況の曖昧さ

話し手と聞き手にとって重要な話題でかつ状況が曖昧な場合に、噂が大量に拡散するということを表しています。したがって、重要な話題でも状況が明確であれば（つまり、状況の曖昧さ＝0の場合）、噂は拡散しないということにな

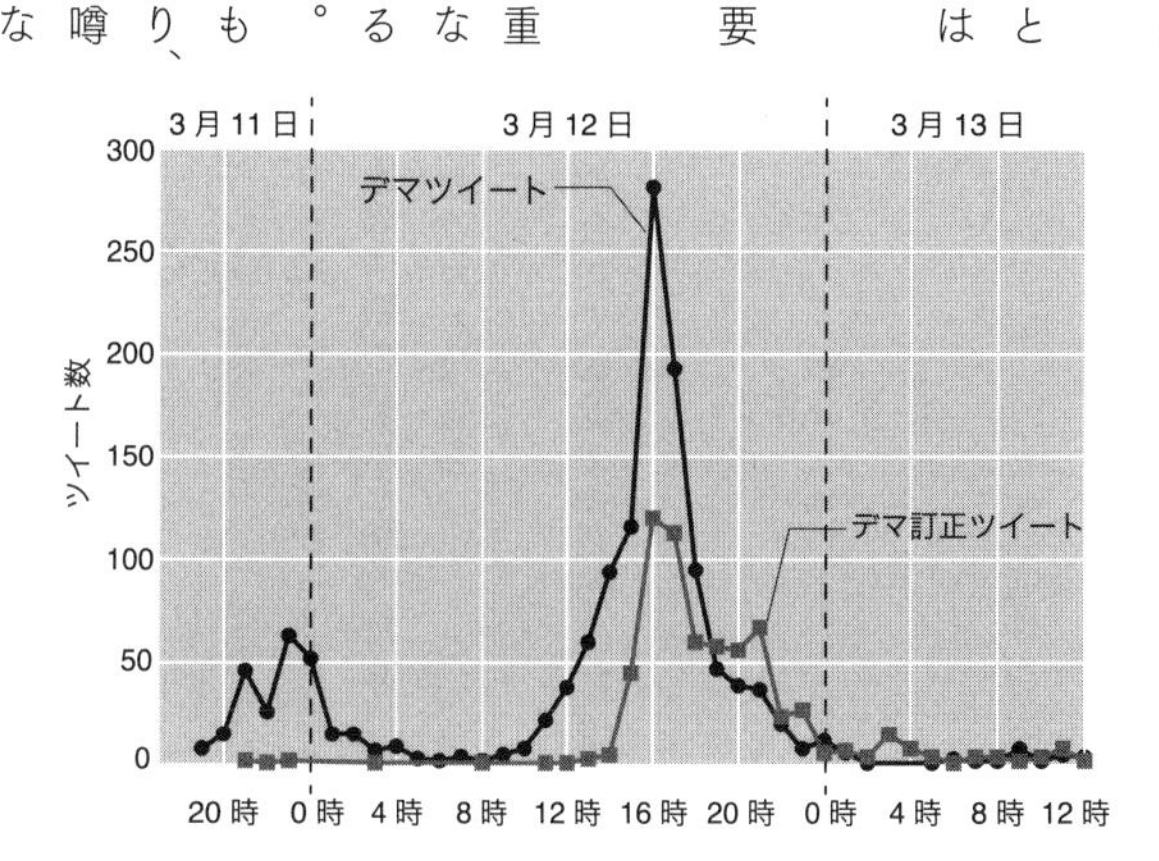


図2-5　デマとデマを訂正するツイートの時間的変化
東日本大震災が発生してから数時間後に「コスモ石油の爆発により有害物質の雨が降る」という内容のデマがツイッター上を大規模に拡散した。そのデマを訂正するツイートも拡散したが、デマツイートほどの規模にはならなかった（文献16のサンプリングデータに基づく分析結果）。

ります。

二〇一一年の東日本大震災のときには、「有毒な化学物質を含んだ雨が降る」や「放射線対策にはイソジンが効く」などのデマがインターネット上に大量に出回りました（図2-5）。噂の公式によると、この当時、多くの人々が不確実な状況にある中で生きるために必死に情報を得ようとしていた状況が推測できます。

災害が起こるたびに繰り返される虚偽情報の蔓延（まんえん）を防ぐためには、「重要な情報が明確に伝わるような仕組み」をつくらなければならない、というのがこの公式の教訓です。

一方で、偽ニュースの拡散には噂の公式では捉えきれない複雑な側面があります。例えば、エコーチェンバーやフィルターバブルなど人間とテクノロジーの相互作用から生じる現象です（第3章参照）。

# 第3章

# 見たいものしか見えない情報環境

この章では、ソーシャルメディアなどのデジタルテクノロジーが、嘘やデマに影響されやすい人間の生まれつきの傾向を増幅することで、偽ニュースが拡散しやすい情報環境を生み出してしまうことを見ていきます。

## 一 嘘がこだます部屋

### エコーチェンバーとは

ソーシャルメディアを利用していると、自分と似た興味関心をもつユーザをたくさんフォローし、結果的に、同じようなニュースや情報ばかりが流通する閉じた情報環境になりがちです。意見をSNSで発信すると、自分とそっくりな意見ばかりが返ってくるこのような状況を「エコーチェンバー（Echo Chamber）」といいます（図3－1）。閉じた小部屋で音が反響する物理現象にたとえているのです。

この小部屋の中にいると、何度もなんども同じ情報を見聞きするため、真偽不明の怪しい情報であっても信じやすくなり、その情報を共有しやすくなってしまいます。例えば、フェイスブックのニュースフィードやツイッターのタイムラインには、自分がフォローした友人の情報が表示されますが、ここに気になる投稿を見つけたとき、友人の投稿だし、みんなも「いいね！」しているからといって、深く考えずにシェアやリツイー

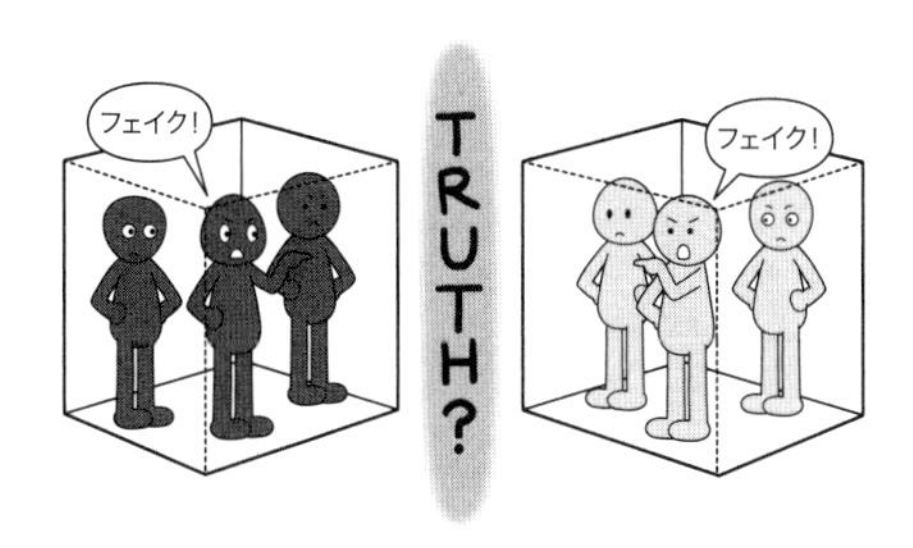


図 3-1　エコーチェンバーの概念図

トをしがちです。エコーチェンバーの環境は、このような反射的な情報拡散を誘発するのです。

また、エコーチェンバーの中にいると、自分とは違う考え方や価値観の違う人たちと交流する機会を失ってしまうので、自分とは異なる視点からの意見やデマを訂正するような情報も入ってこなくなってしまいます。エコーチェンバーは、意見の対立や社会の分断を生む環境でもあります。

ソーシャルメディアとの関係で議論されることが多いエコーチェンバーですが、この考え方はＳＮＳが登場する以前からあったことが知られています。ジャーナリストのデビッド・ショーが、一九九〇年にピュリッツァー賞を受賞した著書の中でこの言葉を用いています。また、二〇〇一年にハーバード大学のキャス・サンスティーンが、著書『インターネットは民主主義の敵か』の中でエコーチェンバーについて言及し、民主主義の根本に関わる問題だとしています[1]。

そして、ソーシャルメディアの発達とともにエコーチェンバーがより顕在化し、問題を一層深刻にしているのではないかと言われています。多様なアイデアを醸成し、新しい価値を生み出す集合知のプラットフォームの役割を期待されてきたソーシャルメディアに、今、エコーチェンバー幇助(ほうじょ)の容疑がかけられています。

## オンラインに見られるエコーチェンバー

米国の政治的イデオロギーが分断されている様子をオンラインのデータを使って初めて示したのは、ミシガン大学アナーバー校のラダ・アダミックです(現フェイスブック・データサイエンティスト)。アダミックは、ジョージ・W・ブッシュ氏が再選された二〇〇四年の米大統領選挙に少し先立って、政治系ブログが互いの記事をどのようにリンクしあっているのかを分析しました[2]。

その結果、政治系ブログの引用関係が、二つのグループに分かれていることが明確に示されました。リベラル系のブログはもっぱらリベラル系のブログ記事を、逆に保守系のブログはもっぱら保守系のブログ記事を引用する、という人々の行動が浮き彫りになったのです。異なる政治的イデオロギー間での記事の引用は、全体の約一〇パーセントしかありませんでした。

アダミックのこの研究は、オンラインデータを使った計算社会科学の研究のさきがけとなりました。その後、同様の研究が数々行われ、ブログ以外でも政治的イデオロギーの分断が広く観察されています。

インディアナ大学のマイケル・コノバーらは、二〇一〇年の米中間選挙のツイッターのデータを対象として、リベラル系と保守系のユーザがどのようにリツイートするのかを調べました。[3] その結果、アダミックの結果と同様、リベラル系のユーザはもっぱらリベラル系のユーザの投稿をリツイートし、保守系ではその逆の傾向が見つかり、ツイッターにおいても政治的イデオロギーの分断が観察されました。さらに、保守系のユーザのほうがより密にフォローしあい、ツイッターの政治利用も盛んであることもわかりました。

これらの分断された社会的ネットワークは、「似た人たちどうしがつながる閉じた情報空間」という条件に合致するので、オンラインでエコーチェンバーが生じていることを示唆しています。

口絵②に示した赤と青のネットワークは、二〇一六年の米大統領選挙の際のリツイートの流れを、私たちの研究グループが分析した結果です。やはりリベラル系ユーザ（青）と保守系ユーザ（赤）の分断が確認できます。まさにこれが、「ローマ法王がトランプ氏の支持を表明」などの偽ニュースがこだましたエコーチェンバーです。

## 現実世界で生じるエコーチェンバー

現実世界におけるエコーチェンバーの例も紹介します。エクセター大学のロリエン・ジャズニーらの研究グループは、米国の気候変動政策に関わる政治関係者にアンケート調査を実施し、そのうえで政治関係者の交友関係のネットワークの性質を調べ、エコーチェンバーの状態にあることを実証しました[4]。

まず調査では、「温室効果ガス排出量を削減するためには、すべての国に国際的な拘束力のある約束が必要である」などの意見が、自身の気候変動政策に対する態度とどのぐらい一致するかなどの質問に答えてもらい、六四人の有力な政治関係者から回答を得ました。

この政治関係者の交友関係ネットワークがエコーチェンバーかどうかを調べるにあたり、ジャズニーらは「推移的トライアド（Transitive Triad）」と呼ばれるネットワークが、エコーを生み出す部品になっていることに着目しました。そして、交友関係のネットワークにおいて二者が同一の意見をもつ状態を「エコー」、同じ情報が複数の経路を経由して伝播されることを「チェンバー」と定義しました。

このことを理解するために図3‐2を参照しながら、まず一番簡単な二者間のネットワーク（ダイアド）を考えてみます。太郎君から花子さんへ情報の送信がある場合はAのように表し、さらに二者が一致した意見をもっている（つまり同類性がある）場合は、

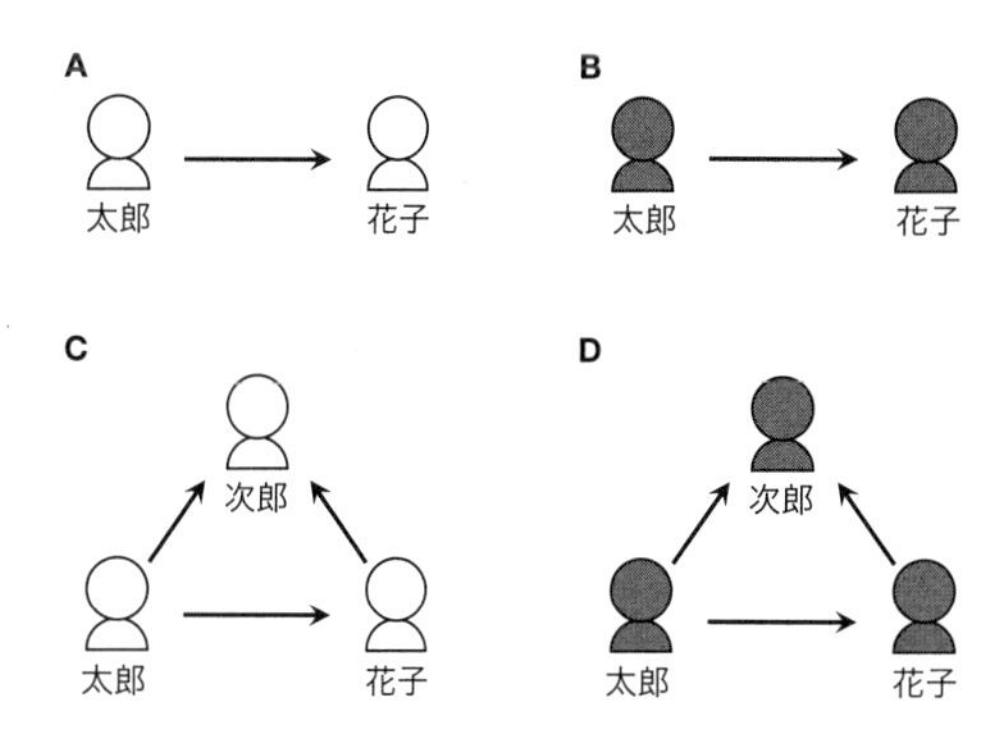


図3-2　エコーを生みだすネットワーク部品
文献4を参考に作成。

Bのように色つきのダイアドで表します。Bの状態のとき、二者は同じ意見を共有しているため、太郎君の送った情報は花子さんの考えの「エコー」と解釈することができます。

次に、推移的トライアドの場合を考えてみます。Cの場合、太郎君が発信した情報は次郎君に届き、さらに、その情報は花子さん経由でも次郎君に届きます。同じ情報が別の複数経路を伝播して情報の重複が生じるため、このようなネットワーク構造は「チェンバー」と解釈することができます。さらにDのように、三者が同一の意見をもつ推移的トライアドの場合、これは「エコー」と「チェンバー」の両方の条件を満たすので、エコーチェンバーの部品だと考えることができます。

このようにエコーチェンバーの部品を定義したうえで、先ほどの六四人の気候変動政策に対する考え方と交友関係のネットワークを分析しました。その結果、「気候変動政策における国際的拘束力の必要性」に関する情報交換において、エコーチェンバーの部品であるDの構造が統計的に有意にたくさん含まれることがわかりました。つまり、気候変動政策を議論する社会的ネットワークにおいて、同じ情報が流通する閉じた情報環境が確かにできていたのです。

## エコーチェンバーの計算モデル

これまで紹介した研究は、エコーチェンバーが実在することの証拠になります。しかし、意見の分極や社会的分断がどのようにして生じるのかについては何も教えてくれません。エコーチェンバーを抑止するためには、発生メカニズムを理解する必要があります。

そこで、私とインディアナ大学のフィリッポ・メンツァーの研究グループは、簡単な計算モデルを考えて、コンピュータシミュレーションを行いました。その結果、エコーチェンバーが生じる仕組みの一端が明らかになりました[5]。

私たちがつくったのは、SNSでつながった人々の意見形成の計算モデルです（図3-3）。このモデルに登場するSNSユーザたちは、それぞれ自分の意見をもっていて、意見は−1から1までの実数で表現されるとします。−1をリベラル、0を中道、1を保守

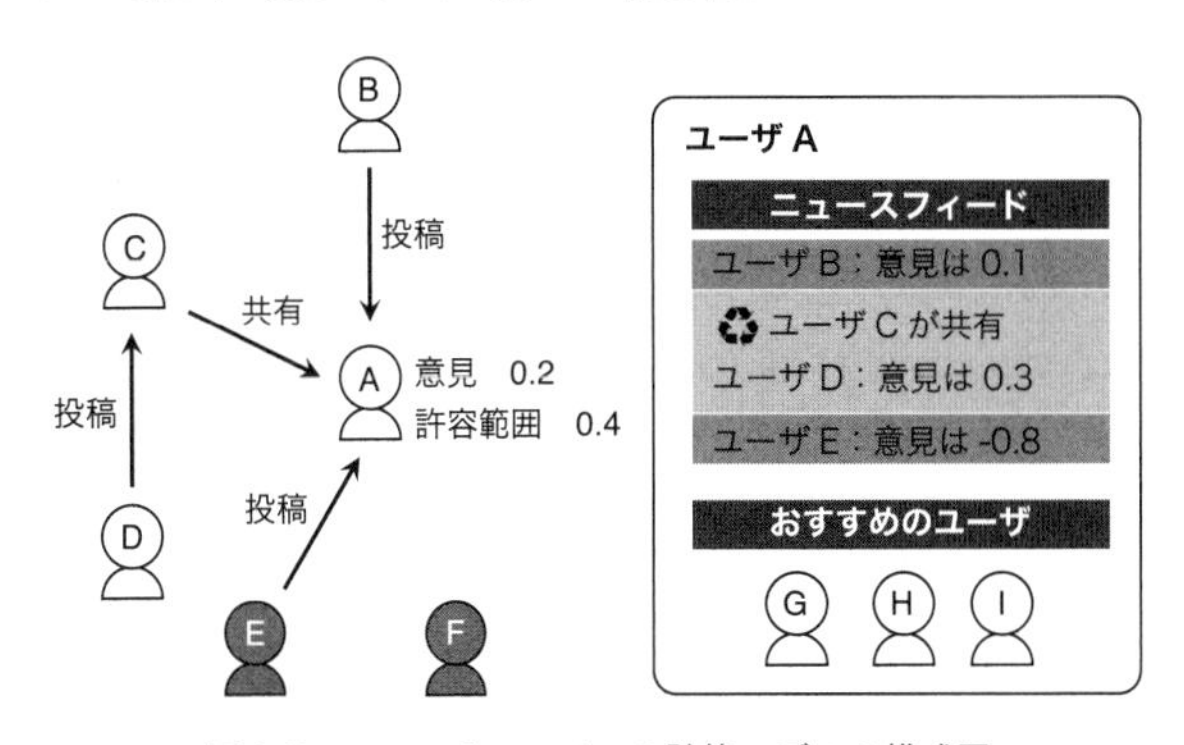


図 3-3　エコーチェンバーの計算モデルの模式図

この例の場合、ユーザAのニュースフィードには、Bの投稿、Cが共有したDの投稿、Eの投稿が表示される。ユーザAの意見は0.2で許容範囲が0.4なので、似ている（−0.2から0.6の範囲にある）BとCの意見から、Aは影響を受けて自分の意見を変更する。意見の似ていないEをアンフォローする。そして、ユーザ1人を①無作為に選ぶか（例えばF）、②ニュースフィードから選ぶか（例えばD）、③おすすめのユーザ（GかHかIのうちの誰か）から選び、フォローする。そして、ユーザAは自分の意見を投稿するか、ニュースフィードにある似た意見（BかC）を共有する。

とすると、政治的イデオロギーに対応させて解釈することができます。そして、各ユーザは意見の許容範囲をもっていて、その範囲にある友人の意見は「自分と似ている」と判断します。

このモデルのSNSユーザは、別のユーザをフォローすることができ、フォローしたユーザたちの意見（情報）が新しいものから順番にニュースフィードに表示されます。さらに、フェイスブックやツイッターと同様に、意見の類似度をもとに友人推薦をしてくれる機能がこのモデルにはあります。

毎回、各ユーザはニュースフィードをチェックし、その中にある自分の意見と似た投稿から影響を受けて、自分の意見を少し変更します。これは第2章で説明した「確証バイアス」と「社会的影響」の効果に相当します。そして、自分の意見と似ていない投稿をしたユーザを無作為に一人選んでアンフォローし、別のユーザを一人新しくフォローします。

新しくフォローする方法には次の三つがあります。特に断りがない場合は、ユーザは①から③のどれかを等確率で選ぶとします。

①無作為：全ユーザの中から無作為に一人選んで、フォローする
②ニュースフィード：ニュースフィードの中から無作為に一人選んで（すでにフォローしている友人以外）、フォローする
③友人推薦：SNSの友人推薦の中から無作為に一人選んで、フォローする

その後、自分の意見を新しく投稿するか、ニュースフィード上にある自分に似た意見を選んで共有します。これはフェイスブックの「シェア」やツイッターの「リツイート」に相当します。

以上の過程を繰り返すことで、ＳＮＳを模した意見形成のダイナミクスが進行します。具体的なイメージをつかむために、図３－３の例を参照して下さい。ツイッターのミニチュア版とも言えるこの計算モデルでは、どのようなことが起こるでしょうか。

## 意見の分極と社会的ネットワークの分断

ユーザ全体の意見が最も多様でさまざまなつながりが存在する初期状態から、この計算モデルをコンピュータシミュレーションした結果、エコーチェンバーが発生することがわかりました。

口絵③に基づいて説明します。まず、時間が経つにつれて、（Ａ）ニュースフィードに表示される情報の多様性が減少し（つまり、同じような情報ばかりが表示されるようになり）、（Ｂ）ユーザ全体の意見の二極化が生じました。そして、（Ｃ）ユーザどうしのフォロー関係からなる社会的ネットワークは、異なる意見をもった二つのグループに分離してしまいました。つまり、ＳＮＳを使っているだけで、エコーチェンバーが自然に生じる可能性があることをこのシミュレーションは示唆しています。

では、どのような条件のときにエコーチェンバーが生じるのでしょうか。この計算モデルでは、二つの仕組みが仮定されていたことを思い出してください。一つは、自分と同様の意見からは影響を受ける傾向です（確証バイアスと社会的影響）。もう一つは、自分とは異なる意見を投稿する人をアンフォローすることです（社会的切断）。

確証バイアスと社会的影響だけがある（社会的切断はない）状況をシミュレーションしてみると、意見は二極化しますが、社会的ネットワークは分断されません（口絵④上）。一方、社会的切断だけがある状況（確証バイアスと社会的影響はない）をシミュレーションしてみると、意見は二極化せず、社会的ネットワークも分断されません（口絵④中）。ただし、意見の近いユーザどうしがグループ化されるようになります。この計算モデルでは、確証バイアスと社会的影響、アンフォローがすべてある条件でのみ、社会全体の意見が分極化し、かつ社会的ネットワークが分断されるという状態が出現します（口絵④下）。

アンフォローとは、異質な情報がやってくる情報経路を切断することに他なりません。したがって、先述の条件でアンフォローをし続けると、結果的に自分と意見の合う人ばかりとつながるようになり、受け取る情報は親和的なものばかりになります。そして、たとえ最初は多様な意見が存在する社会だったとしても、やがては社会全体の意見に偏りが生じ、社会的ネットワークは分断されてしまうのです。そうしてできあがるのは「エコー」ばかりの世界です。現実世界では、友人関係をやめることは容易ではありませんが、ＳＮＳではそれが簡単にできることが悪さをしているのです。これがエコーチェンバーが生まれる一つのシナリオです。

以上の知見を体験してもらうために、デモを用意しましたのでコラム5もご覧ください。

## エコーチェンバー化を加速するSNS

この計算モデルでエコーチェンバーが出現するか否かは、先ほど仮定した①から③のフォローの仕方のどれをとるかには依存しません。しかし、フォローの仕方によってエコーチェンバーに至る過程で二つの顕著な違いが生じることがわかりました。

一つ目の違いは、エコーチェンバーの状態に至る速さです。無作為に誰かをフォローする①よりは、友人推薦③に従ったほうが、はるかに速くエコーチェンバーの状態に達します。友人推薦のアルゴリズムは、意見が似ているユーザを推薦するわけですから、アンフォローされにくい同質性の高いつながりを効率的に生み出すのです。これがエコーチェンバー化を加速させる要因になります。

もう一つの違いは、十分に時間が経過した社会的ネットワークの構造です。SNSで用いられるフォローの仕方②と③を使った場合は、先述の「推移的トライアド」が多くつくられることがわかりました。特に、フォローの仕方②ではその傾向が顕著です。SNSのニュースフィードの中から新しくフォローするという行為は、換言すると、「自分の友人の友人をフォローする」という行為です。図3‐2で例えると、次郎君と花子さん、花子さんと太郎君がそれぞれ友人関係のとき、次郎君が新たに花子さんの友人である太郎君と友人になり、Dの状態になることです。つまり、自分で三角形を閉じて、推移的トライアドをつくり出していることになります。先述したように、推移的トライアドは同じ情報を重複させるので、この部品をたくさんもつ社会的ネットワークは、同じ声がこだまする「エコー」のような効果を生み出すことになります（図3－4A)。

さらに、十分に時間が経過した社会的ネットワークの次数分布（フォロワー数の分布）も異なります（図3－4B)。無作為（①）とSNSで用いられるフォローの仕方（②と③）を比較するとその違いは顕著で、後者の場合、フォロワーがたくさんいるユーザが出現します。フォロワー数の多い人は、一度の投稿でたくさんのユーザに情報を届けることができるので、潜在的な影響力が大きいという意味で、しばしば「インフルエンサー」と呼ばれます（実際に影響を与えるかどうかとは別問題です)。SNSを使用しているとインフルエンサーが自然発生し、情報拡散が起こりやすい状況を生み出します。

この計算モデルの教訓は、人間の認知特性（確証バイアスと社会的影響）とSNSの情報アーキテクチャが相互作用することで、エコーチェンバーという虚偽情報が伝わりやすい環境が自然にかつ高速に生じてしまうということです。

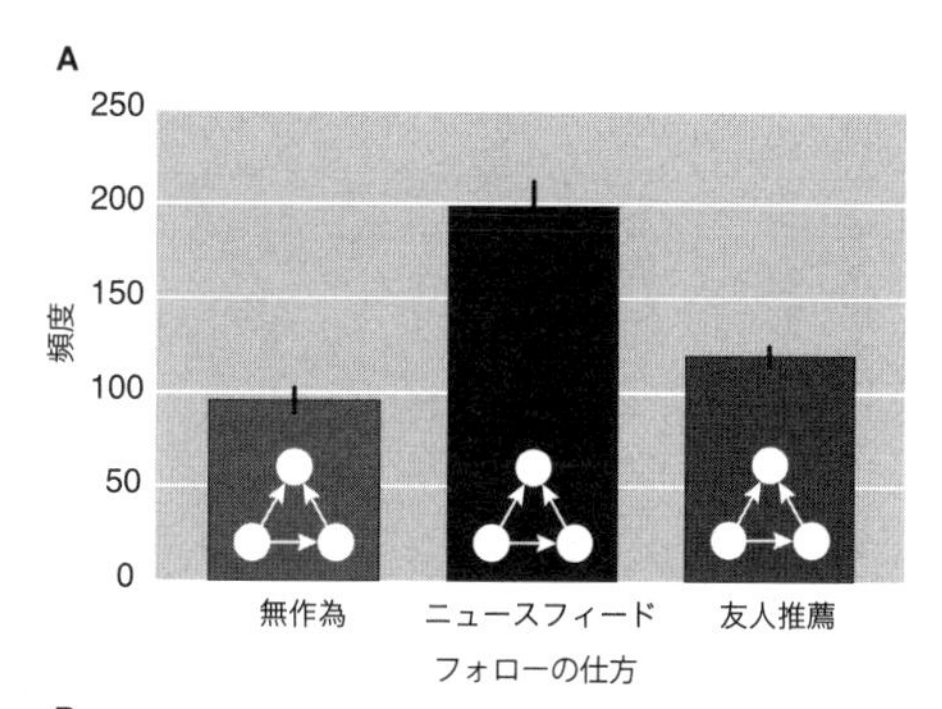


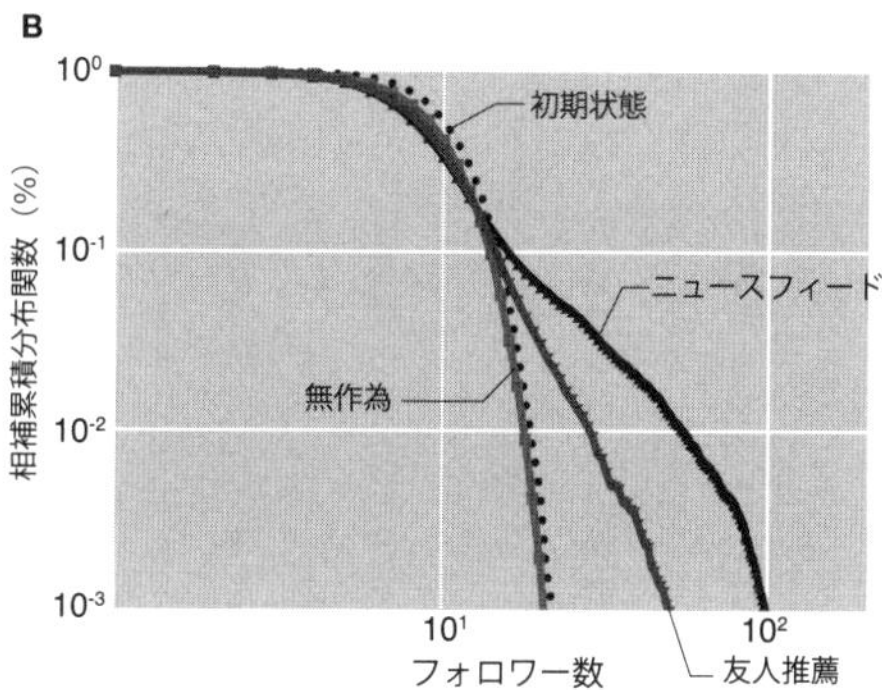


図 3-4　エコーを生む部品とインフルエンサーの発生
(A) フォローの仕方別に見た推移的トライアドの頻度。
(B) フォロワー数の累積分布（両対数グラフ）。文献5より。

## コラム5　エコーチェンバーを疑似体験

SNSにおいて、いかに簡単にエコーチェンバーが生じてしまうのかを擬似的に体験してもらうために、私とインディアナ大学のフィリッポ・メンツァーの研究グループは、「エコー・デモ（EchoDemo）」という体験型のデモをつくりました（図3－5）。エコー・デモは、この章で紹介したエコーチェンバーの計算モデルの簡易版になっています。現在、このサイトの説明は英語以外にも日本語、中国語、イタリア語に翻訳されています。

エコー・デモには、SNSのユーザを特徴づける「(意見の）許容範囲」、「(他者からの）社会的影響」、「(社会的つながりの）アンフォローの頻度」の三つのパラメータがあり、これらの組み合わせをいろいろ変えることで意見や社会的ネットワークがどのように変化するのかを実験することができます（この計算モデルの詳細についてはサイトの説明をご覧ください）。

既定値のパラメータ（許容範囲は「中」、社会的影響は「強」、アンフォローの頻度は「しばしば」）でデモを動かすと、ほとんどの場合は時間が十分に経過すると、集団の意見が次第に分極し（右上のグラフ）、かつ社会的ネットワークの分断が起こります（左下のネットワーク図）。つまり、口絵②に描かれているようなエコーチェンバーが生じます。また、パラメータの組み合わせが異なる計算結果が、解説つきでシナリオとしてまとめられています。これらのシナリオを読むことで、許容範囲、社会的影響、アンフォローの頻度が、エコーチェンバーの発生にどのように寄与するのかを理解することができます。ぜひ試してみてください。

▲エコー・デモのサイトへ

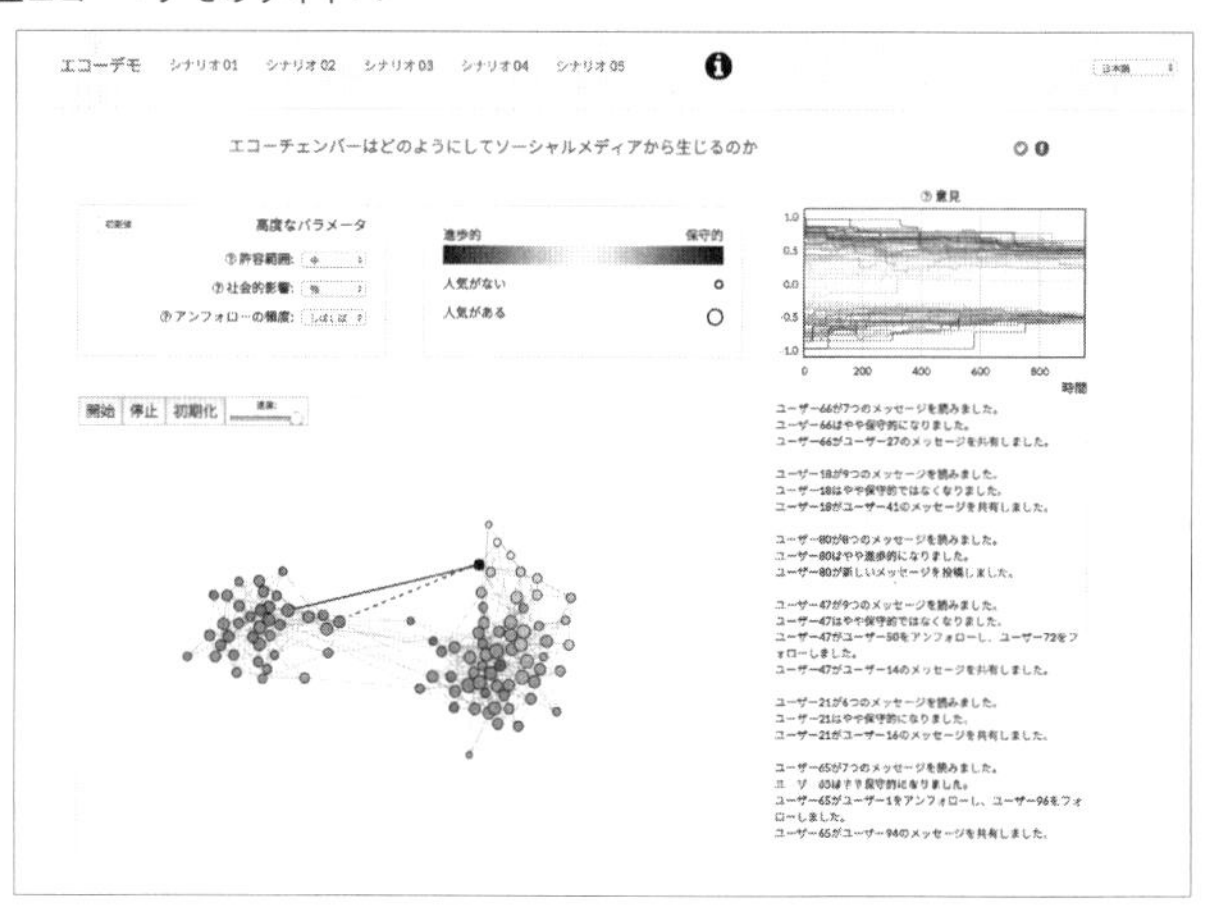


図 3-5　エコー・デモの画面
https://www.colorlessgreen.info/fakenews より。

## 二　フィルターに囲まれた世界

### フィルターバブルとは

偽ニュースが拡散しやすい情報環境を生み出すもう一つの要因が「フィルターバブル(Filter Bubble)」です。フィルターバブルとは、ユーザの個人情報を学習したアルゴリズムによって、その人にとって興味関心がありそうな情報ばかりがやってくるような情報環境のことです（図3－6）。これはインターネット活動家のイーライ・パリサーが、著書『閉じこもるインターネット』の中で提唱した概念です。[6] ユーザが情報をろ過する膜の中に閉じ込められ、みんなが孤立していくイメージに基づく比喩です。

インターネットにはほぼ無限の情報があり、自分の必要とする情報を見つけるために一つひとつを吟味するのは不可能です。有り余る情報を重要度に基づいて優先順位をつけ、私たちに関連する情報だけをふるいにかけるために、情報のフィルターは必要です。一方で、フィルターは自分と異なる意見や価値観の情報を隠してしまいます。しかも、フィルターはユーザごとにカスタマイズされてしまうので、みんなが共通の現実をもちづらい状況が生み出されてしまいます。

インターネット検索、オンライン広告、SNSのニュースフィードなどには、ほとん

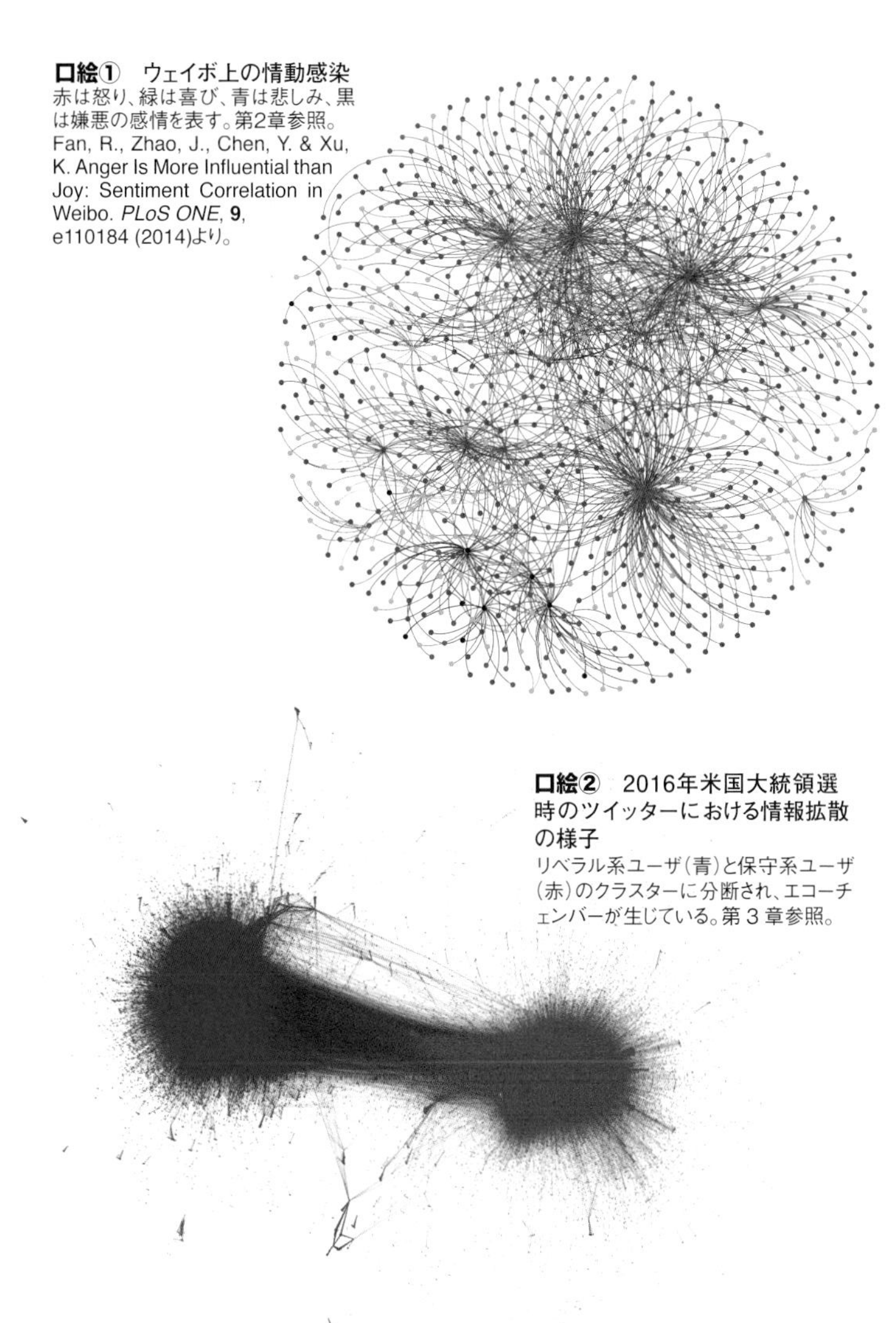

**口絵①**　ウェイボ上の情動感染
赤は怒り、緑は喜び、青は悲しみ、黒は嫌悪の感情を表す。第2章参照。
Fan, R., Zhao, J., Chen, Y. & Xu, K. Anger Is More Influential than Joy: Sentiment Correlation in Weibo. *PLoS ONE*, **9**, e110184 (2014)より。

**口絵②**　2016年米国大統領選時のツイッターにおける情報拡散の様子
リベラル系ユーザ（青）と保守系ユーザ（赤）のクラスターに分断され、エコーチェンバーが生じている。第3章参照。

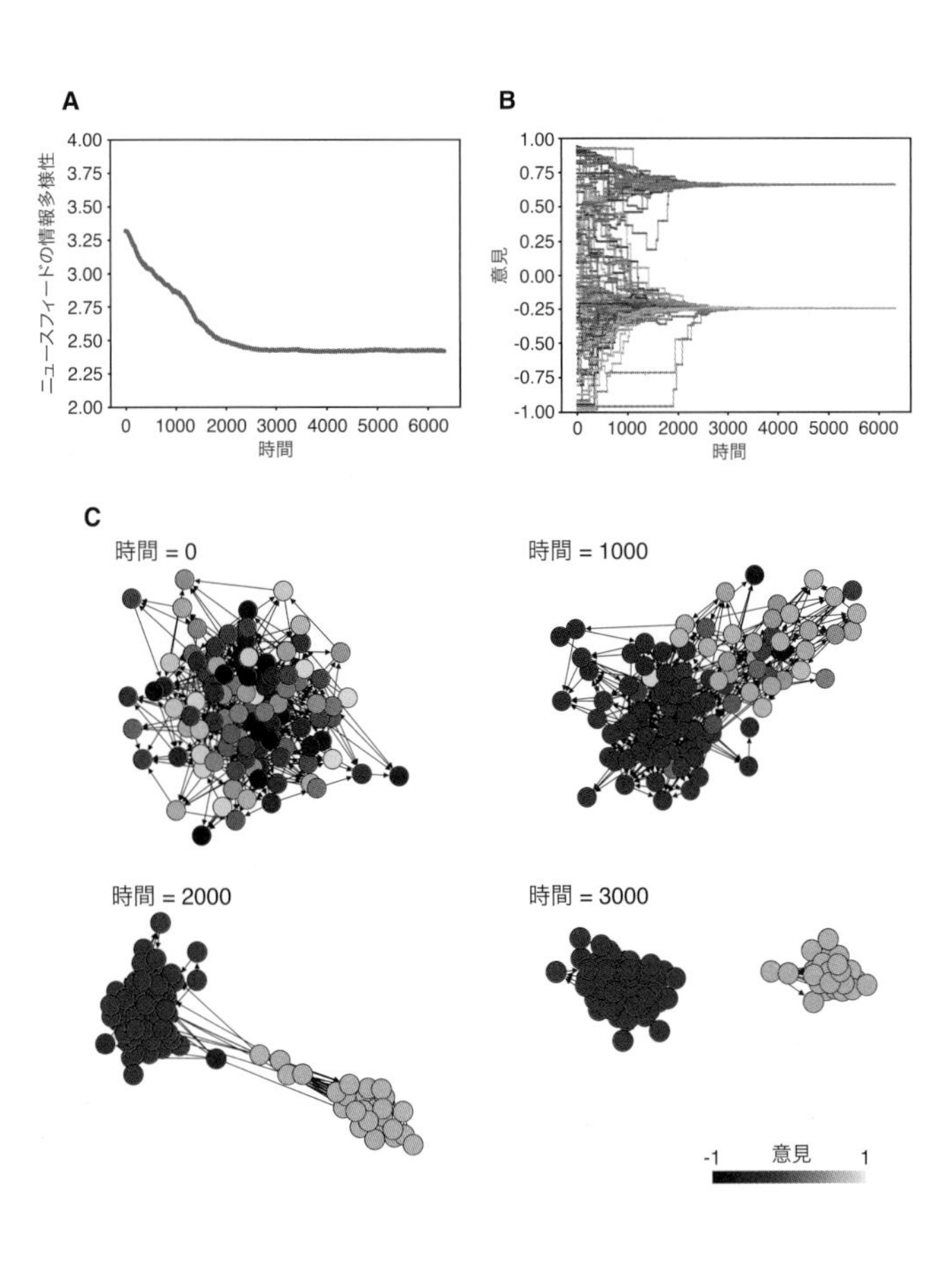


**口絵③　エコーチェンバーの計算モデルにおける意見の分極と社会的ネットワークの分断**

詳細は第3章と Sasahara, K. et al.(2021) を参照。

▼ 確証バイアスと社会的影響だけがある世界 ▼

▼ 社会的切断(アンフォロー)だけがある世界 ▼

▼ どちらもある世界 ▼

意見

社会的ネットワーク

**口絵④** エコーチェンバーが生じる条件

詳細は第3章と Sasahara, K. et al.(2021)を参照。

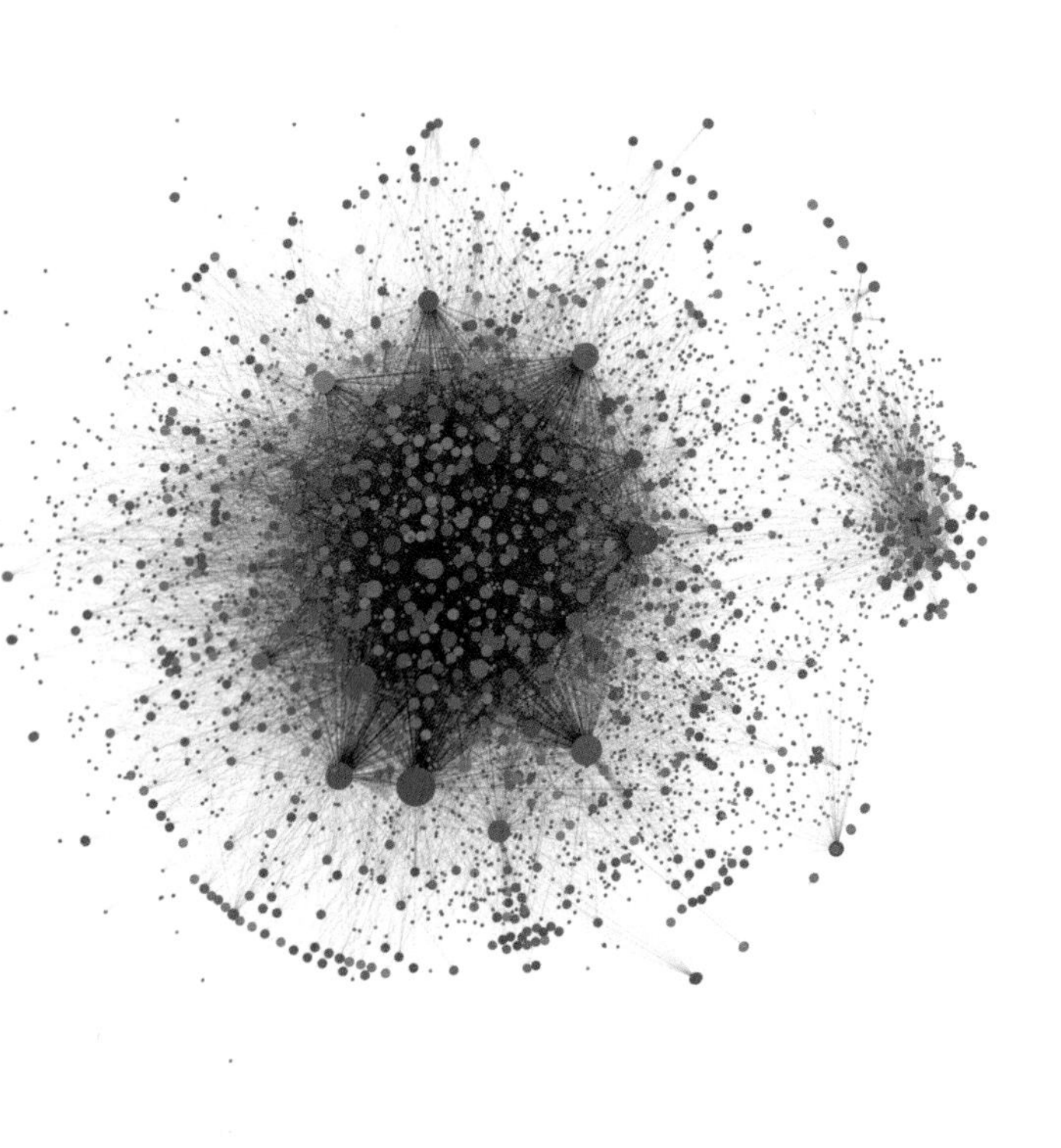

**口絵⑤**　ハッシュタグ「#SB277」のツイッター上の拡散

ノードはユーザ、リンクはリツイートの拡散、ノード色が赤いほどボットらしいアカウント、青に近いほど人間らしいアカウント。第4章参照。https://theconversation.com/misinformation-on-social-media-can-technology-save-us-69264/より。

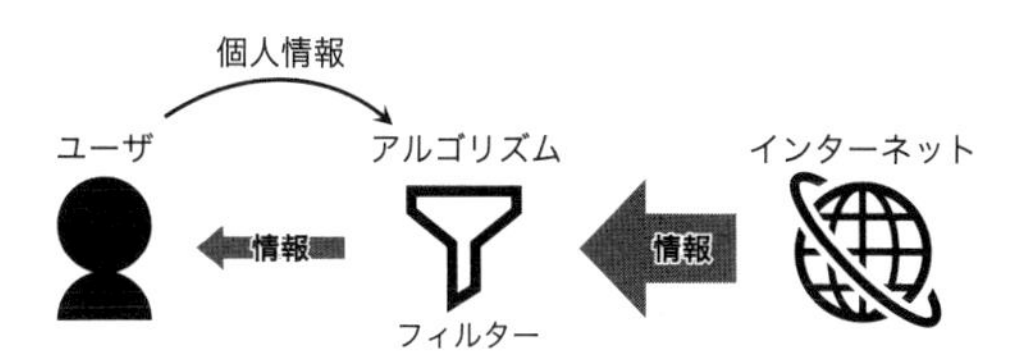


図3-6　フィルターバブルの概念図

どの場合、このようなフィルターが埋め込まれています。フィルターに利用される個人情報は、各ユーザの過去の検索やクリックの履歴、プロフィールや投稿内容、位置情報などのデジタルな行動記録です。こうした行動の電子的痕跡から個人の特徴をアルゴリズムによって推測し、その人に合ったカスタマイズをするのが「パーソナライゼーション（Personalization）」の技術です。

パーソナライゼーション技術の問題は、アルゴリズムがなぜそれらの情報を選択したのかを私たちは知る余地がないということです。そのアルゴリズムをつくった人でさえ、大量の個人情報を学習したアルゴリズムがどのような結果を導くのかを事前に予測することは困難です。

ユーザが見たいと思っている情報をアルゴリズムが推測して提示し、実際にその情報が好まれると、その結果をまたアルゴリズムが学習し、このループが回り続けることで、どんどんフィルターが強化されていきます。偽ニュースに騙されやすい認知バイアスの影響が、このループによって増幅され、虚偽情報がやってくるような環境が自ずとできてしまうのがフィルターバブルの恐ろしさです。

## パーソナライゼーション技術

パーソナライゼーションの時代は二〇〇九年一二月四日に始まったと言われます。この日から、グーグルはログインした場所や過去の検索キーワードなどの複数の個人情報を使い、各ユーザの特徴を推定し、彼ら彼女らがどんなウェブサイトを好むのかを推測して、クリックされる可能性が高いページを表示するように検索アルゴリズムを変更したのです。[6]

パーソナライゼーションの具体的なイメージをつかむために、友人と一緒に簡単な実験をしてみましょう。スマートフォンのブラウザを起動して、グーグルのトップページに行きます。そして、検索の窓に同じキーワードを入力して、いっせいのせで同時に検索ボタンを押します。それぞれのスマートフォンにはどんな検索結果が表示されるでしょうか。

私もこの実験を学生たちとやってみました。参加したのはT君とB君（二人とも留学生）、私の三人です。条件を同じにするためにパソコンの同じブラウザを使い、英語の「life」をグーグルで同時に検索しました。

T君とB君の検索結果では、二〇一七年に米国で公開されたSF映画『ライフ』の公式ページやそれに関するウィキペディアの記事が上位にきました。しかし、検索結果のランキングはまったく同じではなく、T君の結果にはスーパーマーケットのサイトが、B君の結果には「生命」に関するウィキペディアの記事がそれぞれ上位に表示されました。一方、私の検索結果では、NHKのコント番組（LIFE!～人生に捧げるコント）やクレジットカード（ライフカード）のサイトが上位にきました。

同じ時刻に、同じ場所で、同じサイトで、同じキーワードを検索したとしても人によって検索結果が異なってしまうのです。これはインターネットの検索アルゴリズムが、ユーザの検索履歴、位置、言語などの個人情報に基づいてユーザの意図や好みを学習し、より関連する情報を取捨選択し、順位づけして表示する仕組みになっているからです。

パーソナライゼーションはインターネット検索だけでなく、ソーシャルメディアやオンライン・ショッピングサイトなど、さまざまなオンラインサービスで使われています。例えば、フェイスブックでは、ニュースフィードにはあなたがフォローしている友人の投稿やシェアした記事が表示されますが、すべての記事がそのまま表示されるわけではありません。フェイスブックのアルゴリズムが、どれを表示しどれを表示しないのか、どのような順番で表示するのかを決めています。そして、あなたにとって最適な広告を表示することによって、広告収入を得ているのです。

フィルターバブルによって、友人たちが共有したり「いいね！」したものは、偽ニュースであってもますます目につくようになり、その一方で、本来届くべき重要なニュースはインターネットの闇に消えていってしまう可能性があります。

「いいね！」であなたを言い当てる

クリックや検索キーワードなどの行動履歴から、ユーザの特徴をどのぐらい推測することができるのでしょうか。ケンブリッジ大学のマイケル・コジンスキー（現スタンフォード大学助教）らは、フェイスブックの「いいね！」のデータを用いてこのテーマに取り組み、一連の研究から興味深い結果が得られています。

コジンスキーらは「マイパーソナリティー（myPersonality）」というフェイスブックのアプリを作成し、約五万八〇〇〇人のボランティアに個人属性に関するアンケートに答えてもらい、許可を得たうえでフェイスブックのデータを収集しました。そして、ニュース、アート、自動車メーカーなど、約五万六〇〇〇のフェイスブック上の記事のどれに「いいね！」したのかに関するデータから、個人の趣味や属性を推定する統計モデルを構築しました[7]。

その結果、「いいね！」のデータだけから、そのユーザが男か女か、白人か黒人か、のような基本的な個人属性だけでなく、同性愛者かどうか、薬物を使用するかどうか、二一歳時まで両親と一緒に暮らしていたかなど、通常の会話では聞きづらいような個人情

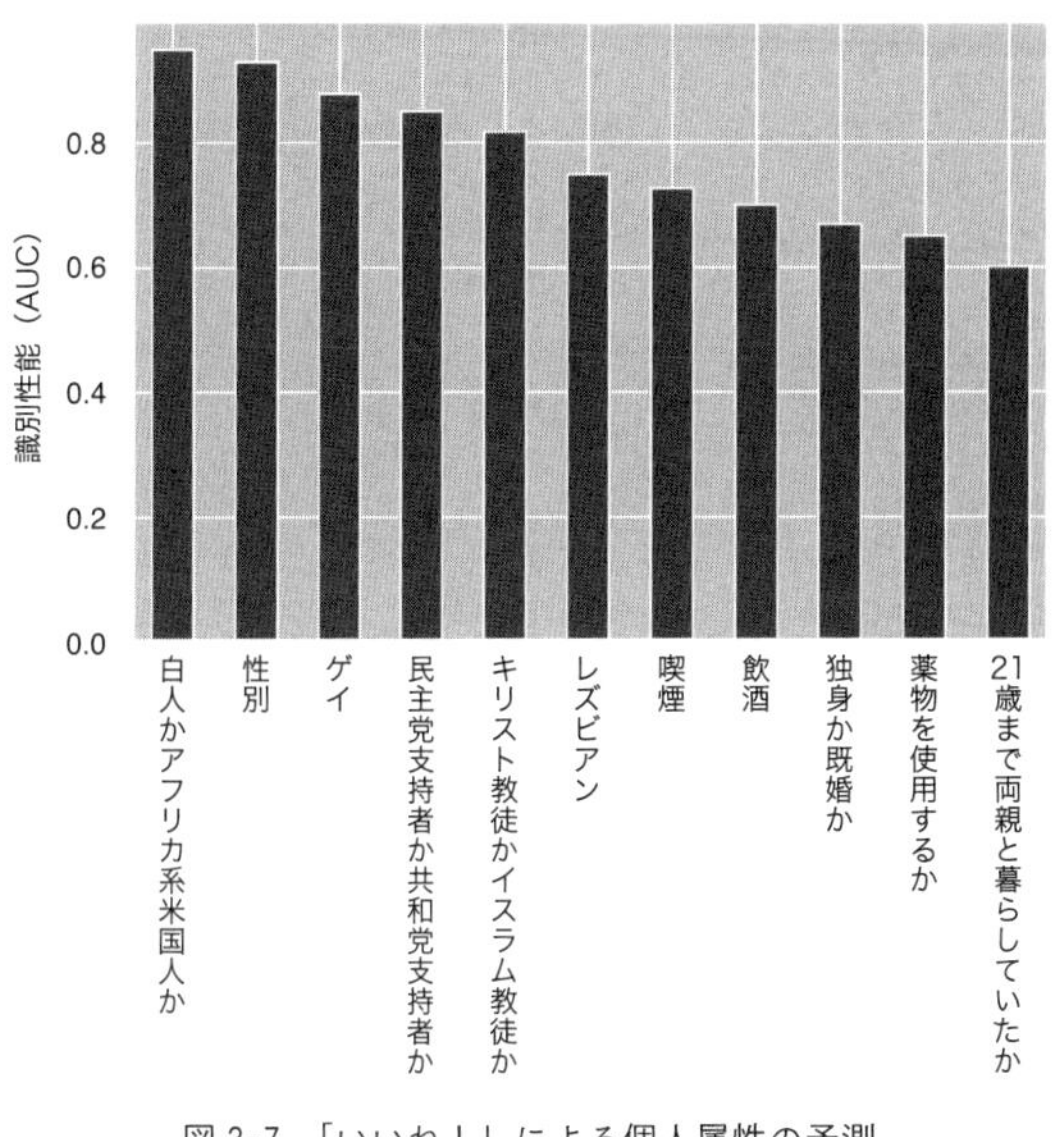


図3-7　「いいね！」による個人属性の予測
AUC値が1に近いほど識別性能が高いことを示す。文献7のデータをもとに作成。

報まで当てられることがわかりました（図3-7）。

また、「ビッグ・ファイブ」と呼ばれる人の性格を特徴づける五つの因子についても、同様に予測できるかどうかを調べました。五つの性格因子とは、「神経症傾向」（不安や緊張の感じやすさ）、「外向性」（社交的で活動的な傾向）、「開放性」（知的好奇心の強さ）、「調和性」（他人との協調性）、「誠実性」（真面目さ）です。データ分析の結果、自発的な「いいね！」の行動データからビッグ・ファイブも予測できることがわかりました。さらに、実際の交友関係の広さなどもある程度予測できることなどもわかりました。

その後の研究では、さらに大規模な八万六二二〇人のフェイスブックの「いいね！」のデータを用いて、コンピュータを使って個人情報を推定した場合と人間が推定した場合とでビッグ・ファイブの予測精度を比較しました。[8] その結果、平均すると、人間よりもコンピュータのほうがビッグ・ファイブを正確に予測することがわかりました。興味深いのは、予測に使用する「いいね！」のデータ数を変化させると、「いいね！」一〇個で仕事の同僚、六〇〜七〇個で友人、一〇〇〜一五〇個で家族、二五〇〜三〇〇個で配偶者と同程度に、その人のビッグ・ファイブを推定できたということです。

これら以外にも、コジンスキーの研究グループは個人属性の推定に関する数々の研究を行っています。しかし、二〇一二年にマイパーソナリティーのアプリは停止され、二〇一八年には取得したデータは研究目的であっても共有不可能になりました。ちなみに、コジンスキーは先述のケンブリッジ・アナリティカ社とはデータ共有の事実がないことを、自身のホームページで公言しています。

フェイスブック上で私たちが何気なくしている「いいね！」は、個人情報に関する強いシグナルを発していることを念頭に置いておく必要があります。私たちはフェイスブックを無料で利用しているのと引き換えに、このような個人情報を企業に提供しているのです。

## ツイートが運ぶ個人情報

米国では二億四〇〇〇万人の月間アクティブユーザ数を誇るフェイスブックですが、日本では二六〇〇万人とそれほど多くありません（二〇一九年九月時点）。むしろ日本ではツイッターのほうが日常的なコミュニケーションに利用され、月間アクティブユーザ数は四五〇〇万人います（二〇一八年一〇月時点）。

私の研究グループでは、ツイッターに投稿された日本語のデータを対象として、投稿に含まれるテキストがどの程度の個人情報を運んでいるのかを研究しました[9]。調査会社を通じて約六〇〇人の調査対象者を集め、性別や年齢層（デジタルネイティブ（一九八〇年以後生まれ）かどうか）などの基本属性だけでなく、「ストレスを感じやすいか」、「犬派か猫派か」、「フェイスブックの友人は一五〇人以上いるか」などの質問に答えてもらいました。そして、許可を得たうえで参加者のツイートを収集しました。

収集したツイートを自然言語処理の方法で処理し、五〇個のツイートをまとめたものを入力として機械学習のモデルをトレーニングしました。そして、一二種類の個人属性のそれぞれを二択で当てられるかどうかを調べました。二択なので、でたらめに答えた場合に正解する確率は五〇パーセントです。

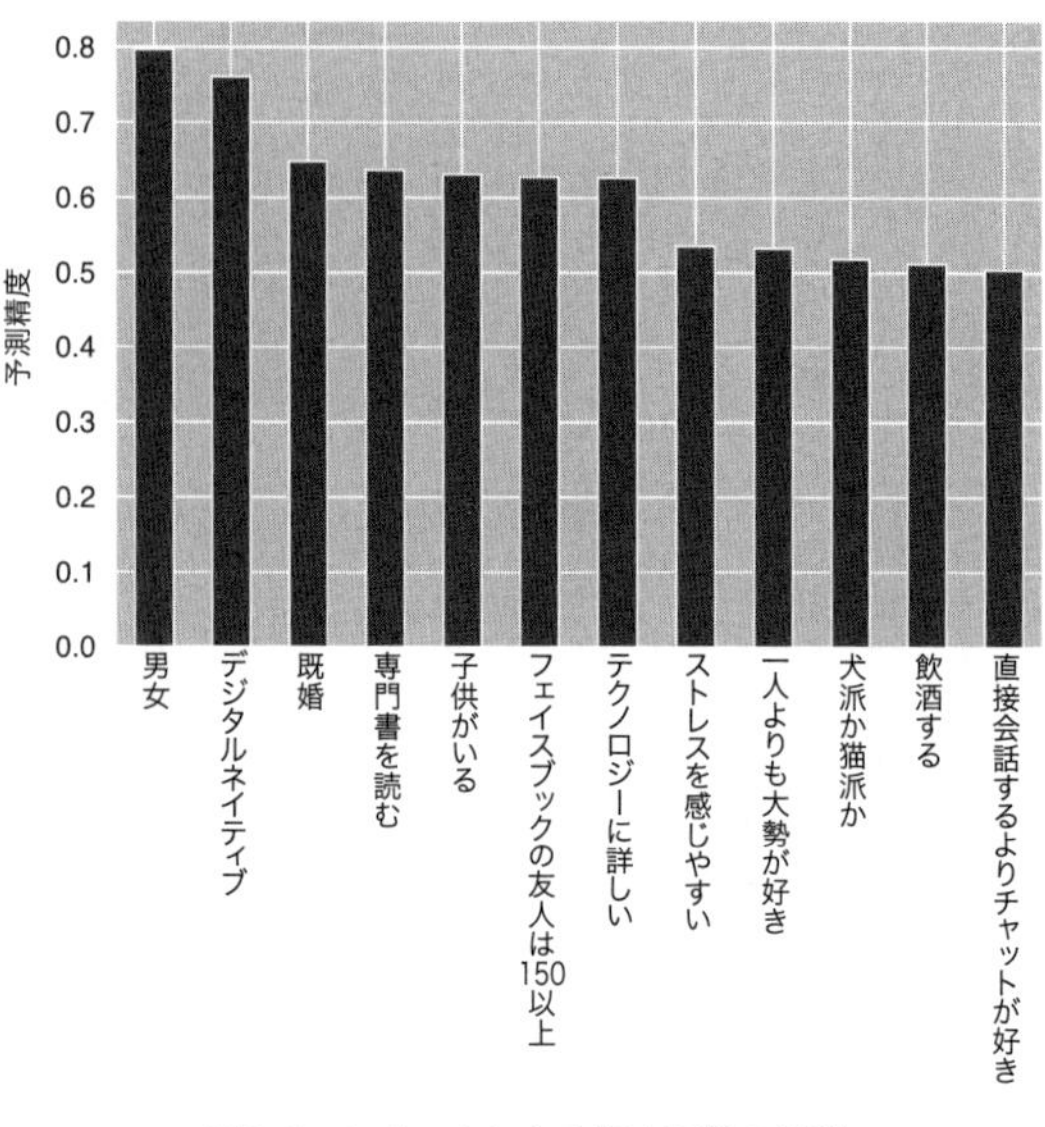


図 3-8　ツイートによる個人属性の予測
文献 9 より。

実験の結果、七つの個人属性において、六〇パーセント以上の確率で予測に成功することがわかりました（図 3-8）。「フェイスブックの友人は一五〇人以上いるか」という交友関係に関する情報も、ツイッターのある程度の書き込みから予測できるというのは注目に値します。一五〇人というのは「ダンバー数（Dumber's Number）」と呼ばれる数で、人が安定的な社会関係を維持できる上限と言われています。[10] また、性別や年齢層（デジタルネイティブか否か）などの基本情報はやはり高い精度で予測ができ、「専門書を読む」などの個人的な特徴もある程度予測することができました。

先述のフェイスブックのデータを用いた研究と同様、ツイッターの自発的な投稿からもさまざまな個人属性が予測可能なことがわかりました。何気なくしているツイートもまた個人属性の強いシグナルを発しているのです。その情報がターゲティング（狙いを定めた宣伝）や政治的プロパガンダなどに悪用される可能性があることは注意する必要があります。

### アルゴリズムは悪さをしない？

ソーシャルメディアのパーソナライゼーションは、本当に個人の視野や興味を狭くするのでしょうか。米大統領選挙に先立つ二〇一五年に、フェイスブックのアルゴリズムはフィルターバブルの原因ではないことを主張する論文が出版されました[11]。著者はフェイスブックの三名のデータサイエンティストで、著者の一人は先述のラダ・アダミックです。

著者たちは、リベラル派や保守派といった政治的イデオロギーをフェイスブック上で表明している米国ユーザ一〇一〇万人を対象として（日本版にはこの機能はない）、二〇一四年七月から二〇一五年一月までの半年間に投稿された二二万六〇〇〇件の全国ニ

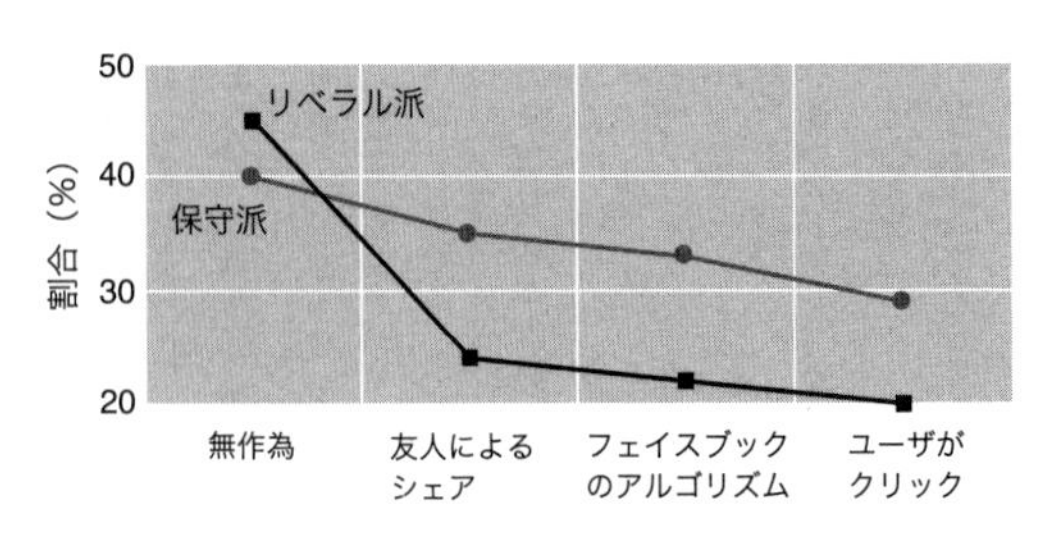


図 3-9　政治的イデオロギーが反対のニュースに接する割合
文献 11 のデータをもとに作成。

ュース、政治、国際ニュースなどの「ハードニュース」を選択し、これらのニュースに対してユーザがどのように反応したのかを調査しました。実際得られたユーザの反応は、リンクのシェアが三八億回、表示回数が九億回、クリックが五九〇〇万回でした。

リベラル派と保守派のユーザが、自分とは反対の政治的イデオロギーのニュースに接する割合を示した結果が図3－9です。段階的に違いのある次の四つの条件でリベラル派と保守派を比較します。

①無作為に表示されたニュース
②友人によるシェアで表示されたニュース
③フェイスブックのアルゴリズムによって表示されたニュース
④ユーザが実際にクリックしたニュース

ニュースを選択する仕組みが何もなければ（条件①）、

ニュースフィードに表示される記事が自分の政治的立場とは反対のものである割合が、リベラル派だと四五パーセント、保守派だと四〇パーセントあります。しかし、友人たちがシェアした記事をニュースフィードに表示するという過程を経ると（条件②）、表示されたニュースが自分とは反対のイデオロギー関係である割合は著しく減少します。その後、フェイスブックのアルゴリズムで選別された記事をニュースフィードに表示するという過程を経ると、目にするニュース記事が自分の政治的立場と反対である割合は実はそれほど減少しません。最終的にユーザがクリックした自分の政治的立場と逆の記事は、リベラル派二〇パーセント、保守派二九パーセントでした。

それぞれの条件間の差分を計算してみると、政治的に多様なニュースにフィルターをかけて見せなくしているのはフェイスブックのアルゴリズムではなく、あなたの友人たち（社会的ネットワーク）だったということになります。

この結果によると、現時点ではフィルターバブルの影響はイーライ・パリサーの懸念ほど深刻なものではない可能性があります。ただし、この結果はあくまでも米国における一つの事例なので、文化も政治制度も異なる国でも「アルゴリズムは悪さをしない」と結論づけられるかはわかりません。

先述のように、パーソナライゼーションが二〇〇九年一二月四日に始まったのだとすれば、この技術はまだ生まれたてで、人間や社会に対する長期の影響を判断するにはデータが足りません。結論を出すためには長期的かつ系統的な調査が必要です。さらに、フィルターバブルが生じるメカニズムを知ったうえで、その効果を緩和する情報技術の開発も必要です（コラム6を参照）。

## コラム6　フィルターバブルを潰す

フィルターバブルを克服し、情報の多様性を取り戻すための実験的な取り組みはすでに始まっています。

マサチューセッツ工科大学メディアラボでは、ツイッターのユーザの政治的考え方を推定し、その人とは逆の政治的考え方のユーザのタイムラインを表示する「フリップフィード（Flipfeed）」というツールを開発しています。つまり、リベラル派には保守派の見ているニュースやコメントを、保守派にはその逆を表示することを可能にし、異なる視点からの情報に触れる機会をつくるというアプローチです。

フェイスブック主催のグローバルハッカソン2016で開発された「ポリットエコー（PolitEcho）」は、フェイスブック上のニュースフィードや友人たちの政治的な偏向具合を「見える化」するツールで、フェイスブックの環境がいかに政治的に偏った情報で占められているのかを気づかせてくれます。

近年はモバイルニュースアプリの利用者が急増していることから、多様な観点からのニュースをスマートフォンに届けるというのも重要な課題です。

「スマートニュース（SmartNews）」は、世界で五〇〇〇万ダウンロードを突破した人気のニュースアプリです。北米版ではこれまでユーザの好みに最適化したニュースを配信していましたが、ユーザの政治的考え方とは逆のニュースも適度に混ぜて配信する（ポリティカル・バランシング・アルゴリズム）という実験的な試みを始めています。ニュース配信の企業がこのような挑戦的な試みをする背景には、ユーザが求めている情報だけではなく、多様なニュース体験を届けるというスマートニュースの理念があります。

ニュースを「偏食」する私たちの傾向やフィルターバブルの影響を緩和する情報技術の研究と開発は必要不可欠です。

**まとめ**

## フェイクニュースの温床を理解する

ソーシャルメディアにおいてエコーチェンバーとフィルターバブルは共働し、私たちが生まれつきもつ認知バイアスや社会的影響の効果を増幅してしまいます。エコーチェンバーは似た者どうしがつながることによって（似ていない他者とのつながりを断つことによって）、フィルターバブルはアルゴリズムがあなた好みの情報を選択することによって、自分にとって興味関心のある情報のみが届く居心地のよい情報環境をつくり出します。

居心地のよい環境ということは、裏を返せば、自分とは違う意見がシステム的に隠蔽された閉じた情報環境だということでもあります。多様な人々に会い、多様な情報に触れるためにはそこから一歩出る必要がありますが、居心地がよいので好んでその環境から出ようとはしないでしょう。

このような「タコツボ化」した情報環境は、人間が本能的に好む刺激の強い情報や認知バイアスに合致した情報が流通しやすく、そこにはニュースのふりをした偽情報も紛れ込む可能性が少なくありません。いったん紛れ込んでしまえば、嘘やデマは「ワンクリック」でどんどん拡散され、この情報環境は偽ニュースの温床になるのです。

情報化社会において、ソーシャルメディアはなくてはならない生活基盤の一つです。見たいものしか見えない情報環境ができあがる原因は、人間の認知特性とソーシャルメディアの相互作用にあることを正しく理解したうえで、私たちはソーシャルメディアと上手に付き合っていかなければなりません。

# 第4章

# 無限の情報、有限の認知

この章では、情報の大量生産に関わるデジタルテクノロジーや情報過多が引き起こす問題、情報を受け取る人間の認知限界について見ていきます。そして、これらの相乗効果によって、虚偽情報がより拡散されやすい状況になることを説明します。

## 一　情報過多世界

### 情報オーバーロードとは

人間社会は狩猟社会（五〇〇万年前）、農耕社会（一万五〇〇〇年前）、工業社会（一八世紀）と生産技術を高めながら発展し、現在は情報化社会と言われています。情報が物理的資源と同等の価値をもち、情報を中心として機能する社会です。

情報化社会ではコンピュータやインターネットなどのテクノロジーの進歩とともに、情報の生産量はかつてないほど飛躍的に増大しています。最初のウェブサイトがつくられたのは一九九一年で、まだ一部の限られたユーザだけが情報発信できる時代でした。二〇〇〇年代になるとブログやSNS、動画共有サイトやメッセージングアプリなどが普及し、パソコンやスマートフォンをもったユーザの一人ひとりがニュースソースかつメディアになりました。現在、ツイッターでは一日に五億以上の投稿があり[1]、フェイスブックでは一日に四七億五〇〇〇万件の投稿が共有されています[2]。

さらに近年は、ＩｏＴ（モノのインターネット）やクラウドサービス（インターネット経由で利用する形態のサービス）の発達によって、人間だけでなくあらゆるモノが情報を発信するようになりました。ＥＭＣコーポレーション（当時）の協賛でＩＤＣ（International Data Corporation）が実施した調査によると、全世界的に生み出されるデジタルデータの量は、二〇二〇年には四四ゼタバイトに達すると予想されています[3]。ゼタバイトは二一個ものゼロがつく数です。これまでに人類が経験したことのないような「超データ社会」に突入しようとしています。

情報は増加の一途をたどっているという事実があるのに対して、私たちの記憶容量や認知能力は依然として有限のままです。このように情報が溢れかえった世界では、「情報オーバーロード（Information Overload）」の問題が生じてきます（「情報洪水」とも呼ばれます）。情報オーバーロードとは、情報過多によって入力が人間の認知的に処理できる許容量を超えてしまい、物事を正しく判断して適切な意思決定をすることが著しく困難になることです。これは、作家で未来学者のアルビン・トフラーの『未来の衝撃』（実業之日本社）で有名になった概念です。

ピュー・リサーチセンターが二〇一六年に発表した調査結果によると、一八歳以上の米国人一五二〇人のアンケート回答者のうち二七パーセントが情報オーバーロードを感じると答えています[4]。そして、情報機器をあまりもたない人、貧しい人、学歴の低い人、年配の人ほどそう答える傾向が高いという傾向も出ています。

ほぼリアルタイムで更新されるニュース、絶えずやってくる電子メールやチャットのメッセージ、フェイスブックやツイッターなどのSNSの通知、こうした大量の情報を管理できない状況に陥ることで情報オーバーロードが発生します。このような状況下では、不正確な情報や誤った情報などが紛れ込んでも適切に対処できないという事態が容易に起こります。

そうなると、低品質な情報を除去したり、高品質な情報を推薦したりするパーソナライゼーション技術が必要になり、結果としてフィルターバブルの問題が出てきます（第3章）。また、あまりにたくさんの情報や選択肢があると、認知バイアスが悪さをして都合のよい情報だけをつまみ食いしたり（第2章）、友人の意見を過度に頼りにしたりするようになるのでエコーチェンバーが生じやすくなります（第3章）。情報洪水に押し流されそうになっている私たちには、偽ニュースがつけ入る隙が生じてしまいます。

## プラットフォームの功罪

インターネット技術の上に成り立つ情報生態系は、プラットフォームが情報流通の要になっていますが、「偽ニュースを拡散する装置」などと揶揄される現状は健全とは言えません。

ソーシャルメディアでは情報の質そのものよりも、クリック数やシェア数などの広告収入につながるものを高く評価する仕組みになっています。こうした仕組みは人々の認知バイアスを巧みに利用し、結果的に誤解や対立もしくはその両方を生み出しています。そして、パーソナライゼーション技術を駆使して人物像を特定し、ますますプラットフォームに依存する状況をつくり上げています。アルゴリズムによって最適化された世界は、意図的な操作や政治的プロパガンダ、ターゲティングに対して脆弱です。

ソーシャルメディアが偽ニュースの温床になっているという批判を受けて、プラットフォーム側は何の対策も講じなかったわけではありません。例えば、フェイスブック社はポリティファクトやスノープスなどのファクトチェック機関と協力して、真偽がはっきりしない情報に警告マークを表示する対策を二〇一六年一二月から実験的に開始しました。しかしその一年後、効果が限定的、場合によっては逆効果になるという理由でこれを取りやめました。ツイッター社は偽ニュース対策の一環として、テロを称賛するなど利用規約に違反した不正アカウントを削除する対策をしています。二〇一八年一月以降、フェイスブック社とツイッター社が削除した不正アカウントは計七億件だと報じられています（二〇一八年八月時点）。しかし、不正アカウントの作成と削除はいたちごっこの状態なので効果は限定的です。また、フェイスブック社もツイッター社も、新規アカウントの作成やデータを取得するためのＡＰＩ（Application Programming Interface

の略で、コンピュータプログラムからソフトウェアを操作するためのインターフェイス）に厳しい制限を設ける対策も始めています。

アルゴリズムで偽ニュースや不正アカウントを検出する、捏造や扇情的でない記事を優先的に表示するなど、プラットフォーム側の技術的取り組みは今後も継続する必要があります。しかし、そもそも、「ユーザは個人情報を差し出し、プラットフォームはターゲティング広告で儲ける」というビジネスモデルが、個人情報の取り扱い方の問題も含め、情報生態系の持続的発展に利するのかどうかを考え直す時期にきているのではないでしょうか。

## 人と対話するボット

インターネットを流れる情報は、人間だけでなく、「ボット（Bot）」によるものが少なくありません。ボットとは「ソフトウェア・ロボット（Software Robot）」の略称で、一連の作業を自動で行うコンピュータプログラムのことです。ディスティル・ネットワーク社の調査によると、二〇一七年のインターネットのトラフィックのうち四二パーセントがボットによるもので、そのうちの二二パーセントが悪いボットからのものでした。[5]

ボットの中でもメッセージを一方向的に自動送信するのではなく、ユーザからのメッセージに対して応答し、人間とやりとりすることができるものを「チャットボット

(Chat Bot)」といいます。

チャットボットの元祖は、一九六六年にマサチューセッツ工科大学のジョセフ・ワイゼンバウムが開発した「イライザ（ELIZA）」です。イライザは、ユーザが入力した「落ち込んでいます」などのメッセージに対して、「いつごろから落ち込んでいますか？」などのセラピストのような応答をすることができました。ただし、簡単なパターン照合の技術がベースになっているため、人間とのやりとりはかなり限定されたものでした。

その後、ウェブの登場やＡＩの発展とともにチャットボットは進化し、イライザよりもはるかに高度な「知性」をもつようなチャットボットが登場しました。

マイクロソフトが開発した「テイ（Tay)」は米国人の一九歳の女性というキャラクター設定のチャットボットで、ツイッターなどのプラットフォームを通じて対話ができ、そのやりとりから学習できるという高度なものです。テイは二〇一六年三月二三日に登場し、大きな注目を集めましたが、一部のユーザらによって差別的発言などを意図的に教えこまれ、「ヒトラーは悪いことは何もしていない」などの不適切な投稿をするようになり、現在は停止されています。

日本マイクロソフトが開発したチャットボットの「りんな」は、女子高校生というキャラクター設定で、ラインやツイッター上で話の流れに基づいて自然な会話をすることができます。二〇一五年七月三一日にラインのサービスとして登場し、その後の二〇一七年一二月にツイッターのサービスになりました。りんなは、検索エンジンの「ビング(Bing)」から収集されたビッグデータと機械学習を用いて会話エンジンがつくられています。今のところ大きな問題には巻き込まれておらず、ユーザは節度をもってりんなとの対話を楽しんでいるようです。

これらのチャットボットは、アマゾンの「アレクサ(Alexa)」やアップルの「シリ(Siri)」などのAI音声アシスタントのように質問に対して正確に回答するというよりも、できるだけ人と長くコミュニケーションを続ける技術の方向に位置づけられています。ボットが人と自然なかたちで長時間やり取りできるかどうかということは、次に紹介するチューリング・テストと関係します。

## 知能テストをパスするAI

「チューリング・テスト(Turing Test)」とは、コンピュータの父とも呼ばれるアラン・チューリングによって考案された、機械が知的かどうかを判定するためのテストです。[6]

例えば、二台のディスプレイの前に判定者がいて、一台のディスプレイには人間が回答をし、もう一台はコンピュータが回答するようになっているとします(図4-1)。もちろん、判定者はどちらが人間でどちらがコンピュータかは知りません。この状態で、

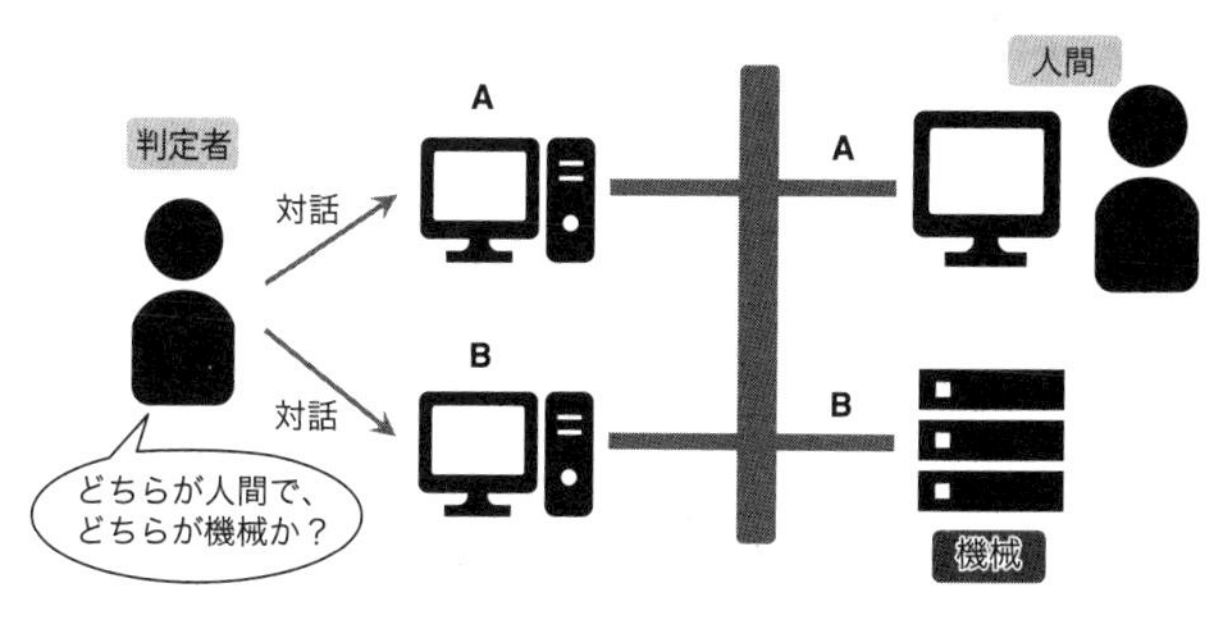


図4-1　チューリング・テストの概念図

判定者はさまざまな質問をしながら、どちらが人間でどちらがコンピュータなのかを判定します。もし、判定者が人間とコンピュータの区別がつかない場合、このコンピュータには知能があるという結論に達します。

　現在のチャットボットは、このチューリング・テストをクリアするレベルにまで進歩しています。チューリング没後六〇周年に当たる二〇一四年六月八日に、レディング大学でチューリング・テストの大会が開かれました。テストは五分間のテキストチャット形式で行われ、質問はあらかじめ用意されたものではなく、審査員は自由に質問したり会話したりすることができました。この大会で、ウクライナ在住の一三歳の少年ユージーン・グーツマンという設定のコンピュータプログラムが、五分間のテストで人間の審判の三三パーセントを欺き、史上初めてチューリング・テストに合格しました。ユージーン・グーツマンは、ウクライナ人のユージーン・デムチェンコらが構築したコンピュータプログラムで、チューリング・テストのイベントに何度も参加して改良が重ねられたものでした。

ただし、未来学者のレイ・カーツワイルなどの専門家は、ユージーンが会話をまったく追従していなかったり、自分が理解できない質問に対してユーモアで返したりなど、知的であることよりは会話を継続することに特化しているという理由で、チューリング・テストに合格したとする結論に反論しています。

賛否両論あるものの、チャットボットが人間を欺くほど自然な対話ができる時代に突入したことは注目に値します。機械が真に知的かどうかを判定するのは難しいとしても、人らしい振る舞いは案外簡単につくれてしまうということです。フェイクを生み出すツールがまた一つ進化したのです。

ソーシャルボット

ボットの中でもソーシャルメディアで活動するものを「ソーシャルボット（Social Bot）」といいます。[7] 決まりきった自動投稿をする単純なものもあれば、チャットボットのようにユーザの投稿に応答するものもあります。そして、ソーシャルボットは建設的な目的のためだけでなく、破壊的な目的のためにも使われます。例えば、地震が発生するといち早く震度や震源地を自動で知らせてくれるボットは有用ですが、デマやヘイトスピーチ（憎悪的な発言）を拡散し、扇動的な投稿を繰り返すボットは悪質です。

どのような目的であれ、ソーシャルボットを使えば一度に多量のメッセージを拡散させることができ、盛り上がっているような状況を擬似的につくり上げることができます。また、パーソナライゼーションの技術と組み合わせれば、特定のユーザに絞ってメッセージを届けることも可能になります。

ソーシャルボットが、特定の候補者を支持するメッセージを自動投稿したり、逆に特定の候補者を陥れるような嘘やデマを拡散したりし、投票行動を操作しようとする動きは、二〇一六年から二〇一七年にかけて行われた欧米の選挙戦中に数多く見られました。

オックスフォード大学インターネット研究所のフィリップ・ハワードらの調査によると、二〇一六年の米大統領選挙において、トランプ候補を支持するツイートの二三パーセント、クリントン候補を支持するツイートの一四パーセントが、ソーシャルボットによる自動的な投稿だったことがわかっています。投票日の翌日には急激にボットからの自動投稿が減少したことや、アリゾナ州やミシガン州などの激選区と呼ばれる地域で、デマの拡散にボットが利用されていたこともわかっています。また、南カリフォルニア大学のエミリオ・フェラーラらの研究によると、発見したソーシャルボットの約七五パーセントはトランプ候補を支持していて、ボットの投稿は人間による投稿と同程度にリツイートされていたことがわかっています。

英国のEU離脱に関する国民投票の際も、離脱派と残留派のそれぞれのツイートの約一五パーセントがソーシャルボットからの投稿だったことがわかっています。この事実は、政治的介入の意図のもとにソーシャルボットが活用されていたことを示唆しています。また、二〇一八年九月に総選挙を控えていたスウェーデンでも、反移民を掲げるスウェーデン民主党を支持する投稿をするソーシャルボットが急増したことを、同国の国防調査局が明らかにしています。

陰謀論をばらまくのにソーシャルボットが利用されるケースも多々あります。米国では、「子供への予防接種が自閉症の症状を引き起こす」というワクチン陰謀論が根強く残っていて、SNS上でもしばしば論争になります。もちろん、科学的にはこのような事実はありません。カリフォルニア州では二〇一四年に、学校へ通う子供へワクチンを打つことを義務化する法案（SB277）が施行されました。この法案では、個人的あるいは宗教的な理由によってもワクチンの接種が免除されないため、ワクチン陰謀論を信じる人を含め、多くの人がこの法案に反対しました。

口絵⑤は、この法案に関するハッシュタグ「#SB277」がツイッター上をどのように拡散したかをインディアナ大学の研究グループが、ボットらしさを測定するツール「ボット・メーター（Botometer）」の結果を使って可視化したものです（コラム7を参照）。ハッシュタグとは、投稿内容に付加するラベルのようなもので、FIFAワールドカップの試合に関する投稿をする場合は「#WorldCup」、地震に関する最新情報であれば「#地震速報」などを使い、情報の発信や共有を行います。この図を見ると、ワクチン接種法案SB277に関する大量のツイートが、ソーシャルボットによって拡散されていることがわかります。

ソーシャルボットによる偽の投稿やリアクションであっても、数が多いと人々の注意を引きつけるようになります。そのあとは、エコーチェンバーやフィルターバブルの影響を受けて、ニュースの正確さとは無関係に偽ニュースは拡散されてしまいます。

## フェイクを創造するAI

「深層学習（Deep Learning）」と呼ばれる生物の神経ネットワークの挙動から着想を得た機械学習の方法が発展して、さまざまな実問題に応用されるようになり、AIは新時代を迎えています。それにともない、最新のAIを悪用したフェイク画像・音声・動画がインターネット上で出回るといった事態も生じています。

深層学習が広く注目されるようになったきっかけの一つは、グーグルのXラボが二〇一二年に猫を認識するAIの作成に成功した論文、俗に言う「キャット・ペーパー」を発表したことです。[8] ユーチューブから無作為に抽出した一〇〇〇万枚の猫の画像をコンピュータに見せ続けた結果、人間に教えられなくても（正解データがなくても）深層学習によって猫の特徴を学習し、まだ見たことのない画像に対しても猫かどうかを識別できるようになりました。この論文は世界中のＡＩの研究者や開発者に衝撃を与えました。

その後、「グーグルの猫」に続けとばかりに、さまざまなＡＩが登場しました。二〇一四年にグーグルに買収されたＡＩ企業のディープマインドは、「アルファ碁（AlphaGo）」というＡＩを開発し、二〇一六年に人間のプロ囲碁棋士相手にハンディキャップなしで初めて勝利しました。[9] その後もアルファ碁の後継のＡＩは、これまで常識にない手を数々打ち出し、プロ囲碁棋士を次々と破りました。日本では、二〇一七年に将棋ＡＩ「ポナンザ（PONANZA）」が佐藤天彦名人を打ち破っています。

画像検索や音声認識など、いろいろな場面で威力を発揮するようになった深層学習ですが、最近ではフェイク画像やフェイク動画を作成することにも利用されています。例えば、「ディープフェイク（Deepfake）」と呼ばれる動画は、登場人物の顔や姿を無関係な第三者のものを合成して作成したものです。深層学習の技術を用いると、有名人の写真から目鼻立ちや背景、色などの情報を取得して、新しい映像を作成することができます。

現在問題になっているのは、この技術を用いて有名人や一般人の顔をポルノ動画に合成するという行為です。インターネット掲示板のレディットでは、別れた恋人の顔を合成したポルノムービーを作成して友人たちと共有したり、それを拡散したりするリベンジポルノの問題が生じています。このような状況が続けば、ディープフェイクによるフェイク・ポルノを用いた脅迫事件が発生する可能性があり、第二、第三のピザゲート事件にまで発展しかねません。

ワシントン大学の研究グループは、ＡＩを使って合成したバラク・オバマ（前米国大統領）のフェイク動画を公開しました。ウェブ上に存在する彼の膨大な映像をＡＩに学習させ、もはや本物との区別がつかないぐらい精巧な口元の動きを実現しています。このような技術を応用すれば、より高度な偽ニュースを作成することもできてしまいます。

デジタルテクノロジーの進化によって、私たちは驚くほど強力な表現手段を得ましたが、それは諸刃の剣です。事実と虚偽の境界をどんどん曖昧にしてしまいます。

## コラム7　ボットらしさの測定

ツイッターのアクティブ・ユーザは全世界に三億三〇〇〇万人います（二〇一九年六月時点）。南カリフォルニア大学の研究グループの二〇一七年三月の調査によると、そのうち約四八〇〇万（約一四パーセント）はボットだと推定されています。

ソーシャルメディアでの情報のやりとりにおいて、ボットは決して無視できない存在です。

インディアナ大学のフィリッポ・メンツァーらのグループは、「ボット・メーター（Botometer）」という「ボットらしさ」を数値化するシステムを開発しています（当初、「ボット・オア・ノット（BotOrNot）」という名称で開発されていましたが、この名称がすでに商標登録されていたため、ボット・メーターに改名されました）。二〇一八年五月にはボット・メーターが全面的にアップデートされました。ボット・メーターのボットスコアは0から5の値をとり、この値が高いほどボットらしいということを表します。

ボット・メーターは、ツイッターのアカウントをもっている人ならば誰で

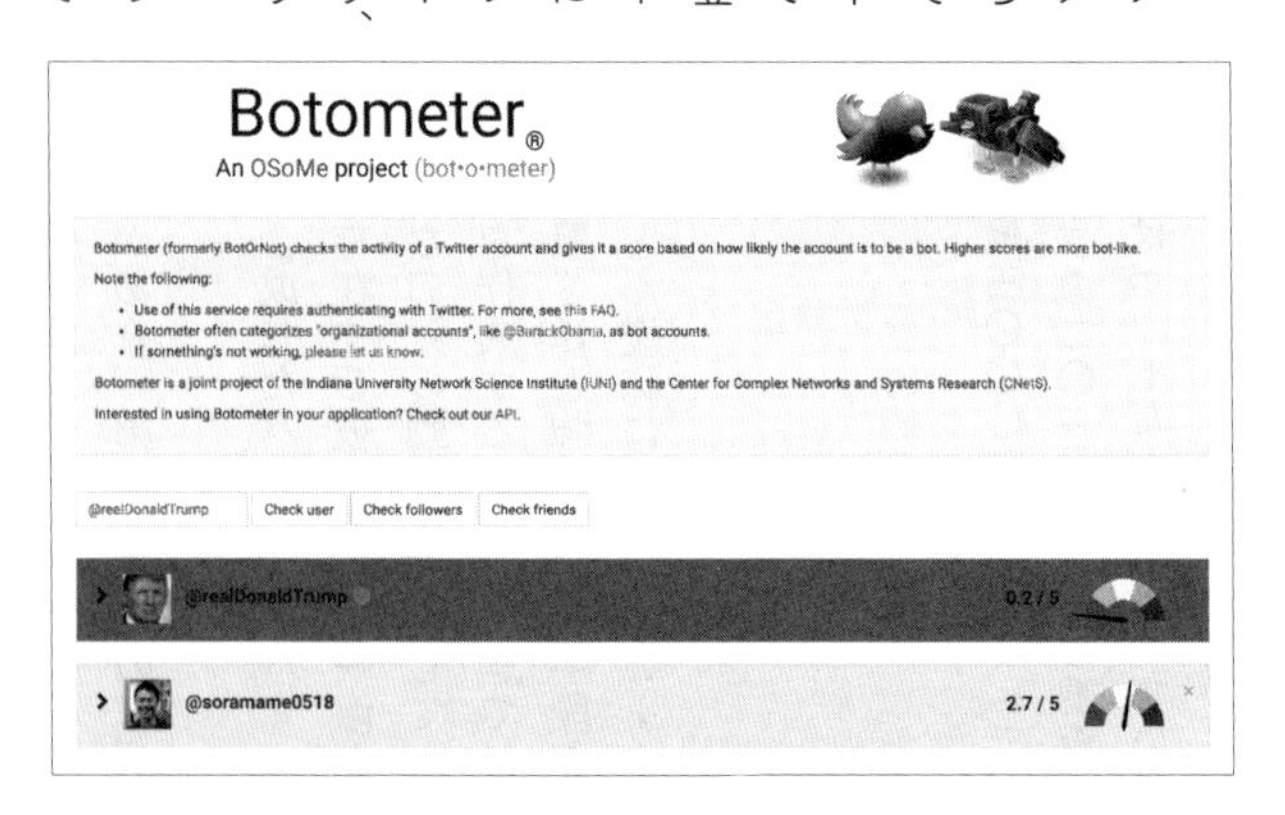


図 4-2　ボット・メーター
Botmeter（https://botometer.iuni.iu.edu/）より許可を得て転載。

も利用することができます。調べたいアカウントを「@ScreenName」に入力して「Check user」のボタンを押し少し待つと、ボットスコアを測定して表示します。結果をクリックするとさらに詳細な情報を見ることができます。

しばしば過激な発言で物議を醸しているトランプ大統領のアカウント（@realDonaldTrump）をボットメーターで計測してみると、ボットスコアは０・２と出ました（図４－２）。どうやらボットではないことが確認できます（二〇二一年一月八日にトランプ大統領の個人アカウントは永久凍結されました）。一方、私のツイッターのアカウント（@sorамame0518）の計測結果を見ると、研究に関する情報ばかりを投稿しているからでしょうか、ボットスコアが２・７と高めに出ています（もちろん、私はボットではありません）。

ツイッターで怪しいアカウントを見つけたら、ボット・メーターを試してみるのは一つの手です。ただし、ボットスコアが常に正しいわけではないので、あくまでも判断材料の一つとして下さい。

## 二　希少資源としての注意力

### アテンション・エコノミーとは

この本の執筆中にも、メールの着信音やSNSのアップデート通知がきて、ついつい仕事のメールがきてないかをチェックしたり、何か面白いニュースはないかとツイッターやフェイスブックの画面を開いたりしてしまいます。

情報化社会に生きる私たちは、膨大な量の情報をほぼリアルタイムで入手できることと引き換えに、「アテンション（注意力）」を失っているという現状があります。アテンションという言葉が抽象的でわかりづらければ、「一つのことに集中する時間」と考えてもよいでしょう。たとえ世界に無限の情報があったとしても、それらにアクセスする手段があったとしても、それらの情報に十分な量の注意を向けることができなければ、知識を得ることも、それに基づいて正しく判断し、行動することもできません。

ノーベル経済学賞を受賞したハーバート・サイモンは、「情報の豊かさは注意の貧困を生みだす」という言葉を残し、現在のような情報過多世界におけるアテンションの問題に早くから警鐘を鳴らしました。[10]

情報過多世界においては、人間のアテンションこそが希少資源であり、アテンションがお金の代わりに流通するようになるという考え方が「アテンション・エコノミー（注意の経済）」です。これは社会学者のマイケル・ゴールドハーバーが一九九七年に提唱した考え方です。

これを偽ニュースの文脈に当てはめると、情報の内容はともかく、注目されるかどうかが影響するのです。この理屈でいけば、人々の注意を引くものであれば嘘でもデマでもいいということになります。これが、情報過多と有限の認知の相乗効果が生み出す負の効果で、偽ニュースが拡散する一因になっていると考えられます。

近年は、アテンション・エコノミーの概念をうまく取り入れたSNSも開発されつつあります。そこでは、SNSに投稿した記事がどれだけ注目されたかを評定して、それに応じて仮想通貨を支払うという仕組みが考えられています。現在のソーシャルメディアのビジネスモデルを見直すという意味では興味深い方向性です。

## フェイクニュースというミーム

ここまでは人間を中心として、偽ニュースが拡散する現象を見てきました。ここからは図と地を反転して、偽ニュースの側からこの現象を見てきます。つまり、偽ニュースを「ミーム（meme）」として捉え、デジタルテクノロジーでつながりあった人々にどのように感染するのか、という視点で考えます。

ミームとは、人から人へ（脳から脳へ）と伝達され、コピーされる文化の情報単位のことです。「文化的遺伝子」とも呼ばれ、一九七六年に進化生物学者のリチャード・ドーキンスが著書『利己的な遺伝子』の中で提案した概念です。[11] ミームという名称は模倣を意味する「mimeme」というギリシャ語に由来します。アイデアや意見、テレビや新聞のニュース、流行歌、ファッション、ツイート、ユーチューブの動画など、人々に共有される文化的要素はすべてミームと考えることができます。

ミームは『オックスフォード英語辞典』にも掲載されている用語ではありますが、科学的概念としてミームは存在するかなど、実証的科学としてのミーム論には未だに論争があります。しかし、本書ではそこには深入りせず、便宜的に嘘やデマをミームと捉えることで、偽ニュースの拡散現象の理解が深まることを示します。

偽ニュースはインターネットを介して人々に感染し、遺伝子のように進化していく情報の複製子で、社会的なつながりを介して情報生態系を流通します。そういう見方をすると、偽ニュースというミームには、次のような性質があると予想できます。

- ニュースに擬態していて感染力がある
- ウェブやSNSのプラットフォームを通じて人から人に大量に感染する
- ウェブやSNSのプラットフォーム上で、コピーされたり（シェアやリツイート）、

変異したりしながら複製される（編集やコメントつきの共有）

文化の自己複製子としてのミームは、生物の自己複製子である遺伝子とのアナロジー（類推）から生まれた概念ですが、これは単なる比喩ではなく、このように考えることによって、偽ニュースの拡散現象を定量的に捉えることができるようになります。この考え方は、この後の二つの話を読み解くうえで重要です。

### アテンションをめぐるミームの競争

情報で溢れかえっているインターネットの空間では、ニュースなどのミームがアテンション・エコノミーの原理に従って、人々のアテンション（注意力）という資源をめぐる競争を始めます。つまり、あるミームは人々の目に留まりどんどん拡散されて勝ち残り、そうでないものは誰の目に留まることもなく情報生態系から消え去っていきます。その原理は偽ニュースにも当てはまります。

このようなアテンション（注意力）をめぐるミームの競争がソーシャルメディアで実際に生じ、その性質が簡単な仕組みで説明できることを、インディアナ大学の研究グループが明らかにしました。[12] 同研究グループは、ツイッターで使用される「ハッシュタグ」をミームとみなしました。これらのミーム（ハッシュタグ）は、多くの人が使った

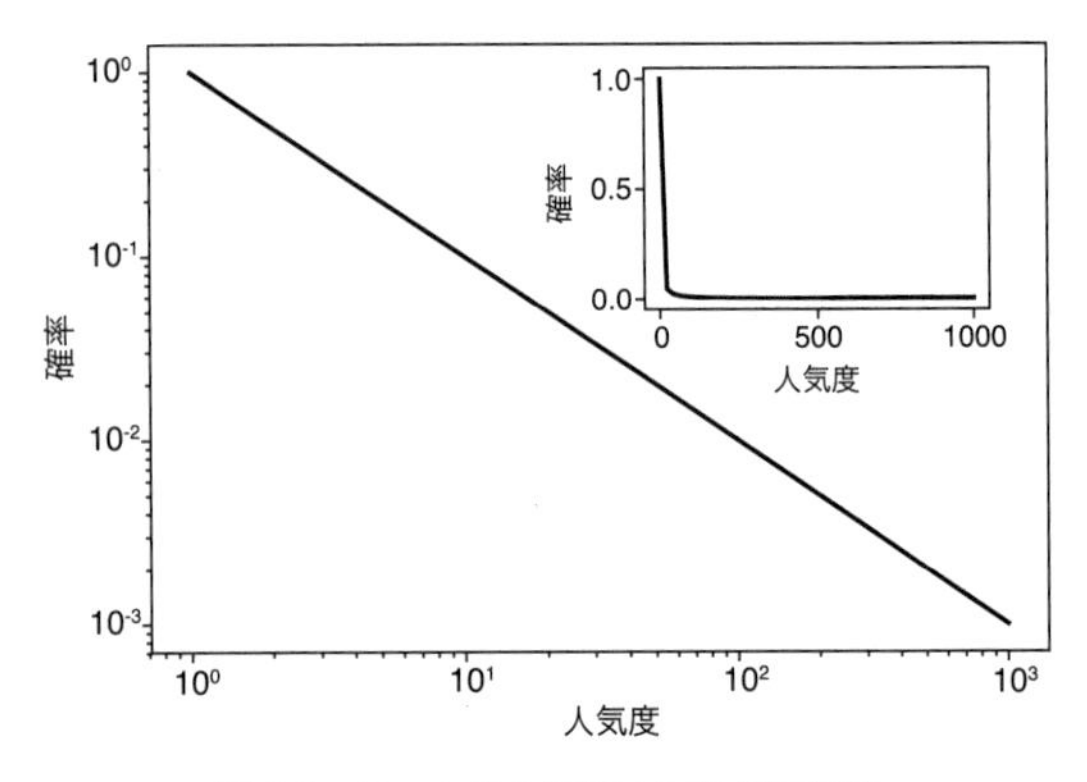


図 4-3　ミームの人気度の分布（概略図）
両対数グラフによる表示（大）と通常の表示（小）。数回しか共有されないミームがほとんどなのに対して、1000 回近く共有されるミームも少数ではあるが存在する。文献 12 を参考に作成。

り共有したりすることでニュースフィードやタイムラインを占拠し、注意を引きつけ、人から人へと伝播します。

同研究グループは、ツイッターから収集した約一億二〇〇〇万の投稿に含まれるハッシュタグ（ミーム）を対象として、それらのハッシュタグがどのぐらいリツイートされたのか（人気度）、ツイッター上にどのぐらいの期間登場し続けたのか（寿命）などを調べました。

その結果、ハッシュタグの人気度や寿命は、「裾の重い分布（ヘビーテール分布）」という特徴的な分布になることがわかりました（図４－３）。具体的には、ほとんどのミームは一、二回しか共有されないが、一〇〇〇回近く共有されるミームもいることや、ほとんどのミームが短寿命なのに対して、少数ではあるが桁外れに長寿命のミームがいることがわかりました。また、一日単位、一週間単位、一カ月単位と時間スケールを変えてみても同様の結果が得られました。

同研究グループは、このミーム（ハッシュタグ）の分布の特徴が生じる仕組みを調べるために、ミームの拡散に関する計算モデルを構築しました（図４‐４）。基本的な設定は、第3章で説明した計算モデルと同じです（図3‐3も参照）。しかし、次の点が異なっています。

- ユーザは意見や許容範囲はもたない（ここで注目している現象には関係ないため）。
- ユーザはニュースフィードに加え、有限の記憶力をもっている。ニュースフィードには友人からのハッシュタグつきの投稿が表示され、ユーザは投稿に使用したハッシュタグを一定個数だけ記憶する。
- ユーザは、ニュースフィードまたは自分の記憶からハッシュタグをいくつか選び、それらを使って投稿をする。あるいは、ニュースフィードで見たハッシュタグからどれかを共有する。
- ユーザの社会的ネットワーク（フォロー関係）は、ツイッターのデータ分析から得られた実際の社会的ネットワークと同じ構造を使う（フォローやアンフォローはしな

SNS を確認

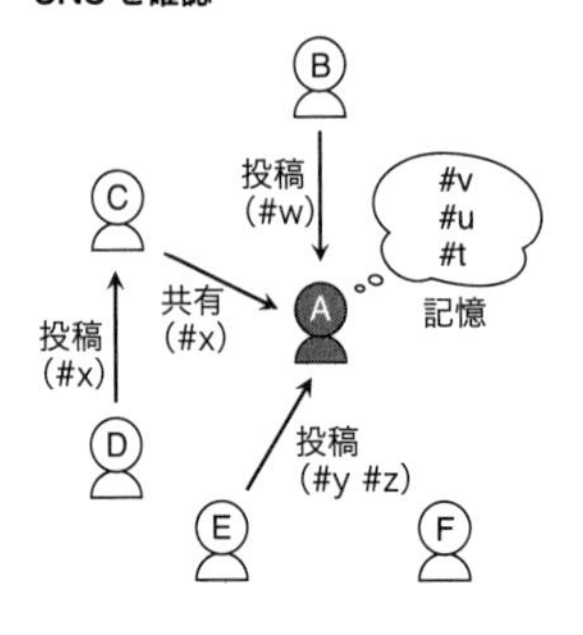


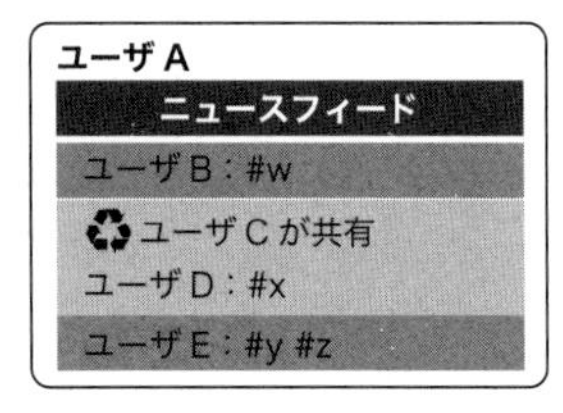


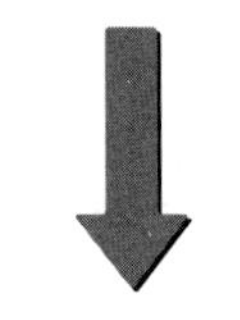

その後 SNS に投稿

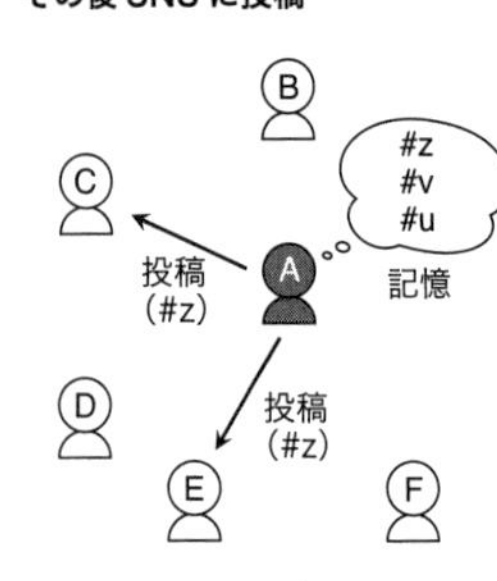


図 4-4　ミーム拡散の計算モデルの模式図
この例では、ユーザAはハッシュタグ #t、#u、#v を使用したことがあり、それらを記憶している。ユーザAはBを一方向的にフォローし、CとEとは相互にフォローしているとする（Fはフォローしていない）。ユーザAはB、C、Eから情報を受け取り、それらがニュースフィードに表示される。ユーザAはSNSを確認し、ニュースフィードまたは記憶の中からハッシュタグを選び（または、新しいハッシュタグをつくり）、それを使ってSNSに投稿する。投稿した情報はフォロワーのCとEのニュースフィードに表示される。この例では、ユーザAは #z を選び、それを使って投稿する。ユーザAは #z を使ったことを記憶し、#t を使ったことを忘れる（有限の記憶力）。全ユーザが同様の過程を繰り返すことで、ミーム（ハッシュタグ）の拡散が再現される。文献12を参考に作成。

い)。

このようにして、有限の注意力をもつユーザ（つまり、有限個のミームしか覚えられないユーザ）をモデル化し、実際のツイッターの社会的ネットワークの構造を使って、先述の結果を再現できるかを検証しました。

この計算モデルをコンピュータシミュレーションした結果、ツイッターで見られたミーム（ハッシュタグ）の分布の特徴を再現することができました。つまり、ミームに内容的な優劣を仮定しなくても、有限の認知と社会的ネットワークの構造を仮定すると、ツイッター上を拡散するミームの重要な特徴を再現できるのです。

この計算モデルの教訓は、「注意の有限性」があれば、あるミームは他のものよりもSNS上でより拡散されるという現象が自然に生じるということです。この競争に勝ち残るミームは、必ずしもその内容の良し悪しとは関係はありません（この計算モデルにはミームの質に相当するものはありません）。したがって、偽ニュースの拡散は特別な現象というわけではなく、注意の有限性と社会的ネットワークによって自然発生することがあるのです。

### 低品質なニュースでもバズる

先ほどの計算モデルでは、情報拡散におけるミームの「質」は考えていませんでした。常識的に考えれば、高品質のミームは価値がありますので、低品質のミームよりもバズる、つまり、たくさん注目を浴びて共有されると考えられます。しかし実際には、嘘やデマなど低品質のミームがインターネット上でたくさん拡散されることをこれまで見てきました。これはどのような仕組みによるものなのでしょうか。

ノースウェスタン大学とインディアナ大学の共同研究グループは、低品質のミームでもオンライン上を拡散することを、先ほどの計算モデルを簡素化したモデルを使って示しました[13]（図4－4も参照）。この計算モデルで着目したのが、情報過多と有限の注意力の相乗効果です。基本的な設定は先ほどの計算モデルと同じですが、次の点が違います。

- ●ミーム（ハッシュタグ）には質の良し悪しがあり（数値で表現される）、高品質のミームのほうがユーザに選ばれる確率が高い（この計算モデルの特徴的な仮定）。
- ●ユーザはニュースフィードをもつ。簡素化のため、記憶力の仕組みはなし。
- ●ユーザはニュースフィードのミームを全部見ず、最新のものから有限個だけを見る（有限の注意力）。

- ユーザはある確率で新しいミームをSNSに投稿し、それ以外はニュースフィード上の投稿のどれかを共有する。
- ユーザのフォロー関係は、ツイッターの社会的ネットワークに似せた構造を使う（フォローやアンフォローはしない）。

例えば、ユーザが最新二件の投稿を見て、一〇回中九回は新しいミームを投稿しているような状況と、最新一〇件の投稿を見て、一〇回に一回だけ新しいミームを投稿しているような状況を比較すると、前者は後者よりもユーザの注意力が不足し、かつ情報過多の程度が大きい世界をモデル化していることになります。

この計算モデルを用いてコンピュータシミュレーションをした結果、興味深い結果が得られました。予想通り、情報過多でなくユーザの注意力が十分ある場合は、質の高いミームほどそれが共有される度合い（人気度）が高くなりました。しかし、情報過多の度合いを大きくしていくと、ミームの質とそれが共有される度合いの相関がなくなりました。また、ユーザの注意力を小さくすると、やはりミームの質とそれが共有される度合いの相関がなくなりました。したがって、情報過多でユーザの注意力が不足している世界では、低品質なミームであっても拡散されることがあるのです。

さらに、同研究グループは、フェイスブックのビッグデータと計算モデルの結果を比較し、「質が高いから共有されるミームと、質が低くても拡散されるミームは、統計的に見分けがつかない」ことを示しました。（その後、当該論文の図4dと図5に計算間違いが発見され、論文が取り下げられました。「情報過多と有限の認知の相乗効果によって質が低くても拡散されるミームがある」という理論的予測が間違っているわけではありませんが、それだけではフェイスブックのデータから得られる分布を再現するには不十分だったということが明らかになりました。）

この計算モデルが教えてくれることは、インターネット上に出回っている偽ニュースは、たまたま目についたニュースが共有され、内容の良し悪しとは関係なく拡散しているものが少なくないということです。情報過多のせいでみんなが注意力散漫になっている世界では、特別なことを仮定しなくても偽ニュースの拡散が自然発生するのです。

## まとめ　注意力の隙をつくフェイクニュース

この章では、情報過多や有限の認知によって、偽ニュースが拡散しやすい状態ができてしまうことを見てきました。

無尽蔵に増え続ける情報量に対して、私たちの注意力という認知的資源は相変わらず有限なままです。扇情的なニュースや憎悪に満ちた投稿など、これらの「尖ったミーム」は情報過多と注意不足の隙をついて侵入してきます。そして、オンライン上の似た者どうしのつながりを介して複製され、拡散していくのです。

溢れる情報量とSNSの即時性が、第2章で説明した認知バイアスのうち「情報過多タイプ」や「意味不足タイプ」だけでなく、「時間不足タイプ」や「記憶容量不足タイプ」にも悪影響を及ぼしていることが深く関係しています（表2-1を参照）。

また、現実を修正したり拡張したりすることを可能にするテクノロジーの進歩は著しく、誰もが何らかの事態を事実であるかのように捏造できるレベルにまで達しつつあります。チャットボットのように容易に人間になりすましたり、ディープフェイクのように真偽の見分けがつかない動画を捏造することが可能になったりして、偽ニュースのさらなる高度化は必至です。ボットやAIを悪用した虚偽情報によるサイバー工作や国家主導の「荒らし」は、民主主義の根幹を脅かす脅威となりつつあります。

しかし、悲観することばかりではありません。偽ニュースが引き起こした混乱から私たちは学び、有効な方策や技術を生み出すことができるはずです。それが次章のテーマです。

# 第5章

# フェイクニュースの処方箋

この章では、フェイクニュース対策の現状について概観します。そこから、巧妙化する偽ニュースに対して私たち一人ひとりが気をつけるべきこと、メディアやジャーナリズムが取り組むべきこと、企業や国が着手すべきことなど、偽ニュースの処方箋が見えてきます。

## 一　偽ニュースを見抜くスキル

### メディアリテラシーとは

フェイクニュースの問題が深刻化するにつれて、これまで以上に重要視されるようになったのがリテラシー教育です。リテラシーはもともと「読み書き能力」を意味する言葉でしたが、現在は「特定分野の知識の活用能力」という意味で使われています。

さまざまなリテラシーの中でも偽ニュースを見抜くために重要なのが「メディアリテラシー」です。メディアリテラシーとは、新聞やテレビやインターネットなどのメディアから得られる情報の読解力のことです。フェイクニュースの文脈でいうと、インターネットの情報を鵜呑(うの)みにせず、嘘を見破るための自衛のスキルです。

メディアリテラシーは単独のスキルというよりは、メディアに対する知識、クリティカルシンキング（物事を批判的に分析して最適な判断をする能力）、デジタルリテラシー（デジタルツールを使いこなす能力）などからなる複合的なスキルです。スキルとはトレーニングによって身につくものですから、普段からこれらを意識して訓練する必要があります。

実際に、メディアリテラシーが高い人ほど偽ニュースに騙されにくいという調査結果があります。イリノイ大学アーバナ・シャンペーン校の研究者らは、三九七人の成人を対象に、メディアリテラシーとインターネット上のデマを信じる傾向の関係を調査しました[1]。その結果、メディアに関する知識をもっている人ほど、「ワクチンを打つと自閉症になる」などのデマを信じる割合が低いということがわかりました。

また、現代の若者のメディアリテラシーは高くないという調査結果もあります。スタンフォード大学の研究グループが、全米一二州の中学生から大学生までの七八〇四人を対象に調査を実施しました[2]。その結果によると、中学生の一〇人中八人は、ウェブサイトのニュース記事とスポンサーつきの記事（広告）を判別できないことがわかりました。また、奇形のヒナギクの写真に「福島原発の花（Fukushima Nuclear Flower）」というタイトルがつけられたウェブサイトの記事（https://imgur.com/gallery/BZWWx）を見た高校生の一〇人中四人は、その写真がいつどこで誰が撮影したのか明記されていないにも関わらず、本物だと信じたと報告されています。現代の若者は「デジタルネイティブ」などと呼ばれ、幼い頃からソーシャルメディアに慣れ親しんでいるからといって、メディアリテラシーが高いわけではないのです。

これらの研究結果は、メディアリテラシーが偽ニュースに対する耐性をつけることや、小さい頃からメディアリテラシー教育が必要なことを示唆しています。

## 世界のメディアリテラシー教育

（不名誉な呼称ですが）フェイクニュース先進国の欧米ではメディアリテラシー教育が特に盛んで、若者を対象とした優れた教育プログラムやメディアリテラシー・プロジェクトが始動しています。

米国では非営利団体ニュース・リテラシー・プロジェクト（News Literacy Project）が立ち上がり、ＡＢＣニュース、ＣＮＮ、バズフィードなど約三〇の主要メディアの協力を得て、二〇〇九年からジャーナリストたちが中高生を対象としてメディアリテラシーに関する授業を行っています。また、二〇一六年には「チェックオロジー（Checkology）」というインターネット上の偽ニュースを見抜く能力を養うためのｅラーニング（インターネットを利用した学習）のプラットフォームを開発し、米国内はもとより世界四〇カ国以上で利用されています。

英国ではＢＢＣ（英国放送協会）が二〇一八年三月から偽ニュースに関するプログラムを開始し、ジャーナリストたちが学校に出向いて授業をしたり、オンライン授業を提供したりしています。また、「みんなのメディアリテラシー（Media Literacy for All）」という欧州全体としての取り組みが始まり、市民がメディアの情報を批判的に理解することを促進するプロジェクトの提案を呼びかけています。

日本では、米国や英国のようなメディアリテラシーの包括的なプログラムや大型プロジェクトはまだありませんが、フェイクニュース問題は決して対岸の火事ではありませんので、今備えておく必要があります。

### メディアリテラシーの実践

現代人に必要なのは新聞やテレビが主流だった時代のメディアリテラシーではなく、誰もが情報の受信者にも発信者にもなれるソーシャルメディア時代のリテラシーです。

そんなメディアリテラシーを実践するための具体例として、米国ワシントンDCにあるニュースとジャーナリズムの博物館「ニュージアム（Newseum）」が、フェイスブックのサポートを受けて開発した二つの教材をとりあげます（博物館本体は二〇一九年一二月に惜しまれつつ閉館しましたが、NewseumED.org のサイトはNPO法人フリーダムフォーラム〔Freedom Forum〕によって継続されています）。これらには、現代人に求められるメディアリテラシーの要点がまとめられています。

「ESCAPE Junk News（ジャンクニュースから逃げろ）」というポスターにあるESC

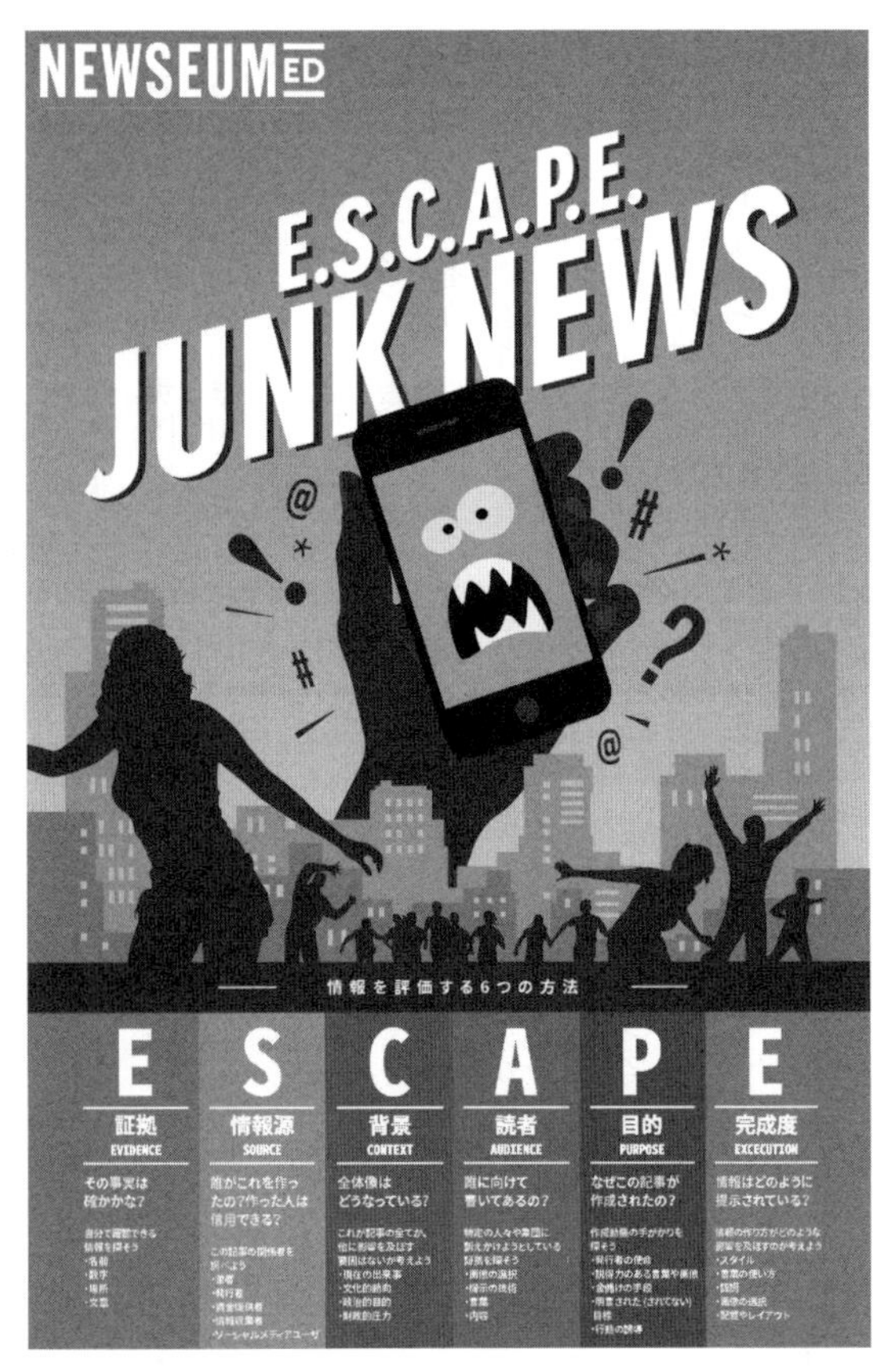


図 5-1　ニュージアムのメディアリテラシー教材①　ESCAPE Junk News
Newseum（https://newseumed.org/activity/e-s-c-a-p-e-junk-news-mlbp/）より許可を得て転載（翻訳は著者による）。

ＡＰＥは、インターネットで目にする情報を評価する際に、疑ってみるべき六つの項目の英語の頭文字をとったものです（図５－１）。

- Evidence（証拠）：その事実は確かかな？
- Source（情報源）：誰がつくったのかな？　つくった人は信頼できるかな？
- Context（文脈）：全体像はどうなっている？
- Audience（読者）：誰向けに書いてあるの？
- Purpose（目的）：なぜこの記事がつくられたの？
- Execution（完成度）：情報はどのように提示されている？

日本語に訳してしまうと語呂合わせではなくなってしまいますが、真偽不明の情報と出会ったときに、これらの項目を意識することで、嘘やデマの被害に会う確率を減らすことができます。これらの六つの項目の中でも、特に、情報源を確認する習慣は大事です。インターネットで検索しても点検できないような出所不明の情報であれば、おのずと疑いの目をもって対処することができます。

同団体は、「その話、シェアする価値ある？　フローチャート（Is This Story Share-worthy?　Flowchart）」も公開しています（図５－２）。このフローチャートをたどって

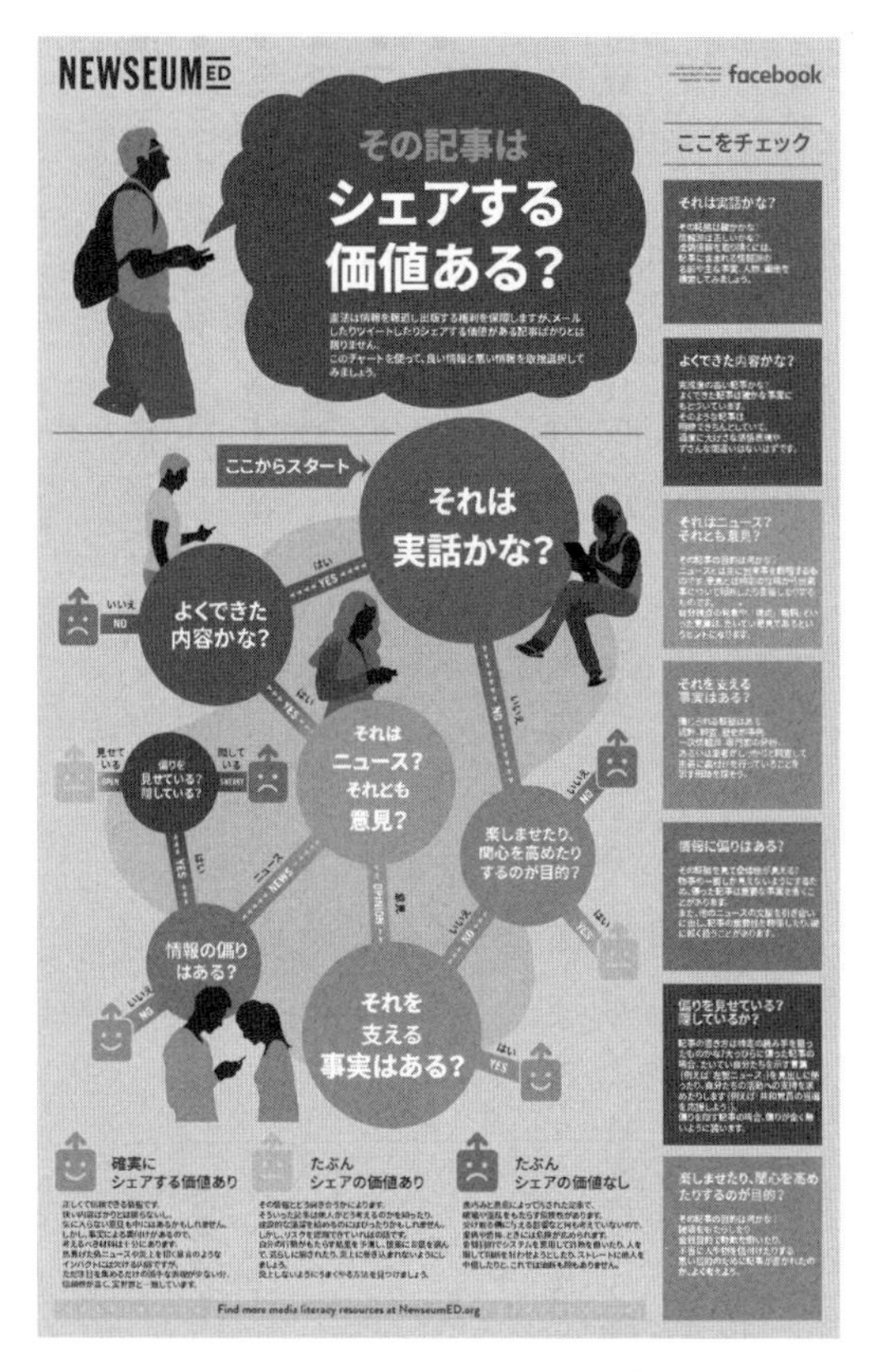


図 5-2　ニュージアムのメディアリテラシー教材②「その話、シェアする価値ある？」フローチャート
Newseum（https://newseumed.org/activity/is-this-story-share-worthy-flowchart-mlbp/）より許可を得て転載（翻訳は著者による）。

いくと、自分が目にした情報をシェアやリツイートなどの手段で、友人や知人と共有すべきかどうかを判断することができます。偽ニュースを拡散する加害者にならないように、このチャートに記載されている判断項目を日頃から意識しておくのが賢明です（コラム8も参照）。

私が作成協力したこれら二つの教材の日本語版がニュージアムのサイトで公開されています。このサイトのアカウントを作成してログインすると、これらの教材を無料でダウンロードすることができます。メディアリテラシーを高めるためにぜひご活用下さい。

## コラム8　ゲームで学ぶメディアリテラシー

メディアリテラシーを向上させるツールとして、偽ニュースを題材としたさまざまなゲームが開発されています。

二〇一七年六月にアメリカン大学の研究グループが公開した〈ファクティシャス（Factitious）〉は、次々と表示される記事が本物か偽物かを判定するゲームです（図5-3）。「ローマ法王がトランプ氏支持を表明」や「マクロン氏が租税回避地で税逃れか」などの偽ニュースを題材として、これらが偽物だと見抜けるかどうかを競います。もし、偽ニュースを見抜くのに失敗すると、正しい情報源と正解するための説明が表示されます。

二〇一八年五月にインディアナ大学の研究グループが公開した〈フェイキー（Fakey）〉は、フェイスブックのニュースフィードのような画面構成をしていて、正しいニュースをどれだけ共有できたかを競うゲームです。フェイキーのウェブサイト版は誰でも利用可能です。フリーのスマートフォン用のアプリもありますが、現時点では米国のアップストアとグーグル・プレイにしか対応していません。

一方、二〇一八年二月にケンブリッジ大学の研究グループらが公開した〈バッドニュース（Bad News）〉は上記二つのゲームとは違い、偽ニュースを拡散させるゲーム

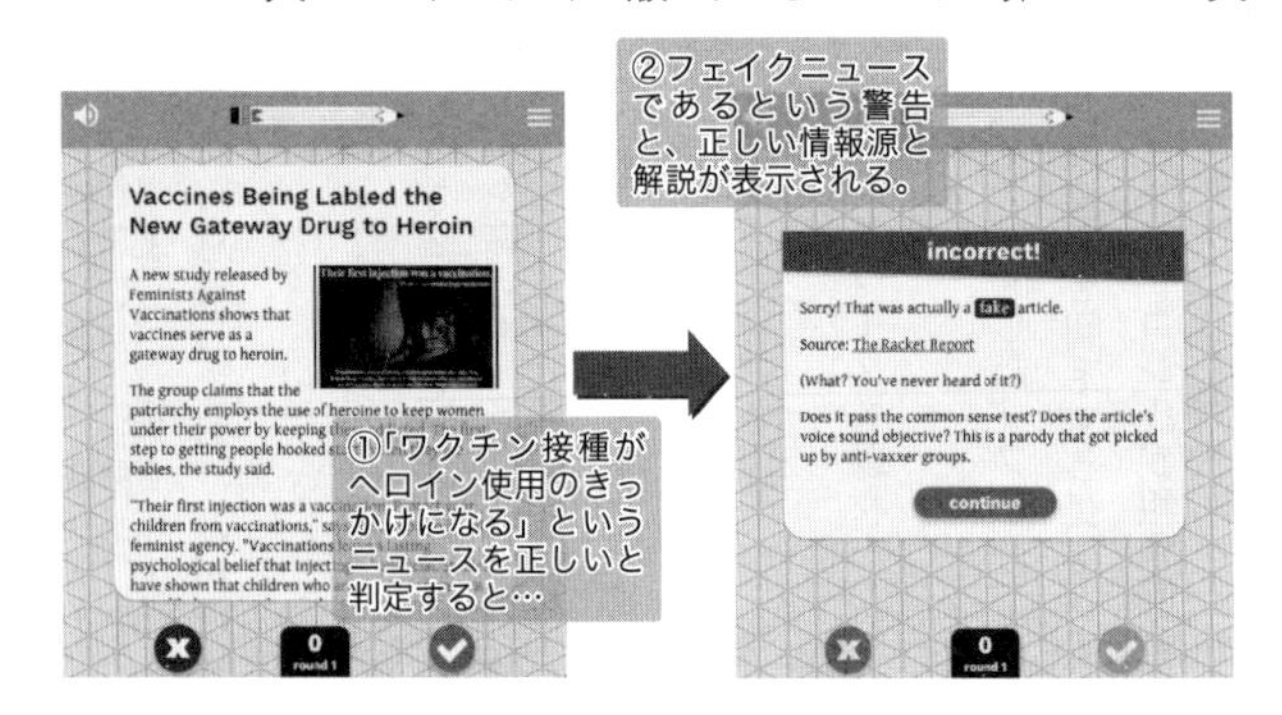


図 5-3　ファクティシャスの画面
Factitious（http://factitious.augamestudio.com/）より。

です。どんどん偽ニュースを拡散して、それを競わせることで、逆説的に偽ニュースに対する知識やリテラシーを身につけさせることを目的としています。

　ゲームの要素をうまく取り入れてメディアリテラシーを学ぶというのは、子どもから大人まで、多くの人にとって親しみやすい方法です。日本のメディアリテラシー教育においても有効な方法だと思います。

## 二　フェイクに異を唱える社会づくり

### ファクトチェックとは

　政治的なニュースからヘルスケアのような身近な話題まで、インターネット上には怪しい情報が溢れ、何を信じたらよいのかがわかりづらい状況になっています。情報の正確性や透明性を改善する対策としてジャーナリズムの文脈から生まれてきたのが、「ファクトチェック（Fact Checking）」です。

　ファクトチェックとは、発信された情報が客観的事実に基づくものなのかを調査して、その情報の正確さを評価し、公表することです[3]。ファクトチェックの対象は、政治家や有識者などの発言やニュースやインターネットの記事などの事実関係を含んだ言説です。意見は真偽判定ができないため、ファクトチェックの対象にはなりません。

例えば、「火星に宇宙人を発見」というニュースがSNSで大量に拡散したとしましょう（この手の都市伝説はしばしばインターネットで見かけます）。このニュースをファクトチェックするということは、「火星に宇宙人がいるかどうか」を検証するということではありません（私たちにはそれを検証しようがありません）。このニュースの情報源はどこか、いつ誰が伝えたのか、証拠はあるのかなどの事実関係を調べるのです。NASA（米国航空宇宙局）が「火星に生命の源になる有機分子を発見」と発表したニュースが誇張され、一部の人たちによって故意に拡散された可能性だってあります。その場合は、このニュースが虚偽情報であると公表すると同時に、その判断根拠を示すのです。

ファクトチェックならマスメディアもやっているではないか、と疑問に思う方もいらっしゃるでしょう。しかし、新聞やテレビなどが行う事実確認の作業とは違い、ファクトチェックではニュースの正確さの度合いを評価し、裏づけとなる根拠を積極的に公表します。これらの点はファクトチェックの大きな特徴です。ただし近年は、新聞でもファクトチェックを取り入れる動きがあります。例えば、朝日新聞は、二〇一七年に選挙期間や国会開会中の政治家の発言をファクトチェックして紙面で公表しています。

現在、ファクトチェックは世界のさまざまなメディアや団体で行われ、盛んになっています。

米国では、二〇〇三年に設立された〈ファクトチェック・ドットオルグ（FactCheck.org）〉が先駆けとなり、政治家の発言のファクトチェックを始めました。〈ポリティファクト（PolitiFact）〉は二〇〇七年に活動を開始し、主に政治に関する情報の正確性を検証しています。二〇〇九年にはその活動実績が認められて、ピュリッツァー賞を受賞しています。〈スノープス（Snopes）〉は「都市伝説の参照ページ（Urban Legends Reference Pages）」をスローガンに掲げ、政治だけでなく健康問題やゴシップなどのさまざまなニュースの検証をしています。

二〇一五年には、米国のジャーナリズム研究機関のポインター研究所を拠点として「国際ファクトチェッキング・ネットワーク（International Fact-Checking Network、IFNC）」が設立され、透明性や公開性など五つの原則を定めた国際標準的なファクトチェック綱領が定められました。

英国では、ファースト・ドラフト（First Draft、現在はハーバード大学ショレンスタイン・センターのプロジェクト）と〈フル・ファクト（Full Fact）〉が英国の総選挙についてのニュースを検証し、その結果を公表しました。二〇一七年のフランス大統領選では、ファースト・ドラフトとフランスのメディアが連携してファクトチェックを行う「クロスチェック（CrossCheck）」というプロジェクトが始動し、エマニュエル・マクロン候補（当時）に関する偽ニュースを暴くのに貢献しています。

日本では二〇一七年に、「ファクトチェック・イニシアティブ（FactCheck Initiative Japan）」が設立され、二〇一七年衆院総選挙では複数のメディアと協力して二二本の検証記事を発表しています。現在は、NPO法人としてファクトチェックの普及活動や、ファクトチェッカー（ファクトチェックができる人材）とメディアを媒介するプラットフォームとなるべく活動をしています。

ファクトチェック・イニシアティブの副理事長でスマートニュース株式会社フェローの藤村厚夫氏にインタビューをした際、日本のファクトチェックの現状を踏まえて、同団体の活動意義を、次のようにコメントして下さいました。

今、アメリカやヨーロッパなどで起きている問題を見ていると、大変にファールス（虚偽）なものといいますか、フェイクな情報をつくり出す側の技術力とか、組織力とか、経験知、知識がすごく高まっていて、ものすごい能力をもってフェイクなものをつくり出している。それに対抗するのが一人、二人のジャーナリストだったり、問題意識のある方であると、到底それは追いつけないわけで。やはり社会全体に対してさまざまなポイントでフェイクなもの、あるいはファールス（虚偽）なものに対して異を唱えていく仕組みが埋め込まれてようやくそういうものに対抗していける。（括弧内は著者が補足）

「オバマ大統領はイスラム教徒なんだ。
米国人ですらないんだ。」
"You know our current president is (Muslim). You know he's not even an American."
— Town hall audience member on Thursday, September 17th, 2015 in a town hall held by Donald Trump in Rochester, N.H.

PANTS ON FIRE!
全くのでたらめ

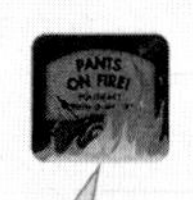

図5-4　ポリティファクトのトゥルーソメーター
Politifact（http://www.politifact.com/truth-o-meter/statements/2015/sep/18/town-hall-audience-member/obama-muslim-audience-member-says-donald-trump-201/）より許可を得て転載。

ファクトチェックが真偽検証の行為というだけでなく、虚偽に異を唱えるための社会基盤になるべきであるという指摘は重要です。

### ポリティファクトの取り組み

ポリティファクトによるファクトチェックの具体例を見てみましょう。ポリティファクトは、「トゥルーソメーター（Truth-O-Meter）」と呼ばれる評価方法を用いて、真実、ほぼ真実、半分真実、ほぼ間違い、間違い、全くのでたらめの六段階でニュースを評価し、その根拠とともに公開しています。

図5-4は、「オバマ大統領（当時）がイスラム教徒で、米国人ではない」という趣旨の二〇一五年九月一七日のドナルド・トランプの発言に関するトゥルーソメーターです。ポリティファクトのサイトでは、オバマがキリスト教（プロテスタント）であることや、ハワイ州のホノルルで生まれたことを示す

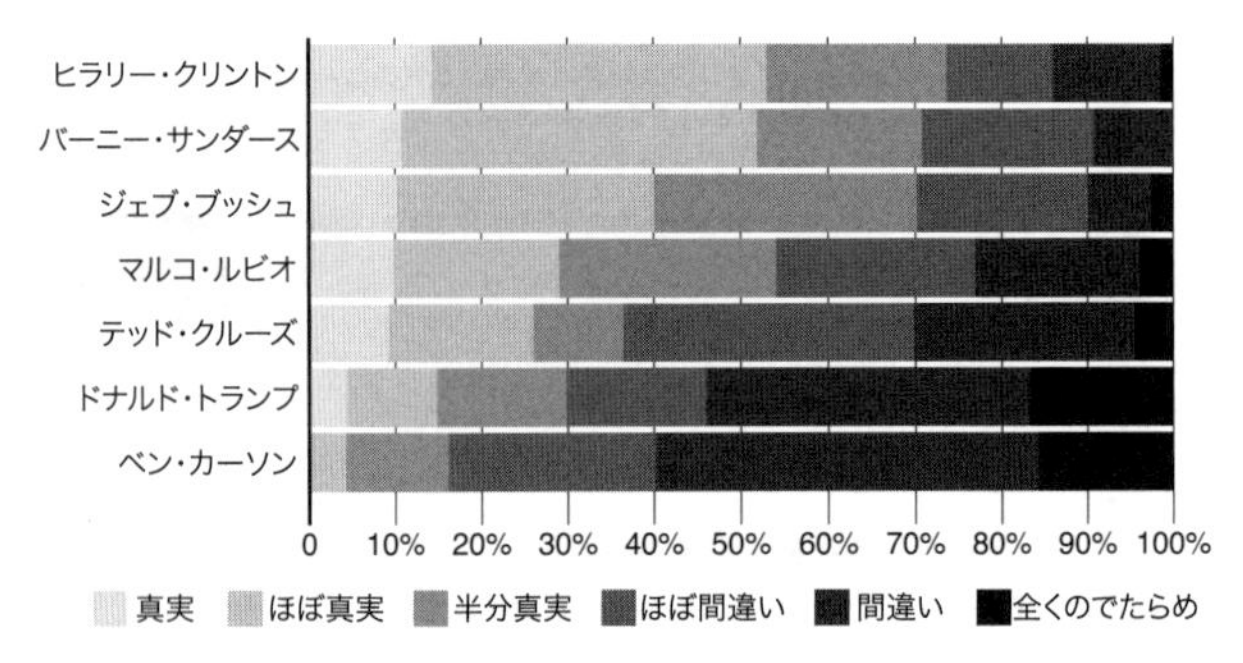


図 5-5　2016 年の米大統領選候補のファクトチェック
Politifact（https://www.politifact.com/truth-o-meter/article/2016/aug/16/post-truth-election-comparing-2016-past-elections-/）より許可を得て転載。

出生証明書を根拠として示して、この言説は「全くのでたらめ」という判定を下しています。この出生証明書は二〇一一年にオバマ自身が公開したもので、ホワイトハウスのウェブサイトにも掲載されています。

「オバマはケニア生まれである」という出生地疑惑は、米国では定番の都市伝説の一つで、ピュー・リサーチセンターの調査によると、二〇〇九年当時、八割の米国人がこのデマを耳にしたことがあると答えています[4]。トランプは、二〇一二年に大統領選に挑戦した際も同様の発言をして批判を浴び、出馬を断念したという経緯があります。二〇一六年の大統領選終盤になってようやくトランプは、オバマが米国人であることを認めています。

同サイトの調査によると、トランプは二〇一六年の米大統領選挙の候補者の中では「全くのでたらめ」と判定された数が最も多く、発言の約七割が多かれ少なかれ間違いだったことがポリティファクトによって明らかにされています（図5－5）。ヒラリー・クリントンと比較するとこの違いは顕著です。

### バズフィード・ジャパンの取り組み

インターネットメディアによるファクトチェックの例として、〈バズフィード・ジャパン〉の事例を取り上げます。

米国が二〇一六年の大統領選をめぐる偽ニュースで混乱していたのと同じ時期、日本ではキュレーション（まとめ）サイトに関する問題が生じていました。そのきっかけとなったのが、IT企業のディー・エヌ・エー（DeNA）が運営していた医療情報に関するキュレーション・サイト〈WELQ〉です。このサイトの記事の中には、肩こりの原因について「霊が原因のことも」などというトンデモな記述も見られました。バズフィード・ジャパンは、同サイトが不正確な記事を配信していることをいち早く報道しました[5]。

バズフィード・ジャパンは、フェイク・サイトを見破ることにも貢献しています。二〇一七年一月一七日に〈大韓民国民間報道〉というサイトで、「韓国人が日本人女児二人をデパートで強姦したが、無罪判決を受けた」という内容の記事が掲載され、SNS

で大量に拡散されました。しかし、日本人が巻き込まれた重大事件であるにも関わらず他のメディアが報道していないことや、外務省がその事件を把握していないことなどの矛盾点を明らかにし、このニュースがデマである可能性をいち早く公表しました。[6] その後、このサイトの運営者はこの記事やサイトが広告収入を目的としたデマであることを認めています。

この他にも、立憲民主党のツイッターアカウントのフォロワーが急増していることに関して、フォロワーをお金で買っているとの噂がたちましたが、フォロワーを分析するツールを使って検証し、そのような事実がないことを公表しています。

これらの事例のように、バズフィード・ジャパンはインターネットメディアである強みを生かして、速報性の高いファクトチェックを行っています。

### ファクトチェックの自動化

ファクトチェッカーが現在手作業で行っている事実検証の作業を、ＡＩやビッグデータを活用して自動化しよう、あるいはその一部をＡＩで代替しよう、という動きが出てきています。先述したように、政治関係の虚偽情報が最も多いことや、それが民主主義に与える影響が大きいことから、特に、政治的言説に関する自動ファクトチェック・システムの開発が盛んに行われています。

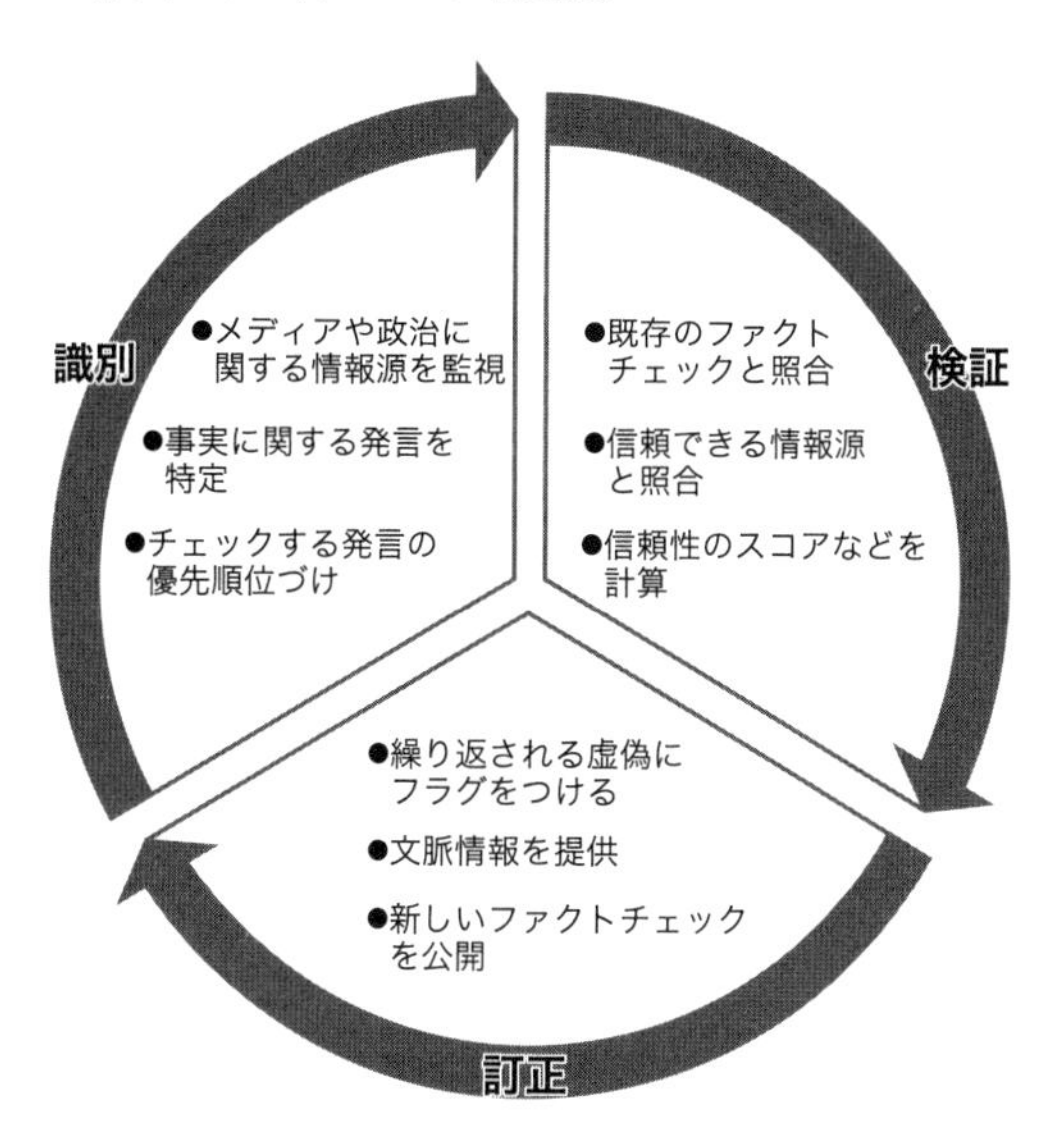


図 5-6　自動ファクトチェックの流れ
文献７を参考に作成。

自動ファクトチェック・システムは、基本的に三つの機能で構成されます[7]（図５－６）。「識別機能」は政治的言説に関するデータを逐次収集して、その中から検証する必要性が高いものをアルゴリズムによって選別します。次に、「検証機能」によって、選別された言説を過去のファクトチェック済みのデータと照合し、虚偽情報を見分けるようにトレーニングしたＡＩを使って、それらの言説の正確さを評価します。そして、「訂正機能」によって、偽ニュースかどうかの判定結果と関連情報を付加して表示します。まだこれらの技術は発展途上ですが、すでにいくつかのプロジェクトが動き出していて、ファクトチェックの現場にも導入され始めています。

テキサス大学アーリントン校の研究グループが開発している「クレームバスター(ClaimBuster)」は、自動ファクトチェック・システムの先駆けです。政治家の発言や政治討論の内容などをテキストで入力すると、事実検証の対象となる部分を表示します[8]。また、識別から訂正までを自動で行う機能も現在開発中で、ベータ版がすでに公開されています。デューク大学のデューク・レポーターズ・ラボ(Duke Reporter's Lab)は、クレームバスターを使って虚偽の疑いのある情報を検出し、その情報をファクトチェック団体や新聞社と共有する試みを始めています[9]。

英国のフルファクトは、グーグルのデジタル・ニュース・イニシアチブから支援を受けて、ファクトチェックを自動化するツールを開発しています。具体的には、政治家の発言を検索するとフルファクトのデータベースと照合して関連情報を表示し、ファクトチェッカーの作業をリアルタイムで支援するアプリをつくろうとしています[10]。

日本のファクトチェック・イニシアティブでは、ニュース配信を手がけるスマートニュースと東北大学の研究グループが中心となって、ファクトチェックを支援する技術を開発しています。SNSに投稿される大量の疑義に関するデータから重要なものを自動で選別し、その情報を共有して、ファクトチェック作業の効率化を図るための仕組みです[11]。

このような技術開発は事実検証の効率を上げ、規模を拡大させるために必要不可欠ですし（コラム9も参照）、ファクトチェッカーやジャーナリストだけでなく、一般市民もそこに参加できるような仕組みづくりや、ファクトチェックのために誰もが自由に利用できるデータ（オープンデータ）の整備も重要です。また、人やコンピュータがファクトチェックで間違えた場合の対応を含め、今後想定される問題に備える必要もあります。

## コラム9　フェイクニュース対ファクトチェック

インディアナ大学のフィリッポ・メンツァーの研究グループは、インターネット上のニュースや噂などの情報がどのように拡散したのかを可視化するシステム〈ホークシー（Hoaxy）〉を開発しています。英語でホークス（Hoax）はデマを意味します。

ホークシーに調べたいニュースの内容を入力して検索すると、関連するニュース記事やツイートの一覧が表示されます。そこから自分が調べたいニュース記事やツイートを選択して可視化のボタンを押すと、それらのニュース記事とそれらをファクトチェックした記事がどのようにツイッター上を拡散したのかを、累積頻度の系列とネットワークで表示してくれます。ネットワークの丸はユーザを表し、丸の色はボットスコア（コラム7も参照）、矢印はニュースの拡散を表します。

例えば、「Vaccines cause autism」（ワクチン接種は自閉症を引き起こす）と入力し、検索結果の上位六件のニュース記事（この言説を肯定する偽ニュースが五件、それを訂正するファクトチェックが一件）の伝播を示したのが図5-7です。この図を見ると、これらの偽ニュースとファクトチェクの記事がどのように

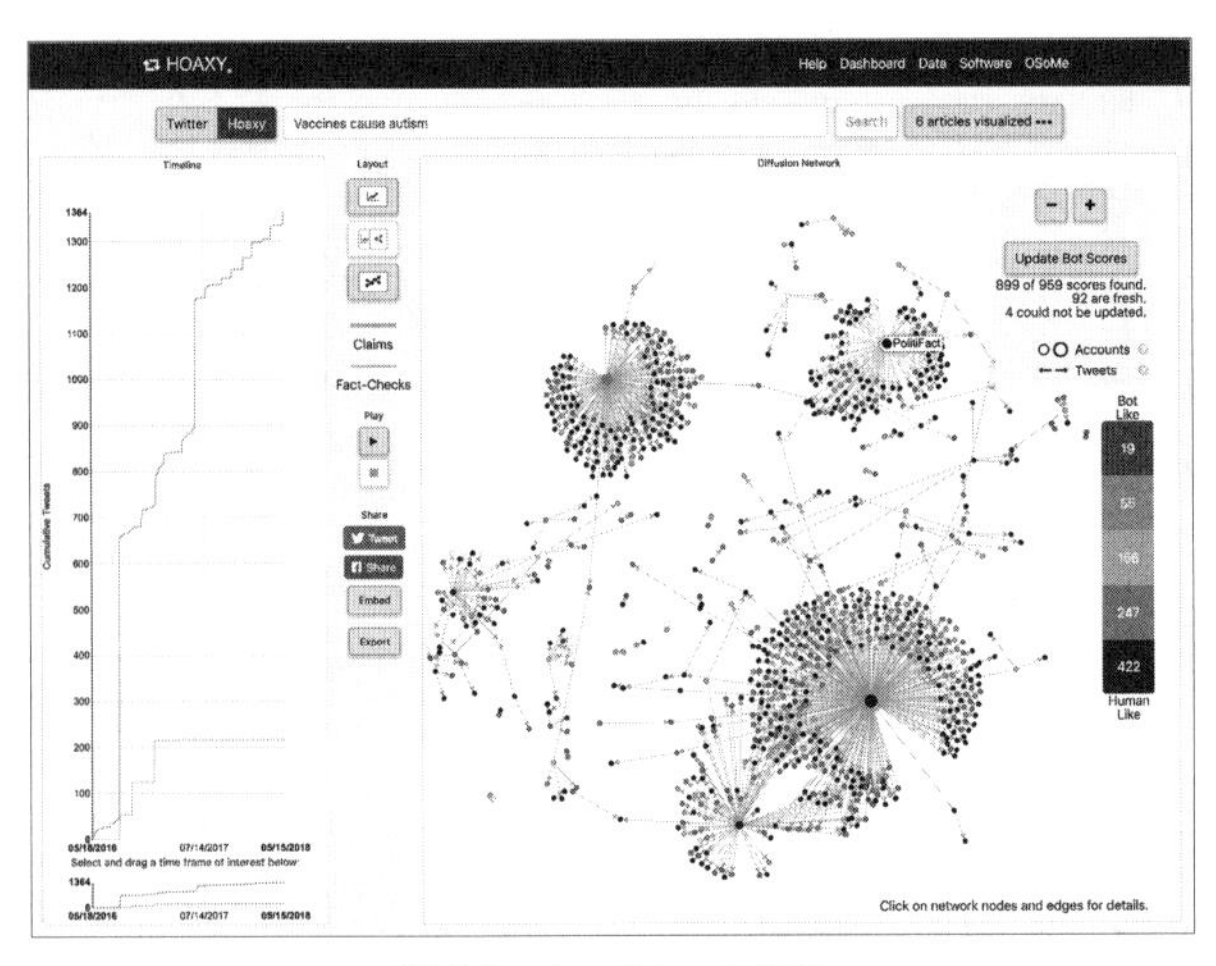


図5-7　ホークシーの画面
Hoaxy（https://hoaxy.iuni.iu.edu/）より許可を得て転載。

ツイッター上を拡散したのかがわかります。特徴的なのは、米国のファクトチェック団体ポリティファクトの情報があまり拡散せず（図右上のグループ）、@AlienAxioms（おそらくボット）や@RealAlexJones（米国の陰謀論者）による偽ニュースのほうが広く拡散していることです。

現在のところ、ホークシーは英語のニュースしか対応していませんが、SNSにおける偽ニュースとファクトチェックの拡散様式を理解する有効なツールです。

## 三　法による規制

### フェイスブック法

新しい法によって偽ニュースを取り締まろうという動きも出てきています。法による規制にいち早く乗り出したのがドイツです。二〇一七年一〇月一日に施行されたドイツの「ネットワーク執行法」（通称「フェイスブック法」）では、SNSなどに投稿された明らかに違法なコンテンツを、申告を受けてから二四時間以内に削除しないと、それを放置したプラットフォーム企業に対して最大で五〇〇〇万ユーロ（約六五億円）の罰金が課される可能性があります。明らかに違法なコンテンツというのは、偽ニュースだけでなく、ヘイトスピーチ、児童ポルノ、テロを助長するような投稿も含まれます。規制の対象となる企業は、フェイスブック、ツイッター、ユーチューブなどのドイツの利用者が二〇〇万人以上のプラットフォーム企業です。

ネットワーク執行法はドイツ国内でのみ適用されますが、この法律の施行を受けてプラットフォーム企業各社は、問題投稿が迅速に通知され、効率的に対応できるような体制づくりをせざるを得なくなりました。フェイスブックは違反報告に対応して投稿内容の監視を強化するため、ドイツで数百人のスタッフを採用するなどの対策をとっています。

これまでもドイツ政府は、ヘイトスピーチなどの違法とされる書き込みについて、可能な限り削除する努力をするという合意をフェイクブック社やグーグル社としていましたが、企業の対応は十分ではなく、法的な拘束力もありませんでした。そこで、この法律による規制へと舵が切られたのです。

フランスでもメディア法を改正し、偽ニュース対策を進める方針を打ち出しています。明らかに違法なコンテンツが掲載された場合、コンテンツの削除やアカウントの閉鎖、サイトへのアクセスの阻止を判事が命じられる体制を整えると報じられています。

二〇一八年五月二五日には、個人の権利保護の強化やサイバー攻撃などによる個人情報のリスクの高まりを背景として、EUにおける個人情報保護の法律である「一般データ保護規則（GDPR）」が施行されました。[12] EUだけなく、EUの領域外からEUの居住者にサービスを提供している企業にもこの規則が適用されます。第3章で述べたように、個人データがあればアルゴリズムによって個人属性を予測することができ、ユーザごとにカスタマイズされたデマを用いた政治工作につながる恐れがあります。フェイスブックのデータスキャンダルの悲劇を繰り返さないためにも、法による個人情報保護は重要です。

このような法規制の動きが欧州全体、そして世界に広まるのか注目されています。ソーシャルメディアは嘘や憎悪を広げるプラットフォームとなることで、個人攻撃や社会的混乱を増幅させる危険性を秘めています。法による規制をきっかけとして、プラットフォーム企業に積極的な改善をうながせるかどうかがポイントになります。

### 表現の自由と法規制の狭間

ネットワーク執行法のような政府による踏み込んだ対策を歓迎する声がある一方で、政府の過度な規制は言論の抑圧につながるという懸念もあります。また、この法案を恐れたソーシャルメディア企業が過度に検閲を強め、投稿を繰り返し削除するようなことがあると、言論の自由が奪われてしまいます。ドイツの風刺雑誌『ティタニク』が議員の発言のパロディーを投稿したところ、ツイッターはこの投稿を削除し、アカウントが一時凍結されたという事態も生じています。

どこまでが表現の自由でどこからが法規制の対象になるのかの線引きは難しく、プロのジャーナリストをもってしても人によって判断は違います。また、そこにアルゴリズムやAIを使うとなると、判断の根拠が不透明になるという問題も生じてきます。

これまでのフェイクやヘイトによる混乱を反省し、ソーシャルメディアを悪用する勢力に民主主義がどう対抗すればよいのかについての議論が始まったというのは大事な一歩です。大量の個人情報とそれをお金にかえる技術をもち、情報生態系の基盤的役割を果たしているプラットフォーム企業は、これまで以上に「透明性」と「信頼性」を重視しなければなりません。

## まとめ　フェイクニュースに騙されないために

この章ではフェイクニュース対策の現状を見てきました。

嘘やデマを生み出す動機が、私たちの生まれつきの傾向や偏見、政治的あるいは経済的な動機に根ざしている以上、偽ニュースをただちに根絶するというのは難しい話です。まずは、メディアリテラシー、ファクトチェック、法による規制などの対策をセットで押し進め、私たち一人ひとりが偽ニュースに騙されない賢い読者になる、事実を大事にする姿勢を社会全体で共有する、規制やプラットフォームによって政治的・経済的動機をくじく努力をするのが賢明です。

一方で、情報生態系の持続的発展という長期の視点にたった対策も必要だと思います。

虚実が混在しながらも多様性を維持できる情報生態系の原理や、それを支援する社会制度やテクノロジーを生み出す知恵を、私たちはもっているはずです。

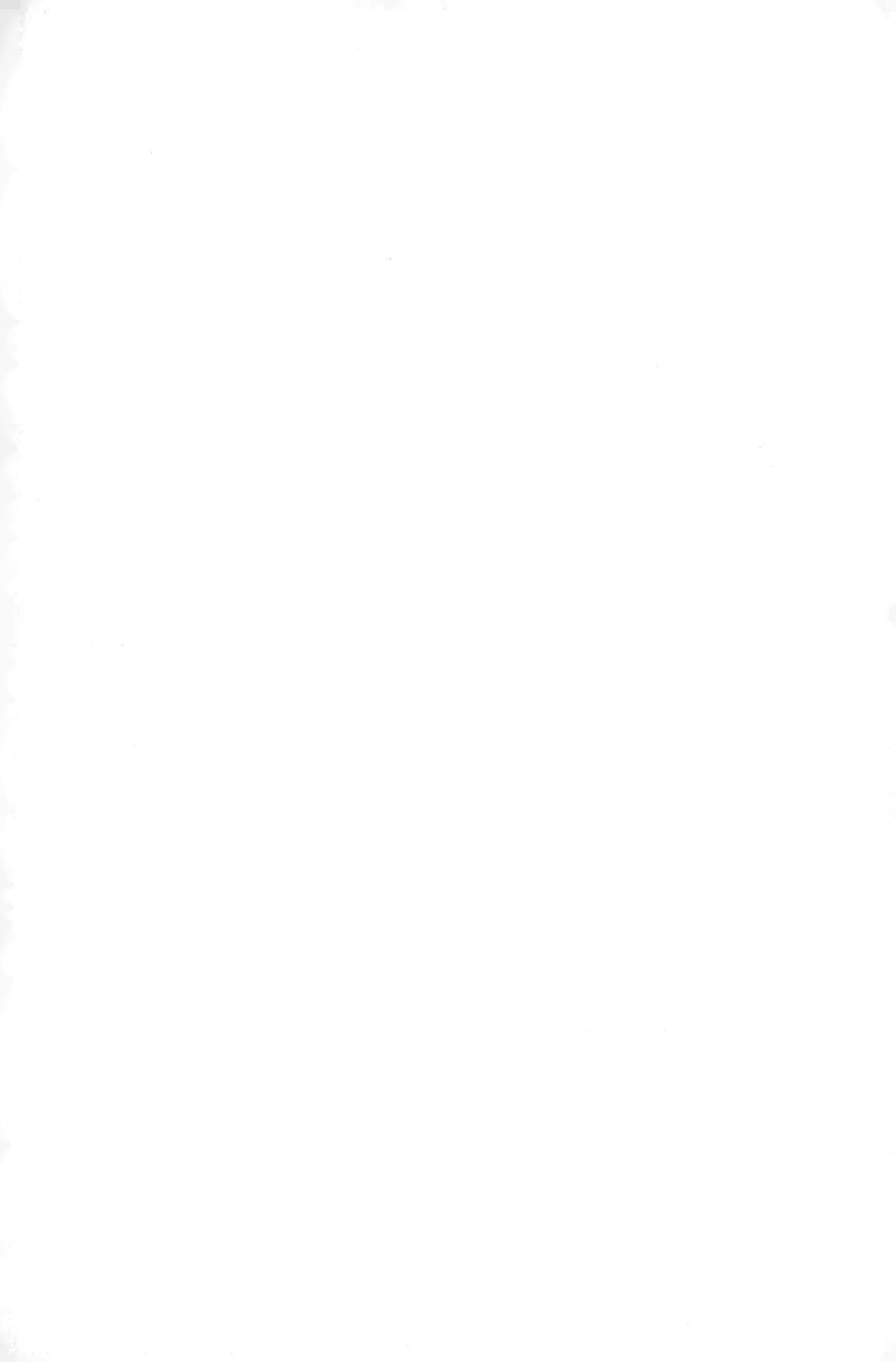

# 第 6 章

# 情報生態系の未来

ここまで、フェイクニュース現象を科学の視点で解説してきました。各章の要点をもう一度整理したうえで、それらがどのように関係しているのかを確認し、今後の展望を述べます。

第1章では、フェイクニュースを情報生態系の問題として捉えるという視点を導入し、フェイクニュースの種類、動機、拡散様式の理解が不可欠であることを具体例とともに見てきました。この情報生態系は、情報の生産者と消費者がデジタルテクノロジーによって、さまざまな利害関係の中で複雑につながりあったネットワークです。そして、人々の興味関心、共感や偏見、経済的あるいは政治的な思惑、メディアやジャーナリズムなどさまざまな要因が相互作用しながら、この情報生態系は進化しています。

第2章から第4章では、フェイクニュースの情報生態系の要素（人間の認知特性）、つながり（社会的ネットワーク）、文脈（情報過多と有限の注意力）について解説しました。

私たちは「見たいものだけ見る」そして「似た人とつながり影響しあう」という生まれつきの傾向をもっています。認知バイアスや社会的影響は、社会的な生き物である人間には必要不可欠なものです。しかし、これらの傾向は偽ニュースを容易に信じ共有する行動を誘発します。情報生態系には要素レベルで偽ニュースに対する脆弱性があるのです。

ソーシャルメディアのアルゴリズムやプラットフォームは、この要素レベルの脆弱性をシステムレベルに増幅します。偽ニュースというミームは、巧みに人の認知バイアスや感情や党派心に働きかけ、似た者どうしがつながった（似ていない者たちからは切り離された）大規模なオンライン上の社会的ネットワーク上を速く遠くまで拡散します。事実を置いてけぼりにして。エコーチェンバーやフィルターバブルは、この拡散現象を異なる側面から捉えたものの呼称です。

情報過多や有限の注意力は、偽ニュースの拡散が生じる確率を増大させます。デジタルテクノロジーによって人々は強力な表現手段を得ましたが、それによって生み出される情報過多は人々から注意力を奪いました。有り余る情報に対処するために、人は種々のアルゴリズムを発達させてきましたが、経済的な動機や政治的な意図をもった者たちは、その隙間を突いて偽ニュースを仕掛けているという現状があります。

これが情報生態系の進化という視点で捉えたフェイクニュース現象の全体像です。

では、巧妙化するフェイクニュースを前にして、私たちに打つ手はないのでしょうか。私はそうではないと考えます。

第5章で取り上げたメディアリテラシーやファクトチェックなどの個人や社会の取り

組みは、「虚偽はお断り」という私たちの意思表示であり、「事実は重要である」という当たり前の前提をみんなで再確認する行為です。この前提が共有されない社会に民主主義は根づかないでしょう。メディアリテラシーとファクトチェックは、どちらもフェイクニュース時代を生き延びるための基本です。

社会制度やテクノロジーによって、偽ニュースの動機をくじいたり、早期に防いだりという対抗策はもちろん重要です。ドイツで施行されたネットワーク執行法（フェイスブック法）やEUの一般データ保護規則（GDPR）など、欧州を中心に始まっている法の整備は、表現の自由との兼ね合いもありますが、検討すべき方向性です。また、プラットフォーム企業も偽ニュースの対策に本腰を入れ始めています。二〇一八年になって、フェイスブック社は同社のデータを偽ニュース研究などに提供する取り組みを始めました。同年、ツイッター社は会話の健全性を測る指標の開発を公募し、ライデン大学およびオックスフォード大学とパートナー協定を結んでいます。このような流れにおいて、計算社会科学は重要な役割を果たすことが期待されます。

情報生態系の仕組みがわかってきた今、私たちはもう少し余裕をもってフェイクニュースを受け止めることができるのではないでしょうか。一〇〇年後の辞書には次のような定義が載っている、そんな情報生態系の未来を願いつつ、筆を置くことにします。

**フェイクニュース**　名詞

ニュース報道の体裁で拡散される、虚偽の、しばしば扇情的な内容の情報。二〇一六年から数年間にわたって猛威を振るったが、今となっては死語である。

(false, often sensational, information disseminated under the guise of news reporting; this type of news was prevalent for a few years after 2016, but this phrase is now obsolete.)

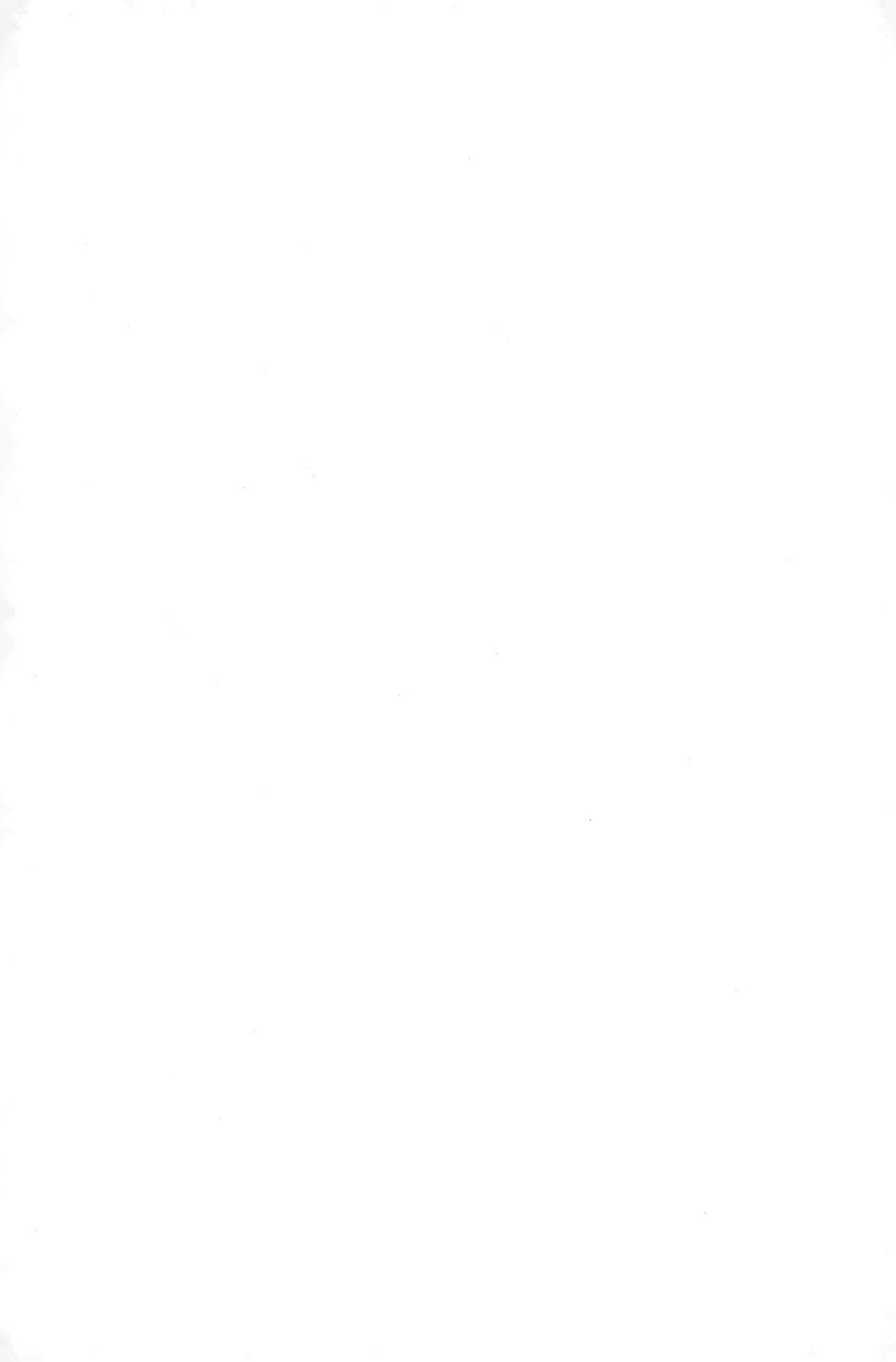

# 追　補

# インフォデミックの時代へ

フェイクニュースという言葉が辞書からなくなる未来を想像して筆を置いてから月日が経ちました。その後、フェイクニュース現象はどうなったでしょうか。そして、私たちの情報生態系ではどのような変化が起こったのでしょうか。それは一言でいうならば、「インフォデミックの時代に突入した」ということになると思います。ふたたび筆を執り、主要な出来事を取り上げながら、その意味を説明したいと思います。

### パンデミックとインフォデミック

二〇二〇年、「一〇〇年に一度」と言われる公衆衛生上の危機が起こりました。新型コロナウイルス感染症（COVID-19）のパンデミック（世界的流行）です。前年一二月に中国の湖北省武漢市で初めて確認された新型コロナウイルスは、国境を越えて急速に広がり、世界中で多くの感染者と死者を出しました。世界保健機関（ＷＨＯ）のテドロス・アダノム事務局長がパンデミックを宣言した二〇二〇年三月一一日より前から、新型コロナウイルスに関連したデマや陰謀論、非科学的な予防法などがＳＮＳを中心として拡散しました。こうした不確かな情報が拡散することで、人々の不安や恐怖を煽ったり、差別や偏見を助長したりといった問題も顕在化しました。

「新型コロナウイルスは中国のウイルス研究所から流出した」という真偽不明の情報の拡散は、ＷＨＯや専門家がその可能性はきわめて低いと発表してから、いったんは沈

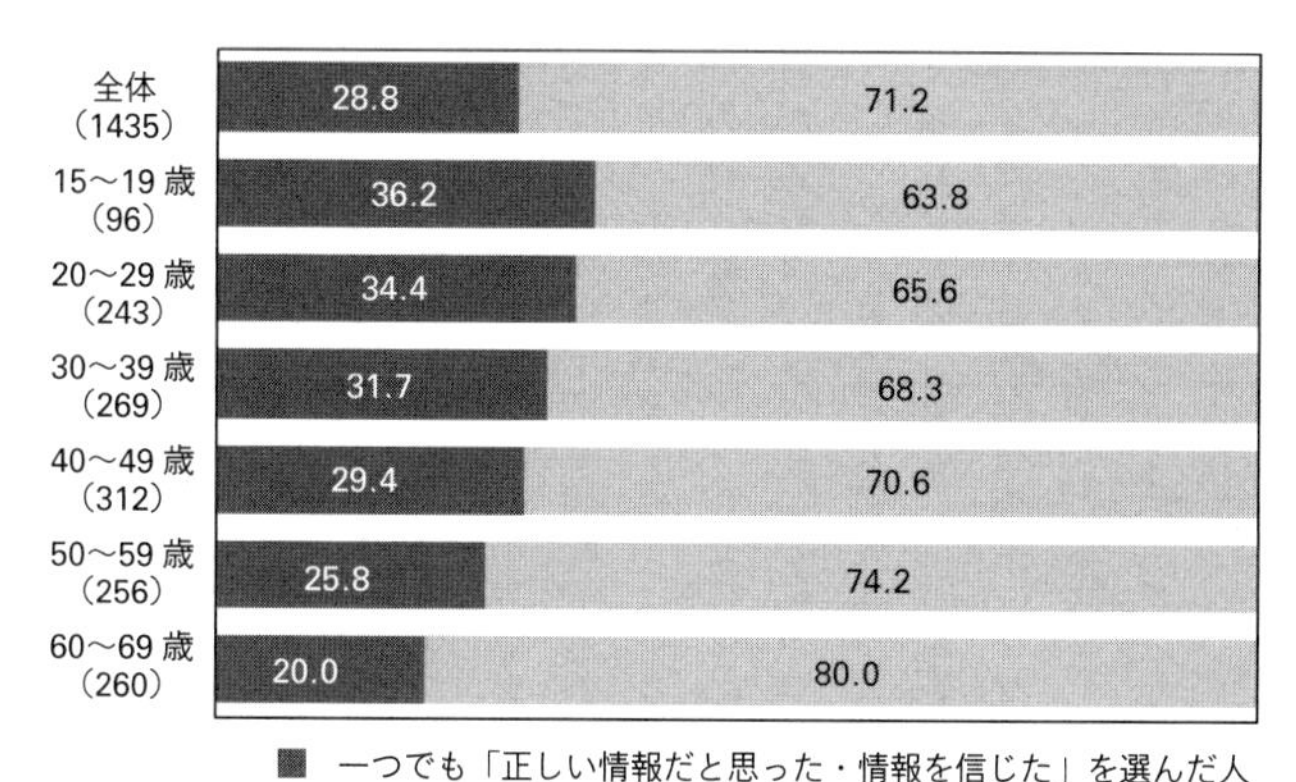


図1　新型コロナウイルスに関する間違った情報を「正しい情報だと思った・情報を信じた」人の比率
文献1を参考に作成。

静化しましたが、その後再燃しました。米国やWHOが追加調査の必要性を述べるなど、二〇二一年五月現在、研究所流出説の真相は定かではありません。扇情的な憶測に惑わされず、今後の動向を見守る必要があります。また、「新型コロナウイルスの感染拡大は5G（第5世代移動通信システム）の電波のせいである」というデマは、英国や米国だけでなく南米でも拡散し、これを信じた人々によって携帯基地局が放火される被害も出ました。

コロナ禍の日本でも、「お湯で新型コロナウイルスが死滅する」や「新型コロナウイルスの影響でトイレットペーパーが不足する」などの偽情報が拡散しました。総務省の調査によると、これらの偽情報のうち一つでも信じたと答えた人は年齢層が低くなるほど多く、一五〜一九歳では三六％にも及びました[1]（図1）。トイレットペーパーの場合、デマを否定する情報が大量に拡散したり、マスコミがこれをニュースとして取り上げたりしたことで、不確実な状況で大量の情報が錯綜して人々の不安を煽り、結果的にトイレットペーパーの買い溜めを誘発してしまった可能性が指摘されています。

日本で感染拡大が深刻になった二〇二〇年二月下旬から三月にかけては、トイレットペーパーなどの紙製品、マスクや消毒液などの衛生用品が店頭から消え、メルカリなどのフリマサイトで高値転売されたことが問題になりました。その後、「花崗岩がコロナウイルスを死滅させる」というデマがSNSで拡散し、花崗岩（や花崗岩ですらないただの岩）がフリマサイトに出品され、高値で取引されるという事態も生じました[2]。WHOが認めていない「〇〇はコロナに効く」という怪情報には注意が必要です。

ここまでにあげた例のように、すぐには真偽判定できないような不確かな情報がインターネット上に蔓延し、伝染病のように人から人へと伝達され、間違った意思決定や行動を誘発する状況を「インフォデミック（Infodemic）」と言います。不確かな情報はウイルスのように刻々と変異し、人々への感染力（だましやすさ）を高めながら進化していきます。インフォデミックという言葉は、「インフォメーション（情報）」と「エピデミック（感染症の流行）」を組み合わせた造語で、不確かな情報が引き起こす二次被害について、WHOがこの言葉を用いて警鐘を鳴らしたことから広く知られるようになりました。インフォデミックの情報過多状態では、信頼できる情報源にたどり着くことが著しく困難になります。SNSで怪情報を見かけたら、すぐに反応せず、いったん保留し、「ESCAPE」の標語（第5章を参照）を思い出してから判断するのが賢明です。

## ワクチン陰謀論の再燃

コロナ禍におけるインフォデミックで顕在化している別の問題として、オンライン上でのワクチン陰謀論の再燃があげられます。これまでも、「ワクチン接種で自閉症になる」や「ワクチンに添加されている殺菌剤などの成分が害をなしている」などの誤情報は知られていました。コロナ禍においてこうした非科学的な言説が陰謀論と結びつき、猛威を振るっています。

二〇二〇年五月四日にワクチン陰謀論を主張する「プランデミック」と題した動画がユーチューブなどのサイトで公開され、その後の四日間で八〇〇万回以上再生されたと報じられています。ソーシャルメディア各社は利用規約に違反するとして、この動画を削除しました。「新型コロナウイルスのワクチンが不妊や流産の原因になる」という科学的根拠のない説も拡散しましたが、スノープスをはじめとする複数のファクトチェック団体が誤情報であると判定しています。

さらには、「ビル・ゲイツ（マイクロソフト創業者）が、新型コロナウイルスのワクチンを人々に接種させて、監視用のマイクロチップを埋め込もうとしている」という突拍子もない陰謀論も登場しました。ピュー・リサーチセンターの調査によると、米国の共和党支持者の約四割がこの陰謀論を信じているといいます（民主党支持者の場合は約二割）。陰謀論の黒幕にされてしまったゲイツは、ロイターのインタビューに答えて、「ワクチンの普及の妨げになりかねない」と懸念を示しています。

科学を軽視する態度はパンデミック収束の障壁となります。新型コロナウイルス感染症を克服するためには、ワクチンに関する正しい知識を広め、ワクチンの接種率を向上させることが重要です。しかし、反ワクチン派がワクチンの有効性を否定したり、副作用ばかりを強調したり、奇跡的な治療法を吹聴する活動をオンラインで展開することで、一般の人々のワクチンに対する疑念や忌避感を強めてしまうかもしれません。

実際に、海外ではワクチン賛成派よりも、反ワクチン派のほうが中立派（賛成でも反対でもない人々）との社会的つながりが強く、活動も活発で、この傾向が続くと中立派の人々が反ワクチン派に影響を受け、近い将来取り込まれてしまう危険性があるという研究結果があります。[3]

私の研究グループでも、日本において反ワクチン派が、それ以外のコミュニティーとどのようにSNSでコミュニケーションしているのかを、ツイッターのデータを分析して調査しました。その結果、ワクチンに関する情報拡散の特徴から、少なくとも五つのコミュニティーが存在し、投稿内容やユーザプロファイルからそれぞれ、反ワクチン派、ワクチン賛成派、ニュースメディア系、政治的左派系、政治的右派系と解釈できることがわかりました。さらに、反ワクチン派とその他のコミュニティー間の返信（リプライ）の特徴を調べたところ、内容的には攻撃的なものが多く、反ワクチン派は他のコミュニティーへの返信回数が著しく多く、とくにフォロワー数が多いニュースメディア系のアカウントに対して返信する傾向が高いことがわかりました[4]。

この結果は、反ワクチン派は他者の目に触れるかたちでニュースメディアを攻撃し、その様子をオンラインで露出することで、自分たちへの注目を集めていることを示唆しています。注目を浴びて承認欲求を満たすこと自体が目的である可能性はありますが、それは結果的にワクチンに対する誤情報を広めることにつながっています。

ツイッター社はワクチンに関する誤情報や有害情報の拡散を食い止めるために、二〇二一年三月にストライク制を導入しました。ツイッター社のポリシー違反が繰り返された場合、その違反回数（ストライク数）に応じて強制的対策が取られるというものです[5]。二ストライクだと一二時間にわたるアカウントのロック、三ストライクだとさらに一二時間のロック、四ストライクで七日間のロック、五ストライク以上になると永久凍結されます。この制度がどのぐらい効果的なのかについては今後の検証を待たなければなりませんが、事件はSNSのプラットフォーム上で起きているので、重要な取り組みだと思います。

## 武器化したソーシャルボット

コロナ禍に蔓延した真偽不明の情報の一部は、ソーシャルボットが自動的に拡散したものであることもわかってきました。私たちの研究グループは、新型コロナウイルスのパンデミック初期にトランプ大統領に言及する投稿が、ツイッター上でどのように拡散したのかを調査しました。[6] まず、ボット・メーター（コラム7を参照）を使って、データに含まれるユーザが人かボットかを判定しました。次に、ジャーナリストが選定した信頼できるサイト（たとえば、BBCやニューヨーク・タイムズ）のリストと虚偽情報ばかりを掲載する信頼できないサイト（たとえば、インフォウォーズやナチュラルニュース）のリストを参照して、信頼できるサイトの情報をおもに投稿するユーザ（信頼できるユーザ）と、信頼できないサイトの情報ばかりを投稿するユーザ（信頼できないユーザ）を同定しました。以上の判定結果の組み合わせに基づき、ユーザを「信頼できるボット」、「信頼できないボット（＝悪質なボット）」に分類し、ソーシャルボットによる情報拡散（リツイート）のネットワークを調べました（図2）。

この図を見ると、保守派のトランプ（@realDonaldTrump）と、リベラル派のジョー・

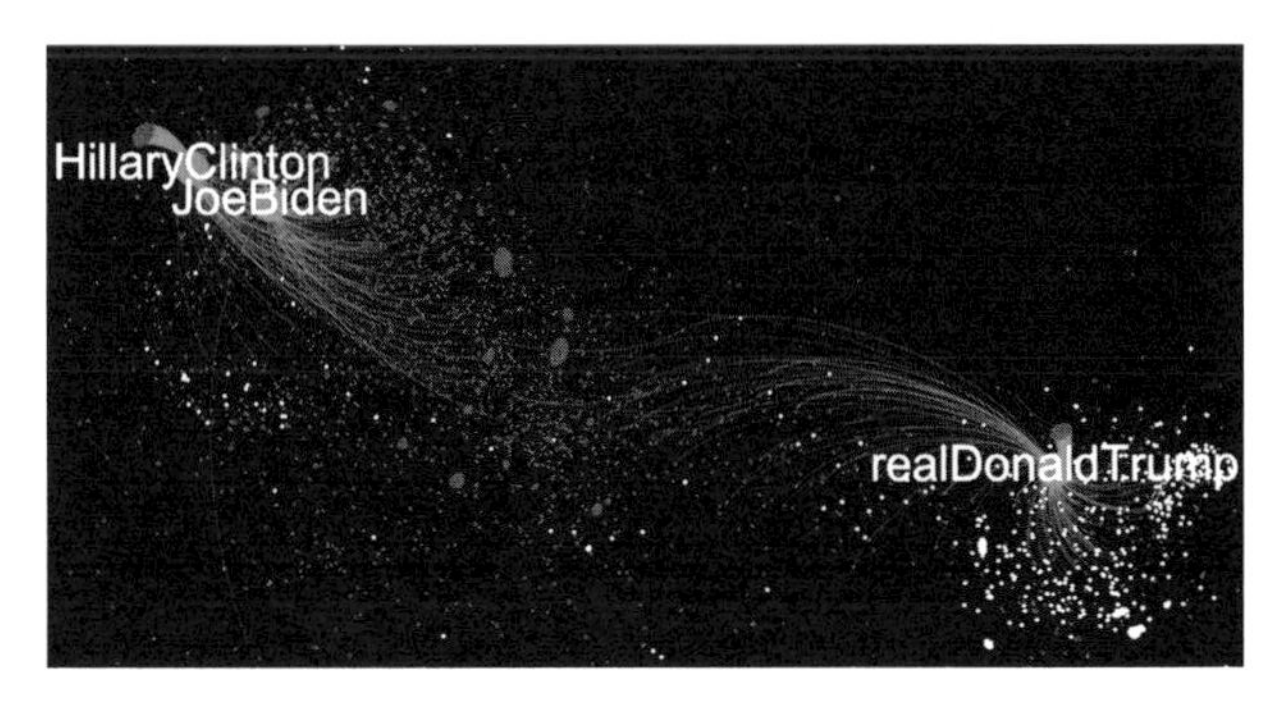


**図２　ツイッターにおけるトランプ大統領の話題の拡散**
ノードはソーシャルボット、リンクはリツイートを表す。白は悪質なボット、灰色は信頼できるボットを表す。

バイデン（@JoeBiden）やヒラリー・クリントン（@HillaryClinton）のクラスター間の情報の流れが少ない、エコーチェンバーの状態になっていることがわかります。そして、悪質なボットのほとんどが、トランプのアカウントの周辺で情報を拡散していることがわかります。逆に、リベラル系のクラスター周辺に存在するのは、ほとんどが信頼できるボットです。したがって、特定のボット集団が選択的にトランプのアカウントをフォローし、選択的にトランプが投稿する（おそらく不確かな）情報を拡散していたということになります。これらの悪質なボットのアカウントのほとんどが、すでにツイッター社によって凍結されているので、何の目的で、何者によって操作されていたのかなどは調べる術がありません。

二〇一六年の偽ニュース拡散の大惨事以降、ツイッター社は不正行為に関するガイドラインを厳しくし、それを破るアカウントの凍結を進めてきました。それにもかかわらず、一部のボット集団がガイドラインの抜け穴をついて、不確かな情報を拡散していたのです。ソーシャルボットが高度化し、情報戦の武器として使われる危険性があることに注意する必要があります。

## Qアノンの陰謀論とトランプ大統領の敗北

二〇二〇年に生じたもう一つの重大な出来事は、同年の米大統領選挙でトランプが敗北したことです。大統領となってからもトランプの不注意な発言は止むことがなく、新型コロナウイルス感染症の誤情報をもっとも拡散したのはトランプだったことが明らかになりました。

コーネル大学の研究グループによると、新型コロナウイルスのパンデミックに関する誤情報や、それについての言及を含む約五二万本の記事を一一のカテゴリーに分類したところ、もっとも多かったのが新型コロナウイルス感染症の間違った予防法や治療法に関するものでした。そしてトランプは、予防薬として抗マラリア薬の使用を勧めたり（WHOは非推奨）、治療法として消毒液の注射を提案したりするなど（消毒液メーカーは試さないよう緊急声明を発出）、予防法や治療法に関する誤情報をもっとも拡散していました。[7] 選挙後もトランプは、「われわれが大きくリードしているが、連中は選挙を盗もうとしている」などの根拠のない投稿を繰り返し、それらの投稿に対してツイッター社は警告を表示しています。

同年の大統領選挙と関連して猛威を振るったのが「Qアノン（QAnon）」と呼ばれる陰謀論です。Qアノンは二〇一六年のピザゲートの陰謀論から派生したと言われています（第1章を参照）。二〇一七年一〇月、匿名掲示板4チャンに「Qクリアランスの愛国者」と名乗るユーザによって「嵐の前の静けさ」と題したスレッドが立てられ、謎めいた投稿が始まりました。以降、二〇二〇年一二月までに五〇〇〇回近い投稿が行われ、活動の場もツイッターやフェイスブックなどの主要ソーシャルメディアに拡大していきました。これらの投稿の総体としての陰謀論はQアノンと呼ばれるようになりました。ちなみにQアノンの由来になったQクリアランスとは国家機密情報にアクセスするための権限のことで、アノンは匿名を意味するアノニマス（Anonymous）の略語です。

Qアノンはさまざまな主張と妄想が渾然一体となった陰謀論ですが、その中心となるテーマは「トランプ大統領はディープステートと戦う英雄だ」というものです。米国内部にもう一つの影の国家「ディープステート」があり、黒幕たちが秘密のプロジェクトを推進するために共謀している。そして、この黒幕は民主党の主要議員や情報機関のエリートたちであり、彼ら彼女らは悪魔崇拝する幼児虐待者だというのです。荒唐無稽な話ですが、この陰謀論を信じるトランプ支持者がたくさんいました。ソーシャルメディアの状況から、Qアノンの信奉者が数十万人はいたと考えられています。

Qアノンが引き起こした象徴的な出来事が「米連邦議事堂襲撃事件」です。二〇二一年一月六日に、二〇二〇年の米大統領選挙での選挙不正を訴えるQアノン信奉者らが、選挙に勝利したバイデンの大統領就任を確定する議会が開かれていた連邦議事堂を襲撃した事件です。この襲撃によって警官一人を含む五人が死亡し、米国の民主主義の根幹が揺らぐ出来事になりました。米司法省は議会襲撃に関連して三〇〇人以上を起訴し、そこにはQアノン信奉者が多数含まれていました。

トランプ大統領までもが議事堂での抗議活動を扇動するような投稿を繰り返したため、ツイッター社は同年一月八日にトランプのアカウントを永久停止しました。その三日後には、Qアノンに関連する七万以上のアカウントを停止しました。フェイスブックやインスタグラムなどのソーシャルメディアも同様の措置を取りました。

こうしてトランプは政権を明け渡し、主要なソーシャルメディアから強制退場させられたわけですが、それで問題が解決したわけではありません。Qアノンはロシア発のチャットツール〈テレグラム〉や別のソーシャルメディアに活動の場を移し、隠れて勢力を拡大し、第二のトランプが出るのを待っているのかもしれません。

ちなみにQアノンの間では、「トランプは二〇二一年三月四日に真の大統領として返り咲く」などと噂されていましたが、もちろんそのようなことは起こりませんでした。しかし、その事実ですら計画の一部であると、合目的的に解釈されてしまうのが陰謀論の怖いところです。

## 情報生態系の進化

ここまで、フェイクニュース現象の近年の動向について述べてきました。コロナ禍で情報の不確実性や社会不安が高まり、情報過多世界（第4章を参照）の負の側面が一気に噴出したことが、現在のインフォデミックにつながっています。情報生態系で生成される情報が増大し、かつ不確かな情報の割合が高い（つまり、ノイズが多い）情報過多の状態が生じることで、偽情報を事実と誤認したり、あるいは事実を事実だと信じられないようなことが頻繁に起こるようになれば、日常生活や経済活動、さらには民主主義にも負の影響が及びます。しかし、情報過多の問題は突然生じたわけではありません。インターネットが誕生し、ウェブが情報共有の場を開き、ソーシャルメディアが世界中の人々をつなぎ始めた頃から始まっていました。

デロイトトーマツコンサルティングによる「情報伝達力」の試算があります。[8] ここでの情報伝達力とは、「伝達可能人数」、「同時伝達性」、「伝達コンテンツ数」、「コンテンツあたり情報量」の積で定義されています。つまり、大勢に同時にたくさんのコンテン

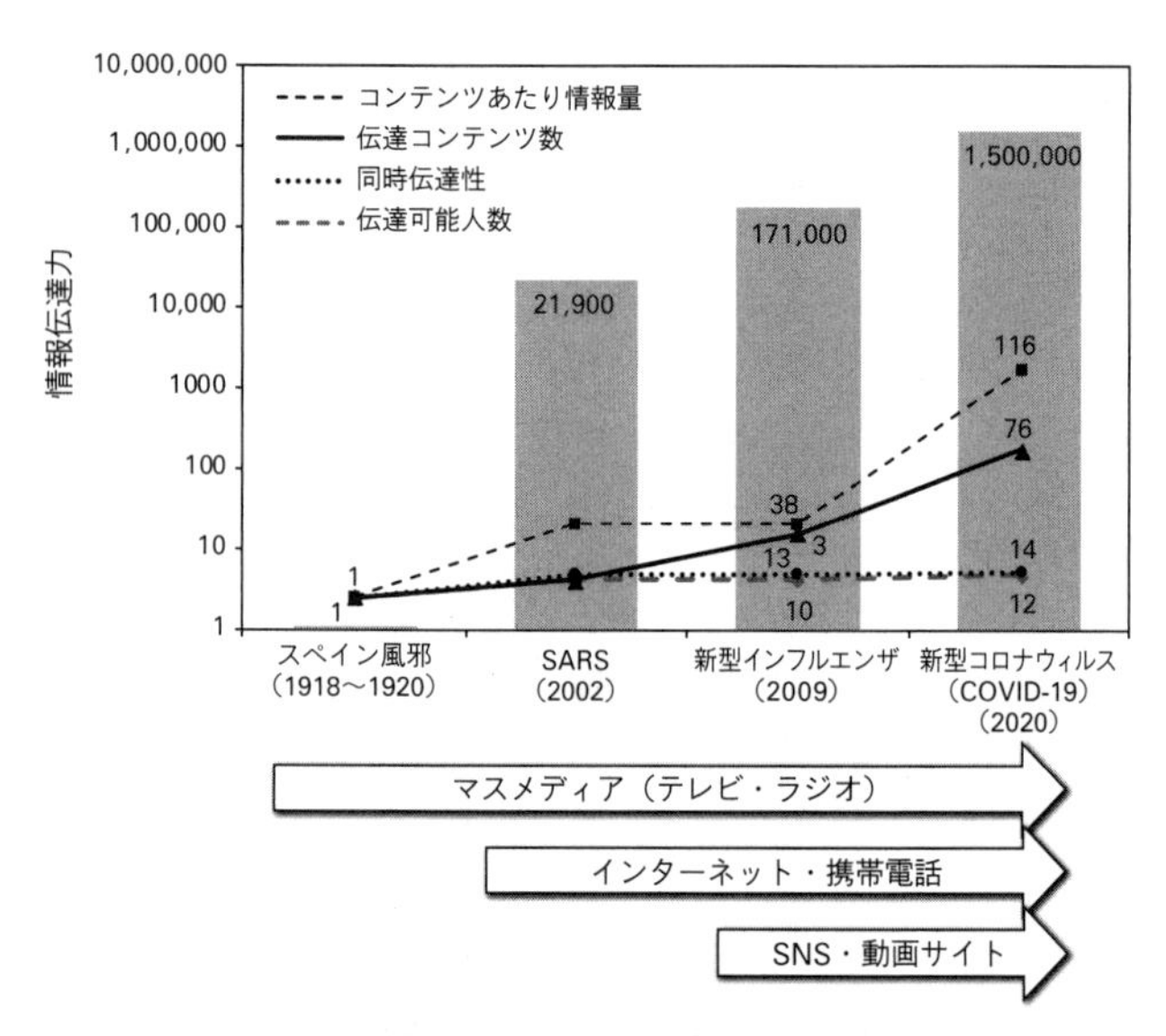


図３　情報伝達力の変化（縦軸は対数）
文献３を参考に作成。

ツを届けられるほど、情報伝達力が高いということです。この試算によると、一九一八年から一九二〇年に流行したスペイン風邪の頃の私たちの情報伝達力を一とすると、二〇〇二年のSARS（重症急性呼吸器症候群）のときはその二万倍、新型インフルエンザが猛威を振るった二〇〇九年は一七万倍、そして、新型コロナウイルスのパンデミック時は一五〇万倍になったと推定されています（図３）。たった一〇〇年で、誰もが爆発的に多くの情報を拡散

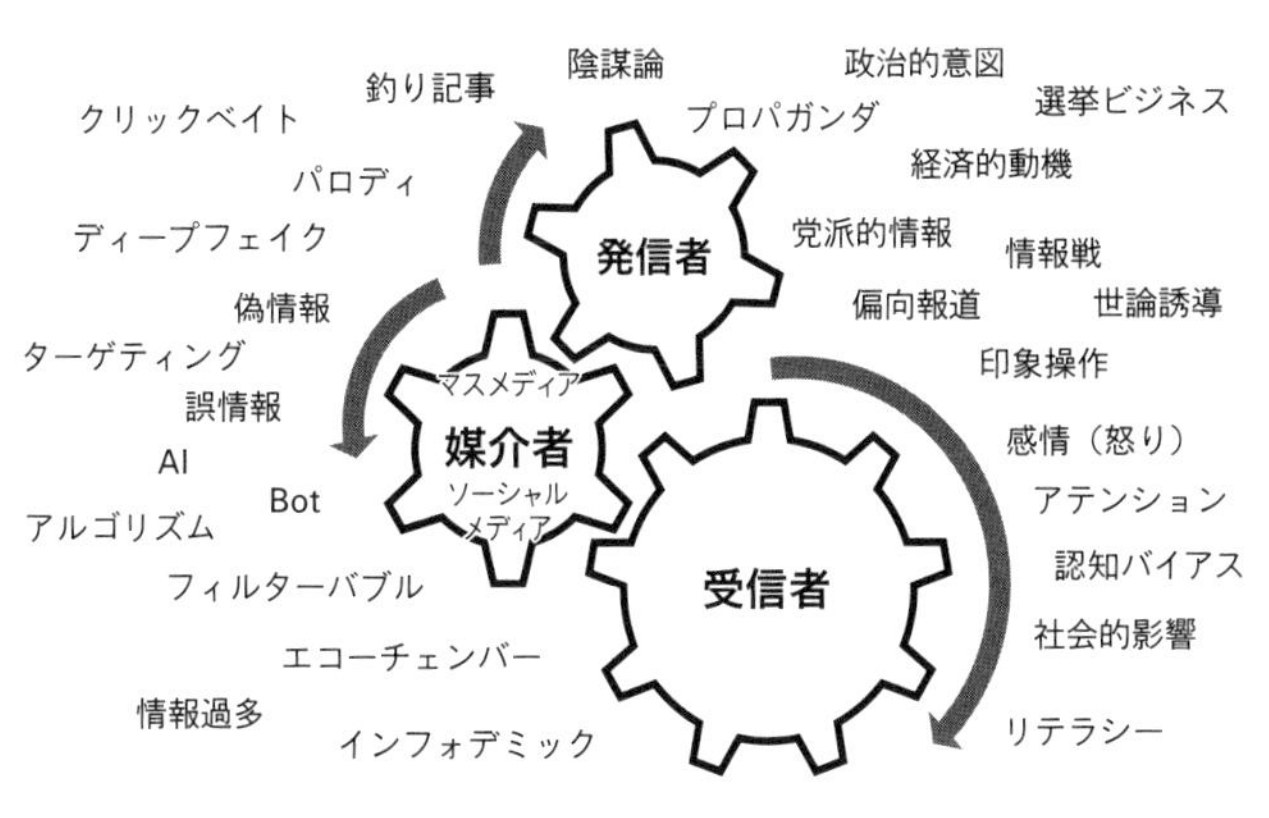


図４　情報生態系の弾み車

できるようになったのです。

情報過多の状態では、私たちの注意力の有限性や社会的ネットワークの影響で、真偽とは関係なく、低品質の情報でも大規模に拡散する現象が確率的に生じます（第４章を参照）。加えて、感情、認知バイアス、社会的影響などの人間の心の性質、エコーチェンバーやフィルターバブルのような人とプラットフォームの相互作用から生じるシステムレベルの効果など、不確かな情報を増幅させる要因は複数あり、それらは複雑に絡み合っています（図４）。

私たちの情報生態系は進化し続けています。今後、ＡＩなどのテクノロジーが経済的・政治的意図のもとに悪用され、選挙のハッキング、世論誘導、印象操作、情報戦などの武器として使われるようになれば、図４の「弾み車」が回り過ぎて負のスパイラルに陥り、制御できない状態になりかねません。現在生じている「フェイク」の大量化・高度化の流れに対抗するためには、透明性をもったやり方で信頼性の高い情報を届ける仕組みや、スローな情報共有を促す仕組みを情報生態系に導入する必要があると思います。

今後、ソーシャルメディアが多様な声を包容する真の公共の場になるためには、情報生態系が人間中心の姿を取り戻す必要があると考えます。フェイクニュースとインフォデミックの仕組みを科学的に理解することで、持続可能な情報生態系の進化原理が見えてくるはずです。

# あとがき

フェイクニュース元年となった二〇一六年、私は米国インディアナ大学で一年間の在外研究をしていました。そして、フェイクニュースの嵐が吹き荒れる中、トランプ大統領が誕生する場面を目の当たりにしました。この時の強烈な経験が、本書の執筆を引き受けるきっかけになりました。

執筆を始めた二〇一七年は、フェイクニュースをめぐる状況が日々めまぐるしく変化し、何が起こっているのかについての全体像が捉え難い状況でした。しばらくの間は、どのようなストーリーのもとに話を展開し、他書にはない特徴をどう打ち出したらよいかを思案していました。

そんな状況に光明が差したのは、私もメンバーに入っている「Combatting Misinformation（偽情報と戦う）」というメーリングリスト（会員限定）での議論を見返していたときです。このメーリングリストではフェイクニュースの事例だけでなく、虚偽情報の数理や検出技術、メディアリテラシーやジャーナリズム、デジタルデモクラシーなど、さまざまな話題が日々飛び交っています。著名な研究者も積極的に議論に参加し、科学者として偽ニュースの問題を解決しようとしている姿がありました。そこから、フェイクニュース現象の仕組みを科学の視点で書こうという着想を得たのでした。

本書を書くにあたって、論文や図書、インターネット上の情報などの資料を十分にチェックしたうえで、正確な内容を書くよう心掛けました。しかし万が一、間違いがありましたらご指摘ください。ご指摘を受けた点についてはファクトチェックをして、本書の内容がフェイクにならないようにウェブサイトなどで訂正いたします（https://www.colorlessgreen.info/fakenews）。

今後も新種の偽ニュースが生まれ、拡散し、虚実入り混じりながらこの情報生態系は進化し続けることと思います。しかし、それをいたずらに怖がらず適切に対処するためには、フェイクニュース現象の本質を科学的に理解することが重要です。本書がそのための一助となることを願っています。

本書を書くにあたって、たくさんの方々にお世話になりました。
まず、インディアナ大学のフィリッポ・メンツァー教授と共同研究者に感謝します。メンツァー教授の研究グループは、フェイクニュースなどの情報拡散の研究で世界をリードしています。ブルーミントンでの刺激に満ちた在外研究の経験は、私にとっても本書にとっても大きなプラスになりました。またこの在外研究は、名古屋大学大学院情報科学研究科（現 情報学研究科）の若手教員海外派遣制度のサポートを受けました。私の在外研究を快く後押ししてくださった複雑系科学専攻の先生方をはじめ、研究科の皆様に感謝いたします。

スマートニュース株式会社様にはインタビューにご協力いただき、スマートニュースのニュース配信に関する取り組みやファクトチェック・イニシアティブの活動について教えていただきました。代表取締役会長の鈴木健氏とフェローの藤村厚夫氏に感謝いたします。

科学技術振興機構さきがけ（領域代表：安浦寛人教授）、科学技術振興機構CREST（領域代表：津田一郎教授、班代表：亀田達也教授）、新学術領域（領域代表：岡ノ谷一夫教授、班代表：橋本敬教授）では、領域会議やプロジェクト関係者との議論を通じて本書のヒントをたくさんいただきました。関係者の皆様にお礼申し上げます。特に、安浦教授をはじめ、さきがけ関係者の皆様には、エコーチェンバーを緩和する研究開発を支援していただきました。本書にはその成果が盛り込まれています。

笹原研究室の余岳君、杉森真樹君、杜宝発君、Bruno Toshio Sugano 君、田口靖啓君、奥田慎平君には本書に有益なフィードバックをもらいました。また、佐治礼仁君にはエコー・デモのプログラミングを、大森恵美子さんには資料の整理や図表の作成を手伝ってもらいました。どうもありがとうございました。

化学同人編集部の津留貴彰氏には、本書執筆の機会をいただき、企画から原稿の詳細に到るまで有益なアドバイスをいただきました。この場を借りてお礼申し上げます。

最後になりましたが、妻と子供たち、郷里の父と母に感謝いたします。家族の支えなくしては、今日の私も本書もあり得ません。

笹原　和俊

二〇一八年九月

# 文庫版あとがき

二〇一八年にＤＯＪＩＮ選書として出版された本書は、幸いなことに、多くの方々からわかりやすいとの評価をいただきました。また、授業やゼミの参考書、各種試験問題にも採用していただきました。著者としてこれほどうれしいことはありません。そして、この本を通じてさまざまな方々と出会い、一緒にお仕事をさせていただく機会が増えました。本書は私の人生を変えた一冊と言っても過言ではありません。

出版から二年以上の月日が流れ、フェイクニュースをめぐる状況は変化しました。そのため、本書の内容をアップデートする機会はないものかと思っていました。そんな矢先、化学同人編集部の津留貴彰氏から今回の文庫化のお話をいただき、お引き受けすることになりました。

文庫化にあたり、本文全体を再度チェックしましたが、根本から書き直さなければならないような内容はなかったため、古くなった記述をアップデートし、残っていた誤植を修正するのに留めました。その代わりに、二〇一八年以降のフェイクニュースをめぐる重要な動向について追補を書き加えることにしました。とりわけ二〇二〇年に生じた新型コロナウイルスの世界的流行にともなう変化は、情報生態系に不可逆的な影響を及ぼしました。そのことについて、正確かつわかりやすく記述するよう心掛けました。

追記した内容には、私が主たる共同研究者を務める科学技術振興機構CREST（領域代表：越前功教授）のプロジェクト（「インフォデミックを克服するソーシャル情報基盤」）の研究成果が含まれています。同プロジェクトの関係者に感謝いたします。

文庫化にあたり、今回も津留貴彰氏には有益なアドバイスをいただきました。笹原研究室の小味顕子さん、松方睦子さんには図表の作成やチェック作業を手伝っていただきました。どうもありがとうございました。

文庫版となった本書がさらに多くの方々に読まれ、不確かな情報が氾濫するインフォデミックを克服するためのヒントとなれば幸いです。

二〇二一年五月

笹原　和俊

designhacks.co/

コラム5
†エコー・デモ（EchoDemo）：https://www.colorlessgreen.info/fakenews

コラム6
†フリップフィード（Flipfeed）：https://www.media.mit.edu/projects/flipfeed/
†ポリットエコー（PolitEcho）：http://politecho.org/
†スマートニュース（SmartNews）：https://www.smartnews.com/

コラム7
†ボット・メーター（Botometer）：https://botometer.osome.iu.edu/

コラム8
†ファクティシャス（Factitious）：http://factitious.augamestudio.com/
†フェイキー（Fakey）：https://fakey.osome.iu.edu/
†バッドニュース（Bad News）：https://www.getbadnews.com/

コラム9
†ホークシー（Hoaxy）：https://hoaxy.osome.iu.edu/

[5] https://help.twitter.com/en/rules-and-policies/medical-misinformation-policy/
[6] Wentao, X. & Sasahara, K. Characterizing the roles of bots during the COVID-19 infodemic on Twitter, arXiv:2011.06249 (2020).
[7] Evanega, S., Lynas, M., Adams, J., & Smolenyak, K. CORONAVIRUS MISINFORMATION: Quantifying sources and themes in the COVID-19 'infodemic' (2020) Available at: https://allianceforscience.cornell.edu/wp-content/uploads/2020/09/Evanega-et-al-Coronavirus-misinformationFINAL.pdf
[8] デロイト トーマツ「1世紀で150万倍に増大した情報伝達力～情報の急速な伝染「インフォデミック」とは」(2020). https://www2.deloitte.com/content/dam/Deloitte/jp/Documents/strategy/cbs/jp-cbs-information-epidemic.pdf

## ● コラムの参考 URL ●

### コラム2

† 計算社会科学の国際会議（IC2S2 2015）におけるマイケル・メイシーの招待講演：https://www.youtube.com/watch?v=37QvponcEDc

† 笹原和俊「私のブックマーク　計算社会科学」『人工知能学会誌』30(6)，2015：https://www.ai-gakkai.or.jp/my-bookmark_vol30-no6/

### コラム3

† ベンソンの記事：https://betterhumans.coach.me/cognitive-bias-cheat-sheet-55a472476b18/

† 認知バイアス・コーデックスのポスター：https://www.

波書店（2018）.
[ 4 ] http://www.people-press.org/2009/08/06/many-fault-media-coverage-of-health-care-debate/
[ 5 ] https://www.buzzfeed.com/jp/daisukefuruta/dena-restart2?utm_term=.qg5r9YZz2#.myeWBq7m8
[ 6 ] https://www.buzzfeed.com/jp/kotahatachi/korean-news-xyz?utm_term=.suvwB8PqN#.ibplvMBzo
[ 7 ] Lucas Graves, FACTSHEET: Understanding the Promise and Limits of Automated Fact-Checking（2018）. http://www.digitalnewsreport.org/publications/2018/factsheet-understanding-promise-limits-automated-fact-checking/
[ 8 ] https://idir.uta.edu/claimbuster/
[ 9 ] https://reporterslab.org/
[10] https://fullfact.org/
[11] http://fij.info/
[12] 武邑光裕『さよなら，インターネット―GDPR はネットとデータをどう変えるのか』ダイヤモンド社（2018）.

## 追　補

[ 1 ] 総務省「新型コロナウイルス感染症に関する情報流通調　査」（2020）. https://www.soumu.go.jp/menu_news/s-news/01kiban18_01000082.html
[ 2 ] 奥田慎平，笹原和俊「Twitter データを用いた新型コロナ禍における転売現象の分析―転売商品のトレンドと消費者心理―」『オペレーションズ・リサーチ』**66**（4），224-231（2021）.
[ 3 ] Johnson, N. F. et al., The online competition between pro-and anti-vaccination views, *Nature*, **582**, 230-233（2020）.
[ 4 ] 笹原和俊「フェイクニュースと情報生態系の進化」『現代思想』青土社（2021）.

A. The rise of social bots. *Communications of the ACM,* **59**, 96-104 (2016).
[ 8 ] Le, Q. V. Building high-level features using large scale unsupervised learning. ICML'12 Proceedings of the 29th International Conference on Machine Learning, 507-514 (2012).
[ 9 ] Silver, D. et al. Mastering the game of Go with deep neural networks and tree search. *Nature,* **529**, 484-489 (2016).
[10] Greenberger, M., Johns Hopkins University & Brookings Institution. Computers, communications, and the public interest. Johns Hopkins Press (1971).
[11] リチャード・ドーキンス『利己的な遺伝子（40周年記念版）』（日髙敏隆ほか訳）紀伊國屋書店（2018）.
[12] Weng, L., Flammini, A., Vespignani, A. & Menczer, F. Competition among memes in a world with limited attention. *Scientific Reports,* **2**, (2012).
[13] Qiu, X., F. M. Oliveira, D., Sahami Shirazi, A., Flammini, A. & Menczer, F. Limited individual attention and online virality of low-quality information. *Nature Human Behaviour,* **1**, 0132 (2017).

## 第5章

[ 1 ] Craft, S., Ashley, S. & Maksl, A. News media literacy and conspiracy theory endorsement. *Communication and the Public,* **2**, 388-401 (2017).
[ 2 ] Wineburg, S., McGrew, S., Breakstone, J. & Ortega, T. Evaluating Information: The Cornerstone of Civic Online Reasoning. Stanford Digital Repository (2016). Available at: http://purl.stanford.edu/fv751yt5934
[ 3 ] 立岩陽一郎，楊井人文『ファクトチェックとは何か』岩

human behavior. *PNAS*, **110**, 5802-5805 (2013).
[ 8 ] Youyou, W., Kosinski, M. & Stillwell, D. Computer-based personality judgments are more accurate than those made by humans. *PNAS*, **112**, 1036-1040 (2015).
[ 9 ] Take, Yo. & Sasahara, K. (in prep.)
注：この研究の予備的結果は次の論文で議論されている．
Take, Yo. & Sasahara, K. Inference of Personal Attributes from Tweets Using Machine Learning, Proceedings of the 2017 IEEE Big Data, pp. 3086-3092 (2017).
[10] ロビン・ダンバー『友達の数は何人？―ダンバー数とつながりの進化心理学』（藤井留美 訳）インターシフト (2011).
[11] Bakshy, E., Messing, S. & Adamic, L. A. Exposure to ideologically diverse news and opinion on Facebook. *Science*, **348**, 1130-1132 (2015).

### 第４章

[ 1 ] https://blog.twitter.com/official/en_us/a/2014/the-2014-yearontwitter.html
[ 2 ] https://techcrunch.com/2013/05/17/facebook-growth/
[ 3 ] EMC コーポレーション, The Digital Universe of Opportunities: Rich Data and the Increasing Value of the Internet of Things (2014).
[ 4 ] http://www.pewinternet.org/2016/12/07/information-overload/
[ 5 ] https://www.globaldots.com/resources/blog/2018-bad-bot-report-the-year-bad-bots-went-mainstream/
[ 6 ] Turing, A. M. Computing Machinery and Intelligence. *Mind*, **LIX**, 433-460 (1950).
[ 7 ] Ferrara, E., Varol, O., Davis, C., Menczer, F. & Flammini,

Adoption of Health Behavior. *Science,* **334**, 1269-1272 (2011).

[15] ゴードン・オルポート，レオ・ポストマン『デマの心理学』（南博 訳）岩波書店（1952）.

[16] Sasahara, K., Hirata, Y., Toyoda, M., Kitsuregawa, M. & Aihara, K. Quantifying Collective Attention from Tweet Stream, *PLoS ONE,* **8**, e61823 (2013).

## 第3章

[1] キャス・サンスティーン『インターネットは民主主義の敵か』（石川幸憲 訳）毎日新聞社（2003）.

[2] Adamic, L. A. & Glance, N. The Political Blogosphere and the 2004 U.S. Election: Divided They Blog. In Proceedings of the 3rd International Workshop on Link Discovery 8 (2005).

[3] Conover, M. D., Gonçalves, B., Flammini, A. & Menczer, F. Partisan asymmetries in online political activity. *EPJ Data Science,* **1**, (2012).

[4] Jasny, L., Waggle, J. & Fisher, D. R. An empirical examination of echo chambers in US climate policy networks. *Nature Climate Change,* **5**, 782-786 (2015).

[5] Sasahara, K., Chen, W., Peng, H., Ciampaglia, G. L., Flammini, A. & Menczer, F. Social influence and unfollowing accelerate the emergence of echo chambers. *Journal of Computational Social Science,* **4**(1), 381-402 (2021).

[6] イーライ・パリサー『閉じこもるインターネット—グーグル・パーソナライズ・民主主義』（井口耕二 訳），早川書房（2012）.

[7] Kosinski, M., Stillwell, D. & Graepel, T. Private traits and attributes are predictable from digital records of

media can increase political polarization. *PNAS,* 115, 9216-9221 (2018).

[5] Leibenstein, H. Bandwagon, Snob, and Veblen Effects in the Theory of Consumers' Demand. *The Quarterly Journal of Economics,* **64**, 183-207 (1950).

[6] Asch, S. E. Effects of group pressure upon the modification and distortion of judgements. Groups, Leadership, and Men, 222-236 (1951).

[7] ジョーナ・バーガー『インビジブル・インフルエンス―決断させる力』(吉井智津 訳) 東洋館出版社 (2016).

[8] Salganik, M. J. Experimental Study of Inequality and Unpredictability in an Artificial Cultural Market. *Science,* **311**, 854-856 (2006).

[9] Berger, J. & Milkman, K. L. What Makes Online Content Viral? *Journal of Marketing Research,* **49**, 192-205 (2012).

[10] Fan, R., Zhao, J., Chen, Y. & Xu, K. Anger Is More Influential than Joy: Sentiment Correlation in Weibo. *PLoS ONE,* **9**, e110184 (2014).

[11] Kramer, A. D., Guillory J. E. & Hancock, J. T. Experimental evidence of massive-scale emotional contagion through social networks. *PNAS,* **111**, 8788-8790 (2014).

[12] Brady, W. J., Wills, J. A., Jost, J. T., Tucker, J. A. & Van Bavel, J. J. Emotion shapes the diffusion of moralized content in social networks. *PNAS,* **114**, 7313-7318 (2017).

[13] Christakis, N. A. & Fowler, J. H. The Spread of Obesity in a Large Social Network over 32 Years. *N. Eng. J. Med.,* **10** (2007).

[14] Centola, D. An Experimental Study of Homophily in the

viral-fake-election-news-outperformed-real-news-on-facebook#.jepaXOx1m
[ 6 ] https://www.buzzfeednews.com/article/craigsilverman/fake-news-survey
[ 7 ] https://www.buzzfeednews.com/article/craigsilverman/american-conservatives-fake-news-macedonia-paris-wade-libert
[ 8 ] ルーク・ハーディング『共謀―トランプとロシアをつなぐ黒い人脈とカネ』（高取芳彦ほか訳）集英社（2018）.
[ 9 ] http://www.journalism.org/2017/09/07/news-use-across-social-media-platforms-2017/
[10] Lazer, D. et al. Computational Social Science. *Science*, **323**, 721 (2009).
[11] Del Vicario, M. et al. The spreading of misinformation online. *PNAS*, **113**, 554-559 (2016).
[12] Kwon, S., Cha, M. & Jung, K. Rumor Detection over Varying Time Windows. *PLoS ONE*, **12**, e0168344 (2017).
[13] Vosoughi, S., Roy, D. & Aral, S. The spread of true and false news online. *Science*, **359**, 1146-1151 (2018).

第2章

[ 1 ] 池谷裕二『自分では気づかない，ココロの盲点―本当の自分を知る練習問題80（完全版）』講談社（2016）.
[ 2 ] Hastorf, A. H. & Cantril, H. They saw a game; a case study. *The Journal of Abnormal and Social Psychology*, **49**, 129-134 (1954).
[ 3 ] Nyhan, B. & Reifler, J. When Corrections Fail: The Persistence of Political Misperceptions. *Political Behavior*, **32**, 303-330 (2010).
[ 4 ] Bail, C. A. et al. Exposure to opposing views on social

次の TED Talks もフェイクニュースの科学を理解するうえでお勧めです．いずれの動画も日本語のキャプションがあります．

† ニコラス・クリスタキス：社会的ネットワークの知られざる影響
https://www.ted.com/talks/nicholas_christakis_the_hidden_influence_of_social_networks/transcript?language=ja
† イーライ・パリサー：危険なインターネット上の「フィルターに囲まれた世界」
https://www.ted.com/talks/eli_pariser_beware_online_filter_bubbles?language=ja
† キャシー・オニール：ビッグデータを盲信する時代に終止符を
https://www.ted.com/talks/cathy_o_neil_the_era_of_blind_faith_in_big_data_must_end?language=ja

## ● 引用文献 ●

### 第１章

[１] https://www.collinsdictionary.com/dictionary/english/fake-news/
注：コリンズ辞書以外にも，ケンブリッジの英語辞書やディクショナリー・ドット・コムが 2017 年にフェイクニュースに関する同様の定義を掲載しています．
[２] Wardlc, C. Fake news. It's complicated. (2017). https://firstdraftnews.org/fake-news-complicated/
[３] https://kokushin-u.jp/
[４] https://wearesocial.com/uk/blog/2018/01/global-digital-report-2018/
[５] https://www.buzzfeednews.com/article/craigsilverman/

# さらに詳しく知るために

＊引用したURLは，2021年5月時点のものであり，変更される可能性があります．

## ● 参考となる文献・動画 ●

フェイクニュース現象をさらに深く理解するための参考文献などを紹介します．本書ではフェイクニュースの科学に焦点を当てたため，ジャーナリズムなどに関連する話題にはあまり触れていません．本書がカバーしきれなかった話題を補うために，関連図書も併せて読むことをお勧めします．

† Lazer, D. M. J. et al. The science of fake news. *Science,* 359 (2018).
ノースイースタン大学のデイビット・レイザー教授など，代表的な計算社会科学者たちがフェイクニュース問題の現状と展望をまとめた解説．

† 平和博『信じてはいけない—民主主義を壊すフェイクニュースの正体』朝日新聞出版（2017）．
2016年の米国大統領選から2017年初頭にかけて生じた偽ニュースをめぐる問題が，ジャーナリストの視点で簡潔にまとめられています．

† Bounegru, L. et al.『フェイクニュース調査のフィールドガイド日本語版』（原題「*A Field Guide to Fake News and Other Information Disorders*」）（2018）．
欧州の調査機関Public Data Labが制作したフェイクニュースの調査ガイドを日本ジャーナリスト教育センター（JCEJ）が翻訳．デジタルツールを使ったフェイクニュース調査の具体例が紹介されています．URL：http://jcej.info

本書は、二〇一八年一二月に刊行された『フェイクニュースを科学する――拡散するデマ、陰謀論、プロパガンダのしくみ』（ＤＯＪＩＮ選書）を加筆・修正し文庫化したものです。

笹原和俊　ささはら・かずとし
1976年、福島県生まれ。2005年、東京大学大学院総合文化研究科博士課程修了。博士（学術）。現在、東京工業大学環境・社会理工学院准教授。専門は計算社会科学。

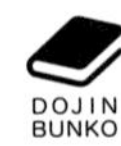


フェイクニュースを科学する
拡散するデマ、陰謀論、プロパガンダのしくみ

2021年7月25日第1刷発行

著者　笹原和俊
発行者　曽根良介
発行所　株式会社化学同人
600-8074　京都市下京区仏光寺通柳馬場西入ル
電話　075-352-3373(営業部)／075-352-3711(編集部)
振替　01010-7-5702
https://www.kagakudojin.co.jp　webmaster@kagakudojin.co.jp
装幀　BAUMDORF・木村由久
印刷・製本　創栄図書印刷株式会社


ISBN978-4-7598-2503-9